DR. MED. MICHAEL PRANG

ALTERNATIV MEDIZIN

Was sie leistet
Wann sie schadet

C.H.Beck

Originalausgabe

© Verlag C.H.Beck oHG, München 2014
Satz: Druckerei C.H.Beck, Nördlingen
Druck u. Bindung: Pustet, Regensburg
Umschlaggestaltung: Geviert, Grafik & Typographie, Michaela Kneißl
Umschlagabbildung: Kräuterkreis © shutterstock, marilyn barbone
Gedruckt auf säurefreiem, alterungsbeständigem Papier
(hergestellt aus chlorfrei gebleichtem Zellstoff)
Printed in Germany
ISBN 978 3406 65935 5

www.beck.de

Inhalt

VI. Die 22 größten Irrtümer der Alternativmedizin 169

Vorbemerkung

Alle Informationen in diesem Buch wurden nach bestem Wissen und, wo es möglich ist, nach dem aktuellen Stand der Wissenschaft gegeben. Der Autor und der Verlag übernehmen, auch mit Blick auf Druckfehler und fachliche Fehler, keine Gewähr. Nur ein Arzt oder eine Ärztin vor Ort können im individuellen Fall eine Diagnose stellen, über eine Therapie entscheiden, ein Medikament empfehlen und einen Patienten individuell beraten. Zusätzlich sollten vor jeder rezeptfreien Medikation anhand des Beipackzettels Informationen über das Präparat eingeholt werden. Vor jeder Übung sollte der Arzt gefragt werden, ob der eigene Gesundheitszustand das Durchführen dieser Übung erlaubt.

Alles, was du tun musst, ist, einen wahren Satz schreiben. Schreib den wahrsten Satz, den du weißt. Ernest Hemingway

I. Warum dieses Buch?

Dieses Buch ist kein Plädoyer für oder gegen die Alternativmedizin. Dieses Buch soll seinen Leserinnen und Lesern helfen, alternative Heilmethoden besser einschätzen zu können. In diesem Buch geht es deshalb vornehmlich um die Antworten auf zwei Fragen: Was kann die Alternativmedizin leisten? Und wann schadet sie?

Alternativmedizin ist nicht frei von finanziellen Interessen
Natürlich gibt es auf beide Fragen so viele Antworten wie es alternative Methoden gibt. Das liegt aber nicht allein in der Natur der Sache, sondern an den Interessen der zahlreichen Protagonisten. Ärzte, Heilpraktiker, Hersteller und Anbieter von alternativen Produkten sowie selbsternannte Heiler jedweder Couleur, die ihr Geld mit Alternativmedizin verdienen, werden auf diese Fragen möglicherweise anders antworten als Berufskollegen, die das nicht tun. Ein Beispiel: Laut Bundesverband der Arzneimittelhersteller lag der Umsatz mit homöopathischen Mitteln im Jahre 2011 in Deutschland bei 400 Millionen Euro und weltweit bei etwa 2 Milliarden. Homöopathen werden ihr Fach also nicht gerade in Grund und Boden kritisieren.

Alternativmedizin ist wie die Schulmedizin nicht frei von finanziellen Interessen. Auch ich, das soll nicht unter den Schreibtisch fallen, muss mich zu den Verdienern an der Alternativmedizin zählen – denn ich verdiene durch dieses Buch Geld. Grund genug, meine Einstellung als Arzt und Patient zur Alternativmedizin zu erklären.

Der gesunde Menschenverstand kann heilsamer sein als Medizin Ich bin weder als Arzt noch als Patient Gegner der Alternativmedizin, noch bin ich ihr Befürworter. Mein Umgang damit ist entspannt. Zwar gilt für alternative Methoden: Je weiter diese von den Erkenntnissen der Medizin, Physik, Chemie und Biologie abweichen, desto überzeugender sollten sie wissenschaftlich untersucht und belegt werden. Wohl wissend, dass die wenigsten alternativen Methoden in der Wirksamkeit belegt sind und trotzdem mitunter helfen, probiere ich aber eine Methode aus, wenn ich glaube, sie könnte nützen – und urteile dann. Ähnlich antworte ich auch allen, die mich fragen, ob ihnen eine Methode helfen würde: «Probieren Sie es, aber setzen Sie Ihren gesunden Menschenverstand ein. Geht es Ihnen nicht bald besser, dann macht diese Methode bei Ihnen keinen Sinn». Sicher, das gilt auch für die Schulmedizin, die Medizin an sich ist eine individuelle Angelegenheit. Ein gesunder Menschenverstand kann deshalb heilsamer sein als jede Medizin, sei sie nun alternativ oder verschult.

Pseudomedizinisches Viertelwissen ist mitunter lebensgefährlich Blindes Vertrauen bringe ich weder der Alternativ- noch der Schulmedizin entgegen. Ideologien jedweder Couleur sind mir unsympathisch. Ich werde skeptisch, wenn ein Verfahren als allein heilbringend dargestellt wird. Granitharten KollegInnen, die mit schulmedizinischen Scheuklappen durch Patientenseelen stapfen, kann ich nicht viel abgewinnen. Ebensowenig mag ich glühende Verfechter alternativmedizinischer Weisheiten, die unerklärte Phänomene als Wahrheiten und verführerisch klingende Annahmen als Fakten darstellen. Dass in der oft komplexen Medizin Informationen mehr die Breite als in die Tiefe gehen müssen, damit sie Menschen erreichen, ist normal. Nicht jeder Kräutermix muss zudem im Labor beweisen, was er im Körper anrichtet, bevor er auf ihn losgelassen wird. Zumindest nicht, solange daraus nicht gefährliches pseudomedizinisches Viertelwissen gestrickt und zur Wahrheit erkoren wird. Doch darüber mehr in einem der nächsten Kapitel.

Wer einen Hexenschuss mit dem Auflegen eines Kleeblatts lindern kann, muss keine Spritzen geben Alternativmedizinische Verfahren helfen manchmal, und manchmal nicht. Genauso wie schulmedizinische Verfahren das tun. Ich habe bei vielen Gelegenheiten selbst sowie bei Patienten erlebt, wie Alternativmedizin geholfen und wie sie versagt hat. Gleiches gilt wieder für die Schulmedizin, von der ich wegen ihrer wissenschaftlichen Herangehensweise überzeugt bin. Schulmediziner wollen stets wissen, was sie tun und warum – und sie halten sich weitgehend an das, was durch wissenschaftliche Studien festgestellt ist.

An der Alternativmedizin fasziniert mich dagegen, dass sie mit einfachen und relativ wenig belastenden Mitteln oft überraschend viel erreichen kann. Überspitzt gesagt: Wer einen Hexenschuss mit dem Auflegen eines Kleeblatts lindern kann, muss keine Spritzen geben. Dass manche Anbieter von alternativen Methoden das Vertrauen der Menschen missbrauchen und für die Vermehrung des eigenen Besitzes nutzen, stößt mich ab. Auch deshalb sind diese Fragen wichtig: Was kann die Alternativmedizin leisten? Und wann schadet sie?

Darum dieses Buch! Als Arzt ordne ich die Alternativmedizin der Schulmedizin zu – denn es gibt für mich nur eine Medizin: die Medizin, die für jeden Patienten und jede Situation individuell die richtige ist. Je nach Situation kann es das Kleeblatt sein, die Hightech-Operation oder die Pille aus dem Genlabor eines Pharmakonzerns. Dieses Buch will deshalb einen Einblick geben, ob die von mir willkürlich ausgewählten alternativmedizinischen Methoden nützen und oder schaden. Ohne dass ich Anspruch auf die Vollständigkeit der Argumente erhebe, geht es in diesem Buch deshalb auch um die Suche nach meiner persönlichen medizinischen Wahrhaftigkeit. Wer anderes denkt, ist herzlich eingeladen, zu diskutieren.

Dr. med. Michael Prang,
im Frühjahr 2014

II. Alternativmedizin gegen Schulmedizin?

Fast jedes Tages-, Wochen- und Monatsmedium der Printpresse, jede Radiostation und jeder TV-Sender sowie etliche einschlägige Internetseiten haben sich schon mit Alternativmedizin beschäftigt. Dazu kommen unzählige Bücher, Sonderhefte und Broschüren von Apotheken, Krankenkassen und Verbraucherverbänden. Ergänzt wird die alternativmedizinische Infoflut von etlichen Internetblogs, Youtube-Videos und Berichten glühender Anhänger in einschlägigen Internetforen. Man könnte leicht mehrere Monate am Stück allein mit der Lektüre von Veröffentlichungen verbringen, die sich kritisch mit einer oder mehreren alternativen Heilmethoden beschäftigen.

Natürlich steht auch im hundertsten Text über Homöopathie kaum etwas, was nicht bereits bekannt ist. Nur die Gründe, warum offensichtlich immer mehr Menschen der Alternativmedizin mehr vertrauen als der Schulmedizin, haben in den letzten Jahren zahlenmäßig zugenommen. Auf die wesentlichen Punkte gebracht, trauen Menschen der Alternativmedizin mehr, weil

► sie nicht immer gleich mit einem schulmedizinischen ‹Hammer› behandelt werden wollen

► sie ausprobieren wollen, ob und wie Alternativmedizin wirkt und viele Ärzte und Krankenhäuser sie anbieten

► sie schon mal gute Erfahrungen mit einer oder mehreren Methoden gemacht haben

► sie Alternativmedizin als die verträglichere Behandlungsmethode im Vergleich zur Schulmedizin empfinden

► viele gesetzliche Krankenkassen Alternativmedizin mittlerweile in ihrem Portfolio haben

► sie von einem Alternativmediziner mehr Aufmerksamkeit und menschliche Zuwendung bekommen

► Alternativmedizin den Patienten betrachtet und nicht das Ergebnis einer medizinischen Funktionsdiagnostik

► sie dem System der Schulmedizin grundsätzlich misstrauen

► sie Schulmedizinern grundsätzlich misstrauen

Die Schulmedizin verliert immer weiter an Vertrauen Von den genannten Gründen verdienen vor allem die letzten beiden eine besondere Betrachtung. Sie sind die direkte Folge einer Fehlentwicklung in unserem sonst eher vorbildlichen Gesundheitssystem: Einige Ärzte, Kliniken und Medizin-Unternehmen geben offensichtlich nur vor, großes Interesse an Menschen zu haben. In Wirklichkeit interessiert sie in erster Linie der Geldgewinn, der sich mit der Dienstleistung Medizin erwirtschaften lässt. Anders lässt sich nicht erklären, warum beispielsweise die Zahl der grundlosen Operationen in Deutschland überraschend hoch ist. Warum Betrug mit Abrechnungen, Heilmitteln, Medikamenten und Organen immer häufiger entdeckt wird – wobei die Dunkelziffer nur vermutet werden kann.

Ebenso vermutet werden kann auch das Ausmaß des Vertrauensverlustes, den die Schulmedizin dadurch erlitten hat. Mangels einer geeigneten Maßeinheit für Vertrauensverlust mag die Tatsache, dass ‹Arzt› nicht mehr in allen Umfragen der Beruf mit dem höchsten Ansehen ist, ein Hinweis dafür sein. Nach einer Umfrage des Instituts für Demoskopie Allensbach aus dem Frühjahr 2013 steht der Beruf des Arztes auf einer Liste mit den fünf am meisten geschätzten Berufen zwar auf Platz eins, gefolgt vom Polizisten und Lehrer. Einem Bericht des Reader's Digest im Mai 2013 zufolge können allerdings nur Feuerwehrleute, Krankenschwestern und Piloten im Ranking der angesehenen Berufe ihre vorderen Plätze unter den 20 betrachteten Berufen behaupten. Erst dann folgen Apotheker, Ärzte und Polizisten, und auf den hinteren Plätzen landeten Politiker, Finanzberater und Autoverkäufer.

Alternativmediziner können ihren Patienten mehr Aufmerksamkeit schenken Ein weiterer Grund, warum sich zunehmend mehr Menschen der Alternativmedizin zuwenden, ist das lähmende Gefühl, der Schulmedizin hilflos ausgeliefert zu sein. Der Patient, ein mündiger Partner des Arztes? Das hat für viele Patienten nichts mit der Realität zu tun. Zu übermächtig ist die oft hochmütige Autorität der Schulmedizin samt ihrer Akteure vom Arzt bis zum Sachbearbeiter bei der Krankenkasse. Wer sich erfolgreich gegen sie wehren will, muss sich im Gesundheitssystem gut auskennen und außerdem fast ständig konfliktbereit sein.

Fast alleine schon heilsam wirkt dagegen die Aufmerksamkeit und die Empathie, die viele Alternativmediziner ihren Patienten entgegenbringen. Wer schon einmal eine Stunde im Zwiegespräch mit einem Homöopathen zugebracht hat und dabei ausführlich von seinen Beschwerden und seinem Kummer erzählen durfte, verlässt beinahe beseelt von gesundheitlicher Zuversicht die Praxis. Was zweifellos einen positiven Effekt für die Genesung hat, wie das Kapitel über Placebo und Nocebo in diesem Buch zeigt.

Anders dagegen verlaufen oft die Besuche bei Schulmedizinern, vor allem bei den Fachärzten: Wo sind Sie versichert? Kasse? Termin erst in drei Monaten! Kurzes Gespräch, diverse Untersuchungen, kurze Besprechung, langes Rezept, Kontrolle in sechs Monaten, auf Wiedersehen! Zeit für Zwischentöne? Ausgewogene Antworten auf drängende Fragen? Komplexe Therapieplanung in schwierigen Fällen? Vielleicht gibt es das beim Hausarzt, doch sonst fehlt – von Ausnahmen abgesehen – vielen Ärzten dafür die Zeit.

Vorwürfe sind den Kolleginnen und Kollegen allerdings nicht wirklich zu machen: Der realexistierende Ärztemangel nicht nur in den seltenen Disziplinen wie beispielsweise Rheumatalogie und Pädiatrie zieht Versorgungsprobleme nach sich. Viele Ärzte sind bereits völlig überlastet und können nicht mehr Zeit für den einzelnen Patienten aufbringen, als sie es bereits tun – zum Teil für Honorare, für die Getränkedienste nicht liefern würden.

Alternativmediziner dagegen können ihren Patienten gegenüber oft aufmerksamer sein, weil sie meist (noch) weniger Patienten als ihre überlasteten Kollegen haben. Zudem können sie häufig private Rechnungen in mehr oder weniger gerechtfertigter Höhe stellen.

Diskussionen unter glühenden Anhängern alternativer Methoden bekommen schon mal unreife Züge Wer allerdings glaubt, in der Alternativmedizin menschele es permanent, irrt sich. Bei der Recherche zu diesem Buch habe ich Internetforen und -blogs besucht, in denen sich Interessierte treffen und über alternative Methoden informieren und diskutieren. Was einem wissenschaftlichen Diskurs nahekommen könnte, zeigt mitunter unreife Züge: Mit Vorliebe wird polemisiert, und unbequeme Aussagen werden zerredet. Statt ihre Argumente auszutauschen, verherrlichen manche Beitragsschreiber mit ideologisch verbrämten Traktaten ihre Lieblingsmethode, stellen Verschwörungstheorien auf und beleidigen Andersdenkende. Die Administratoren der Foren müssen schon mal Beitragsschreiber zur Sachlichkeit ermahnen und den einen oder anderen für das Forum sperren. Was allerdings wenig nützt, denn mit neuer Identität ist auch die größte Nervensäge schnell wieder dabei. Dann beginnt das Spiel von vorne. Nervig aber harmlos, würde man meinen.

Medizinische Wahrheiten werden mitunter zurechtgehäkelt
Allerdings zeichnen sich die alternativmedizinischen Ideologen oft dadurch aus, dass sie medizinisches Viertelwissen mit persönlichen Erfahrungen, esoterischen Zutaten und Verschwörungstheorien verbinden – die Pharmaindustrie, die Politik, die Medien, sie stecken alle unter einer Decke, und unfähig sind sowieso alle. Je nach Couleur werden scheinbare medizinische Wahrheiten zurechtgebastelt, die hanebüchen zu nennen noch diplomatisch ist. Das Problem dabei ist: Es gibt immer Menschen, die den Unsinn glauben und ernsthaften Schaden erleiden könnten. Obendrein leidet die Reputation der Alternativmedizin darunter. Würden Schulmediziner sich so verhalten, niemand in ihrer Zunft würde sie noch ernst nehmen.

Nicht alles in der Alternativmedizin ist sinnvoll – aber auch nicht alles in der Schulmedizin Das alles ist bedauerlich, weil Alternativmedizin unabhängig von der Faktenlage ein Teil der Schulmedizin sein könnte, wenn ihre Akteure wissenschaftliche Kriterien akzeptierten. Schulmedizin beruht auf wissenschaftlichen Prozessen. Wissenschaft verlangt von ihren Akteuren die Fähigkeit, trotz offener Fragen zu einer belastbaren Einschätzung des Nutzens einer alternativen Methode zu kommen. Alternativmedizin oder Schulmedizin? Diese Unterscheidung ist auch deshalb eigentlich unnötig, weil sich Alternativmedizin nicht als ideologischer Gegenentwurf zur Schulmedizin eignet. Es gibt weder Gründe, der Alternativmedizin mehr zuzutrauen, als sie letztendlich leisten kann – noch gibt es Rechtfertigungen dafür, ihre Gefahren kleinzureden oder zu ignorieren. Gleiches gilt allerdings auch für die Schulmedizin. Sicher nicht alles in der Schulmedizin ist sinnvoll, aber auch nicht alles in der Alternativmedizin.

Alternative Erklärungen für Krankheit und Gesundwerden sind oft simpel – und erscheinen gerade deswegen plausibel Alternativmedizin ist laut Werbung natürlich, biologisch, sanft, frei von Schadstoffen und individuell. Dazu verspricht sie Linderung ohne Risiken und Nebenwirkungen. Viele alternative Heiler vermitteln den Eindruck, ein einziges Verfahren könne bei jedem Patienten und bei jeder Krankheit helfen. Dass Patienten, die, enttäuscht von der Schulmedizin, das nur allzu gerne glauben, obwohl es Allgemeinwissen ist, das unterschiedliche Krankheiten auch unterschiedliche Ursachen haben und mit individuellen Mitteln und Methoden behandelt werden müssen, ist nachvollziehbar.

Erklärungen alternativer Methoden vom Kranksein und Gesundwerden sind einfacher als die komplizierten Einlassungen von Ärzten. Wer behauptet, eine Methode sei alt, suggeriert Bewährtes. Exotisches macht neugierig und suggeriert Exklusivität. Worte und Begriffswelten wie Lebensenergie, Schwingungen und Blockaden lösen klingen plausibel und erscheinen glaubwürdig, vor allem in einer Situation der Not und wenn ein charismatischer Mensch sie vermittelt. Sicher: Alternative Methoden bringen mehr menschliche Zuwendung mit sich, selten aber ersetzen sie die Schulmedizin komplett. Meist sind ihre Grundannahmen zudem nicht belegt und Heilerfolge nicht wissenschaftlich erklärbar.

Jede falsche Medizin kann lebensgefährlich sein Für mich sind das eindeutige Mankos der Alternativmedizin. Es genügt auch nicht, Schulmedizin einfach nur infrage zu stellen, synthetische Medikamente abzulehnen, aber dafür die ebenso aus chemischen Bausteinen bestehende Naturmedizin zu favorisieren. Trotzdem bereichern alternative Verfahren die wissenschaftliche Medizin, die Schulmedizin ist als Wissenschaft nun mal per se unvollständig und ergänzungsbedürftig. Es kommt dabei allerdings darauf an, wie man mit der Alternativmedizin umgeht.

So kann es lebensgefährlich sein, nur auf alternativmedizinische Verfahren zu setzen und auf Schulmedizin zu verzichten. Beispiel: Viele Homöopathen raten von den seit Jahrzehnten bewährten schulmedizinischen Impfungen ab und empfehlen ihren Patienten stattdessen inhaltsleere homöopathische Impfstoffe zur Vorbeugung von durchaus gefährlichen Krankheiten wie Mumps, Grippe, Röteln und Hepatitis. Und sie tun das ohne wissenschaftliche Grundlage. Mit gleicher Attitüde könnte man Interkontinentalflüge ablehnen, weil die Erde eine Scheibe sei.

Manche Menschen folgen dem homöopathischen Impfen allerdings blind und ohne zu ahnen, welche enormen Risiken für das Leben sie eingehen. Dabei sind reichlich Informationen zum Thema Impfen für jeden Menschen in diesem Land erhältlich und hinterfragbar.

Kritisch gegenüber Heilern, Mitteln und Methoden zu sein, ist eine der wesentlichen Eigenschaften, um mit Alternativmedizin sicher umgehen zu können. Und auch das gilt ebenso für die Schulmedizin.

❶   Was bedeutet eigentlich Alternativmedizin?

Der Begriff Alternativmedizin ist nicht fest definiert. Entspannungsübungen, Diäten, Massagen, Psychotherapien, pflanzliche Mittel, Chiropraktik – unter der Flagge der Alternativmedizin fährt, was darunter fahren will oder von Heilern auf die Spur gesetzt wird. Ein paar kompakte Begriffserklärungen sollen etwas mehr Klarheit bringen:

► *Wissenschaftliche Medizin passt als Begriff*   mindestens genauso gut wie Schulmedizin. Er umfasst, was Medizinstudenten lernen und Ärzte in Arztpraxen und Kliniken hauptsächlich einsetzen. Ein Kriterium der wissenschaftlichen Medizin ist: Was behauptet wird, muss nachprüfbar belegt sein. Ein anderes Merkmal ist der ständige Wandel. Beispiel Magengeschwür: Vor etwas mehr als zwei Jahrzehnten gab es noch langfristig Medikamente und Diäten als Therapie – heute weiß man, dass ein bestimmtes Magen-Bakterium eine wichtige Rolle beim Magengeschwür spielt, das mit Hilfe von Antibiotika bekämpft und in kurzer Zeit besiegt werden kann.

▶ *Orthodoxe Medizin* wird die wissenschaftliche Medizin mitunter von Kritikern genannt. Was falsch ist, denn die wissenschaftliche Medizin ist dem ständigen Wandel unterlegen. Übersetzt man orthodox mit unbeweglich und verbohrt, dann ist eher die Alternativmedizin orthodox. Die Homöopathie zum Beispiel wird im Grunde noch so praktiziert wie vor fast 220 Jahren. Und das, obwohl bis heute nicht belegt werden konnte, dass und wie sie wirkt.

▶ *Komplementärmedizin* meint übersetzt Ergänzungsmedizin und will keine Alternative, sondern eine Ergänzung zur wissenschaftlichen Medizin sein. Allerdings will sich die Komplementärmedizin nicht an den Kriterien der wissenschaftlichen Medizin messen lassen. Belege, was du behauptest – das sieht in der Komplementärmedizin nicht jeder Anbieter als seine Pflicht an.

▶ *Alternativmedizin* werden viele der Methoden genannt, deren Konzept nicht auf wissenschaftlich nachgewiesenen Beinen steht. Alternativmedizin passt als Begriff allerdings nicht wirklich gut, denn Patienten wünschen sich eine wirksame Medizin – und eine Alternative dazu kann es nicht geben. Die meisten der Methoden könnten keine Alternative zur wissenschaftlichen Medizin sein. Weil ihre Wirkung nicht belegt ist, besteht erhebliche Gefahr für die Gesundheit, wenn Patienten komplett auf nachweislich wirksame Methoden verzichten.

❶ Nicht alle Studien verdienen das Prädikat ‹wissenschaftlich›

Längst nicht alles, was den Titel ‹Studie› trägt, verdient diesen Namen auch. Denn wie manche Schulmediziner erhalten auch einige Alternativmediziner relativ viel Geld von Arzneimittel-Herstellern für Studien, die lediglich dem Marketing und damit dem Verkauf der Produkte dienen sollen. Wer beispielsweise mit Herstellergeld an nur einem Dutzend Probanden die Wirkung von Lavendel auf den Schlaf untersucht und dann behauptet, die Wirkung sei belegt, sollte sich das Geld für seine medizinische Ausbildung erstatten lassen – falls er überhaupt eine hat. Jedem Schulmediziner, der für eine solche ‹Studie› Geld von einem Unternehmen bekommt, würden Kritiker zu Recht Abhängigkeit vorwerfen und die Untersuchung für gekauft und ihre Aussage für wertlos erklären.

Die folgenden Kriterien zeigen in aller gebotenen Kompaktheit, was eine Studie mindestens bieten muss, damit sie eine grundsätzliche wissenschaftliche Aussagekraft haben kann:

► Die Namen der Autoren müssen genannt sein.
► Die Einrichtung, an dem die Studie durchgeführt wurde, muss genannt sein – zum Beispiel eine Universität oder eine Klinik.
► Die Studie muss mindestens eine exakte Frage stellen, zum Beispiel: «Welche anatomische Struktur entspricht einem Akupunkturpunkt?»
► Die Studie muss so aufgebaut sein, dass sie diese Frage auf nachvollziehbare Weise beantwortet.
► Die Studie muss von vornherein festlegen, ab wann ihre Ergebnisse als aussagekräftig gelten. Die Erfolgskriterien müssen überprüfbar sein.
► Die Studie muss so viele untersuchte Fälle einschließen, dass zufällige Ergebnisse ausgeschlossen sind.
► Die Studie muss die Verfahren beschreiben, nach denen ihre Teilnehmer für die Studie ausgewählt wurden.
► Die Studie muss in einer wissenschaftlich anerkannten medizinischen Fachzeitschrift veröffentlicht worden sein.
► Eine Kontrolle der Studie durch unabhängige Überprüfer muss gewährleistet sein.

III. Placebos und die Macht des Arztes

Wer sich eingehender mit Alternativmedizin beschäftigt, dem begegnen früher oder später Placebos, Nocebos und Selbstheilungskräfte. Wissenschaftler vermuten, dass die ansonsten unerklärbare Wirkung vieler alternativmedizinischer Verfahren auf dem sogenannten Placeboeffekt beruht.

Um den Placeboeffekt handelt es sich, wenn nach der Einnahme eines dem Original ähnlichen aber wirkstofffreien Medikaments beim Patienten eine Wirkung eintritt, die dem Originalmedikament entspricht. Mit Placebos in Form von Tabletten, Dragees, Salben und Infusionen können Ärzte und Heiler deshalb zum Beispiel die Symptome von Krankheiten wie etwa Schmerzen lindern. Die Krankheiten selbst lassen sich mit einem Placebo jedoch nicht heilen. Ein Bandscheibenvorfall, eine Fettleber oder ein Tumor beispielsweise würden sich mit einem Placebo nicht beseitigen lassen.

Warum wirkt etwas, das eigentlich gar nicht wirken kann?
Im Prinzip tun Placebos im Körper das, was Medikamente tun: Sie setzen biologische Abläufe in Gang. Wenn ein Placebo einem Geplagten die Schmerzen nimmt, dann weil er dieselben für die Schmerzhemmung zuständigen Regionen im Gehirn aktiviert wie beispielsweise Opioide, die zu den stärksten schmerzlindernden Stoffen gehören. Ein anderes Beispiel ist die ‹Schüttellähmung› Parkinson: Bei der schwer zu behandelnden Krankheit kann ein Placebo eine Region im Gehirn so beeinflussen, dass diese vermehrt genau den Stoff Dopamin freisetzt, der dem Kranken fehlt. Oder anders gesagt: Ein Placebo kann sogar das Parkinsonzittern mildern – tut es allerdings nicht in allen Fällen.

Placebos ahmen antrainierte körperliche Reaktionen nach
Placebos wirken vor allem bei Krankheiten, bei denen das Ausmaß der Beschwerden besonders stark von der seelischen Konstitution des Patienten bestimmt wird. Dabei spielt eine Rolle, dass der

Mensch sich schnell an etwas gewöhnt. Nimmt ein Patient über längere Zeit ein Medikament ein, verknüpft sein gewöhnungsliebendes Gehirn Farbe, Form, Geschmack und Konsistenz des Medikaments über kurz oder lang mit der Linderung seiner Beschwerden: Tablette einnehmen, Schmerzen weg – das merk' ich mir. Lässt man ohne das Wissen des Patienten schließlich jede zweite Tablette weg und ersetzt sie durch ein ähnlich aussehendes und schmeckendes Placebo, bleibt die Wirkung des Originalmedikaments erhalten. Placebos, die oft aus Zucker bestehen, bewirken also, dass antrainierte körperliche Reaktionen nachgeahmt werden.

Die Macht des Arztes ist groß Der Placeboeffekt zeigt: Was ein Patient von einem Medikament erwartet, kann eine größere Rolle spielen als sein pharmakologischer Wirkstoff. Wer fest daran glaubt, dass ein Medikament die Schmerzen nimmt, kann mit der entsprechenden Wirkung rechnen. Dieser Effekt wird verstärkt, wenn neben der positiven Erwartungshaltung des Patienten das Verhalten des Arztes positiv ist und außerdem die Atmosphäre in der Praxis stimmt. Addiert man alle positiven Umstände, ergibt sich ein plausibler Grund, warum viele alternative Methoden wirken, obwohl sie es aus eigener Kraft nicht können. Allerdings: Placeboeffekte und die soziale Zuwendung des Arztes zum Patienten sind noch lange kein Grund dafür, eine alternative Methode einzusetzen. Beides spielt auch in der Schulmedizin eine Rolle! Zudem hat die Macht eines Arztes auch ihre Schattenseiten.

Nocebo – Ich werde schaden! Bei vielen Beschwerden hängt ihre Linderung auch davon ab, wie sich der Arzt dem Patienten gegenüber verhält. So konnten Studien zeigen, dass ein aufmerksamer, menschlicher und positiv agierender Arzt im Sinne des Placeboeffektes die Dauer einer Erkältung bei einem Patienten im Durchschnitt um einen Tag verringern kann. Umgekehrt geht es allerdings auch: Die Worte und das Verhalten des Arztes können dem Patienten auch schaden, indem eine Behandlung, ein Medikament wirkungslos bleibt. Ärzte, die Patienten mit Desinteresse und wenig Empathie begegnen, ihnen kaum etwas erklären und sie nicht im Sinne eines «Das kriegen wir wieder hin!» motivieren, erreichen möglicherweise das Gegenteil einer Besserung. Nocebo wird dieser Effekt genannt, er bedeutet übersetzt: «Ich werde schaden!»

Wichtiger als ein Medikament sind der Arzt oder Heiler selbst Während Placebos also helfen können, gesund zu werden, können Nocebos gesunde Menschen krank machen. Wer glaubt, krank zu sein oder von einem Arzneimittel Nebenwirkungen zu erleiden, wird vermutlich tatsächlich welche empfinden. Über den Noceboeffekt, der genausowenig eingebildet ist wie der Placeboeffekt, sondern dem biochemische Vorgänge zugrunde liegen, ist noch nicht so viel bekannt wie über den Placeboeffekt.

Ärzte können dem Noceboeffekt allerdings positive Formulierungen und motivierendes Verhalten entgegensetzen. Wie Untersuchungen zeigen, registrieren Patienten auch subtile Botschaften von Ärzten, ohne sich dessen bewusst zu sein. Statt beispielsweise zu sagen: «Sie haben Rheuma, das kann sehr heftig verlaufen. Wie lange haben Sie noch bis zur Rente?», ließe sich das auch so formulieren: «Sie haben Rheuma, aber wenn wir Ihre Therapie gut einstellen, werden Sie fast normal weiterleben.» Ebenso wichtig wie ein Medikament oder eine Therapie scheint also der Arzt zu sein, der sie verordnet. Und schon simple Freundlichkeit kann offensichtlich mehr helfen als manche Medikamente. Das gilt für die Alternativmedizin wie für die Schulmedizin.

IV. Gute Medizin, schlechte Medizin?

Jeder kennt vermutlich jemanden, der besonders gute oder besonders schlechte Erfahrungen mit der Alternativmedizin gemacht hat. Und Gleiches dürfte auch für die Schulmedizin gelten. Ob sich aus den gemachten Erfahrungen ableiten lässt, dass die Alternativmedizin oder die Schulmedizin eine ‹gute› oder ‹schlechte› Medizin ist, muss natürlich jeder selbst entscheiden.

Hier schildere ich in aller gebotenen Kompaktheit drei Fälle, die zeigen, dass nicht unbedingt die Alternativmedizin selbst für ihr Versagen beziehungsweise ihren Sieg verantwortlich ist – sondern der Mensch, der ihre Möglichkeiten falsch oder richtig einschätzt und zu nutzen weiß oder nicht.

Die Darmentzündung und die Rohkost

Es ist für gesunde Menschen kaum vorstellbar: Bis zu 25 mal am Tag der Gang zur Toilette, dazu immer wieder Bauchschmerzen und eine Personenwaage, die von Tag zu Tag weniger Kilo anzeigt. Umstände dieser Art kann der Morbus Crohn auslösen, eine chronische Entzündung des gesamten Verdauungstraktes. Im schlimmsten Fall rauscht vom Mund bis zum Darmausgang das Essen unverdaut durch, Nährstoffe gelangen so nur wenige in den Körper, der dadurch immer dünner, schwächer und kränker wird. Ursache des Morbus Crohn ist eine Störung der Darmschleimhaut. Dauer: oft lebenslang. Therapie: problematisch.

«Damit müssen Sie leben», sagt der Internist Dirk[1] aus einer Kleinstadt in Süddeutschland ist 15 Jahre alt, als er zum ersten Mal Blut im Stuhlgang bemerkt. Der Hausarzt tippt auf das Naheliegende: Hämorrhoiden. Als die Blutungen stärker werden, ist eine Darmspiegelung – in den 1970er-Jahren meist noch mit einem

---

[1] Der Fall ist echt, Name und Umstände wurden geändert.

dicken Stahlrohr – unumgänglich. «Das war das Schlimmste, was ich je mitgemacht habe», erinnert sich Dirk. Wenigstens steht hinterher die Diagnose fest: Morbus Crohn. Die Therapie besteht aus Kortison in Tablettenform. So soll die Entzündung zurückgedrängt werden. Viel mehr hatte man damals in den 1980er-Jahren auch nicht zur Verfügung. Mit den Tabletten geht es Dirk etwas besser.

Zwei Jahre danach: Starke Bauchschmerzen und heftiger Durchfall holen den Schüler von der Schulbank und fesseln ihn ans Haus, sein Gewicht sinkt auf 45 Kilo. Ärzte, die Mut machen, gibt es nicht. «Damit müssen Sie leben», erklärt ihm ein Internist in der Klinik.

Das Kortison päppelt ihn auf, heilt aber nicht die Darmerkrankung Doch Dirk lässt nichts unversucht, um den schleichenden Verfall seines Körpers zu bremsen. Vom Heilpraktiker bis zur Handauflegerin probiert er jeden aus, der mit einem Rückgang der Beschwerden lockt. Als die Besserung dennoch ausbleibt, ist er schließlich auch psychisch am Ende: «Ich hatte nicht mal mehr die Kraft, mein Moped mit dem Kickstarter anzulassen», sagt Dirk. Sein einziger Rückhalt ist seine Familie: Mutter Marianne kümmert sich um die Ernährung – auf den Tisch kommen Sachen vom Lande: Vollkorn, Dinkel, Putenfleisch und alles «was damals als gut und richtig galt, wenn man immer mehr an Gewicht verliert». Und tatsächlich: Mit der Diät von der Mutter gelingt es, Dirks Beschwerden zeitweise zu lindern. Ein funktionierendes soziales Umfeld und menschliche Zuwendung können in einer solchen Situation viel Positives bewirken. Doch die chronische Entzündung macht den Darm porös.

Langfristige berufliche Pläne scheitern am Darmproblem Eines Nachts – Dirk wiegt nur noch 39 Kilo – wird er wegen des Verdachts auf einen lebensgefährlichen Darmdurchbruch in ein Krankenhaus eingeliefert. Infusionen mit Kortison päppeln ihn zwar langsam wieder auf, und auch die Jahre danach geht es ihm zunächst gut – eine Schreinerlehre startet er mit stolzen 75 Kilo. Der Versuch, später als Handwerker im Akkord zu arbeiten, geht jedoch schief, als er wieder ständig auf die Toilette muss.

Mit 21 Jahren beginnt Dirk bei einem Baustoffhändler eine zweite Ausbildung zum Kaufmann. Dort fühlt er sich wohl, macht Pläne und peilt den Außendienst an. Er wird schließlich technischer Fachberater in einem Unternehmen für Spezialschlösser.

Zwei Jahre verstreichen ohne größere Probleme, alles scheint sich zum Guten zu wenden. Doch dann treten plötzlich starke Rückenschmerzen auf und machen die beruflich bedingten langen Autofahrten zur Hölle. Die Diagnose eines Orthopäden kommt schnell: Bandscheibenschaden. Wochenlang malträtiert der Arzt mit starken Schmerzmitteln Magen und Kreislauf von Dirk, bevor endlich die wahre Ursache der Rückenschmerzen herauskommt: ein Abszeß, der sich zwischen Blase, Darm und Rücken ausbreitet und auf einen Nerven drückt. Eigentliche Ursache des Übels: der Morbus Crohn.

«Es ist Zeit, den Darm stillzulegen», sagen die Chirurgen
Zurück im Krankenhaus, läuft ein Routineprogramm ab: Kortison, Antibiotika, viele Wochen lang drainiert ein Plastikschlauch trübe Flüssigkeit aus dem Abszess. Eine Kochsalzspülung sorgt wegen der Verbindung der Abszesshöhle zum Darm für heftigen Durchfall. Wieder haben es die Ärzte mit der Diagnose eilig: Der Morbus Crohn sei schlimmer geworden, heißt es. Nun sei es Zeit, den entzündeten Darm stillzulegen.

Dirk ist schockiert, denn er weiß, dass die Operation einen künstlichen Darmausgang mit einem Beutel am Bauch nach sich zieht – und das in seinem Alter! Zum Glück kennt er seinen Körper besser als alle Ärzte. Nur weil er den Chirurgen die Sache mit der Spülung des Abszesses erklären kann, kommt es nicht zu dem folgenschweren Eingriff. «Wäre ich so leichtgläubig gewesen wie früher, ich hätte mich operieren lassen», meint Dirk heute.

Drei Monate nach der Entlassung meldet sich der Abszess samt Rückenschmerzen zurück. Dirk verliert jetzt vollends die Hoffnung. Die ständigen Schmerzen machen das Autofahren und damit seinen Job unmöglich, das geplante Eigenheim kommt über den Rohbau nicht hinaus. Was ihm fehlt, ist schlichtweg die physische Kraft zum Weitermachen. Sein Leben schien ihm zwischen den Fingern zu zerrinnen.

Der Kontakt zu einem Naturheilkundler rettet die Lebens-
qualität – und vielleicht auch das Leben Ein Jahr später erfährt Dirk schließlich von einem Naturheilkundler, der in der Umgebung praktiziert. In der Sprechstunde des Arztes hört er zum
ersten Mal von der Rohkosttherapie. «Wenn Sie tun, was ich sage»,
verspricht ihm der Arzt, «werden Sie wieder gesund». Mit Ernährungsumstellung? «Ich dachte damals, der spinnt komplett», sagt
Dirk. Doch dann – er hat schließlich nichts mehr zu verlieren –
überzeugen ihn Argumente: Beim Morbus Crohn, so der Alternativmediziner, greifen die Abwehrkräfte den Darm an, weil die ge-
wöhnliche Ernährung zu viele allergisch wirkende Stoffe enthalte.
«Das Immunsystem», erklärt ihm der Doktor weiter, «ist aus diesem Grund überfordert, die Entzündung des Darms eine Reaktion
darauf». Nach dem Prinzip, was an Schädlichem oben reinkommt,
kommt unten sofort wieder raus.

Ab sofort kommt nur noch Frischkost auf den Tisch Ab sofort werden Milchprodukte, Fisch, Fleisch und Brot von der Spei-
sekarte gestrichen. Stattdessen kommt Frischkost auf den Tisch.
«Ich wurde quasi täglich auf den Wochenmarkt geschickt!», schil-
dert Dirk die Situation. Ziel der radikalen Ernährungsumstellung
ist es, das überforderte Immunsystem langsam zu beruhigen und
dem Verdauungstrakt wieder ein normales Arbeiten zu ermöglichen. Ist dieser Punkt erreicht, sind kleine Ernährungssünden zwischendurch auch wieder erlaubt, versprach ihm der Alternativmediziner.

Die ersten Wochen der Ernährungsumstellung sind schwer
Die ersten Wochen mit der neuen Ernährung sind für Dirk schwer,
aber wieder zieht die Familie mit: Machte man den Kühlschrank
auf, war darin nichts, was er nicht essen durfte. Nach einem Monat
Rohkost lassen die Bauchschmerzen nach, auch der Gang zum
WC wird seltener. Sechs Wochen später hat er keine Beschwerden
mehr. Dirk fühlt sich wie neu geboren.

Einen Rückfall gab es auch später nie. Die Rohkosttherapie hat
das Leben von Dirk zu 100 Prozent verändert. Er kann wieder be-
schwerdefrei seiner Arbeit nachgehen. Auf dem Speiseplan stehen

jetzt Obst und Gemüse in allen Variationen, ab und zu eine gekochte Kartoffel. Dazu gibt es Tee, Wasser und auch mal ein Bier –
denn das ist ja schließlich auch ein Naturprodukt. Und wenn ihm
etwas nicht bekommt, lässt er es einfach wieder weg. Was bleibt,
sind Erinnerungen an die Arroganz der Schulmedizin: Viele Ärzte
heilen nur nach dem Handbuch. «Rohkost? Darüber gibt es keine
Studie!» Das mag sein, aber es war die Rohkost, die Dirk buchstäblich ‹das Leben› gerettet hat.

EXKURS   Wieso, weshalb, warum – essen wir eigentlich?

Die erste Antwort auf diese Frage kommt wie aus der Gulaschkanone
geschossen: Weil wir Hunger haben, weil wir satt werden wollen, und
weil wir sonst bald kein Bein mehr rühren könnten vor Schwäche –
deshalb essen wir. Aber eigentlich möchte man es schon etwas genauer wissen. Deshalb mal der Reihe nach.

Aller Anfang ist Hunger   Alles beginnt mit dem Hunger. Viele spüren
ihn nur im Magen, andere können sich kaum mehr richtig konzentrieren oder bekommen Kopfschmerzen, wenn sie Hunger haben. Das ist
kein Zufall, sondern wurde von der Natur so eingerichtet, um mit ge-
wissem Nachdruck Nachschub an Nährstoffen einzufordern. Ob der
aus einem Sieben-Gänge-Menü auf Edelporzellan besteht oder aus
Reis, Trockenfleisch und Gemüse aus der hohlen Hand, ist dem Körper
egal. Hauptsache, er bekommt, was er für Bau, Erhaltung und Betrieb
von Zellen, Hormonen und all den vielen anderen Körperbestandteilen
braucht.

Bauch und Gehirn arbeiten zusammen   Das Hungergefühl steuern
Hormone, die den Körper wachsen lassen und ihn am Leben halten –
vollautomatisch, wartungsfrei und sehr zuverlässig. Sobald die Nähr-
stoffspiegel sich dem Wohlfühl-Minimum nähern, schicken spezielle
Messfühler in der Magenwand Informationen über den Füllungsgrad
ans Gehirn. Dort treffen sie auf die permanent eingehenden Pegelstände der körpereigenen Kohlenhydrat-, Fett- und Eiweißvorräte.
Der Hypothalamus, ein kleiner Zellhaufen im Zwischenhirn, verarbeitet schließlich alle ‹Daten› zu einem Gesamteindruck: Hunger! Jetzt
essen! Oder: satt, noch warten!

Bei niedrigem Füllungsgrad und Pegelstand vermittelt der Hypothalamus mit Unterstützung von Hormonen wie dem Insulin das Gefühl Hunger. Ob der Appetit groß, ob es Salzheringe, Salat und Kartoffelbrei, ein Steak oder ein halbes Blech Pflaumenkuchen sein soll, entscheidet sich im Limbischen System. Diese Hirnregion liegt in der Nähe des Hypothalamus. Es steuert unsere Gefühle und beeinflusst auch unseren Appetit, indem es Aussehen, Geruch und Geschmack des Essens bewertet. Kartoffelbrei ist lecker – also mehr davon! Salzheringe nicht? Dann bitte nichts mehr davon.

Die gleichen Messfühler und Pegelstände, die für Hunger gesorgt haben, vermitteln auch das Gefühl ‹satt› – sobald genug Nährstoffe im Körper sind. Wie lange das Sattsein anhält, hängt vom Gehalt der Nahrung zusammen. Kohlenhydrate sättigen schnell und für kurze Zeit, Fette und Eiweiße dagegen langsam, halten aber länger an.

Aus Fisch wird Zellwand Zunächst muss das Essen vom Tisch aber wirklich im Körper ankommen. Auf dem Weg vom Mund zum Darm zerlegen deshalb Enzyme Pasta, Fleisch und Co. in die einzelnen Nährstoffbausteine. Erst derart zerkleinert gehen Kohlenhydrate, Fette und Eiweiße vom Darm ins Blut über und werden in jede Körperzelle chauffiert.

Kohlenhydrate und Fette liefern dem Körper vor allem Energie, die er für den Betrieb benötigt – ähnlich wie der Motor in einem Auto Benzin zum Fahren braucht. Eiweiße und zum Teil Fette sind die Grundlage für das Wachstum und die Erneuerung von Zellen, Hormonen, körpereigenen Vitaminen und Co. So werden die Kohlenhydrate, die eben noch in einem Teller Pasta steckten, in die Muskeln eingebaut, um später die Energie zum Joggen zu liefern. Und die Eiweiße aus dem Fisch, der zur Pasta kam, werden zu Hormonen oder neuen Zellwänden verarbeitet.

Nichts ist für die Ewigkeit Natürlich ist auch in einem quietschlebendigen Organismus nichts für die Ewigkeit. Und deshalb verlassen die meisten Nährstoffe den Körper irgendwann auch wieder. Hormone etwa werden in der Leber zerlegt und die Überreste dieses Stoffwechsels über die Nieren ausgeschieden. Die Verbrennung von Kohlenhydraten zu Energie hinterlässt Kohlendioxid und Wasser.

Sie werden über die Atmung ausgeschieden und verlassen in Form von Schweiß, Urin und Wasserdampf im Atem den Körper. Nur Fette sind hartnäckig – was der Körper nicht braucht, lagert er bekanntlich ein.

Der Bauchspeicheldrüsenkrebs und die Spezialdiät

Es war im Herbst des Jahres 2003, als Steve Jobs, Gründer, geschäftsführender Vorstand und Visionär eines weltweit bekannten Medienkonzerns, erfuhr, dass er Bauchspeicheldrüsenkrebs hatte. Während diese Diagnose für gewöhnlich bedeutet, dass auch bei optimaler Behandlung lediglich jeder 20. Erkrankte fünf Jahre nach Stellung der Diagnose noch lebt, hatte der ‹Chief Executive Officer› (CEO) von Apple Glück: Jobs hatte eine weniger aggressive Form von Bauchspeicheldrüsenkrebs, die von Ärzten als neuroendokriner Inselzellen-Tumor bezeichnet wird. Diese Form gilt als heilbar, wenn der Tumor entfernt wird, bevor er im Körper Metastasen streuen kann.

Steve Jobs hätte die Krebserkrankung möglicherweise geheilt überstehen können Steve Jobs hätte also seinen Krebs mit einiger Wahrscheinlichkeit überstehen können und würde vielleicht heute noch leben und als ‹iGod› die Geschicke seines Unternehmens selbst bestimmen.

Doch es kam alles ganz anders: Der bisweilen als egozentrisch geltende Steve Jobs entschied sich nach der Diagnose gegen eine sofortige chirurgische Entfernung des Tumors und begann stattdessen – gegen den ausdrücklichen Rat seiner Ärzte – mit einer mehrmonatigen alternativmedizinischen Therapie, die aus einer Kombination aus Diät, Akupunktur und anderen alternativen Heilmethoden bestand.

Möglicherweise war die Fehleinschätzung von Steve Jobs über die Möglichkeiten der von ihm gewählten Therapie mitverantwortlich für seinen frühen Tod. Was den sonst so analytisch scharfen Denker zu dieser fatalen Entscheidung geführt hatte, ist bis heute unklar und Gegenstand von Spekulationen. Dass Steve Jobs der Schulmedizin so sehr misstraute, dass er sein Leben leichtfertig riskierte, liegt nahe, ist allerdings nicht belegt.

Steve Jobs schwamm wie so oft gegen den Strom – diesmal allerdings erfolglos Sein Biograph Walter Isaacson schilderte nach Jobs Tod im Oktober 2011 in dem amerikanischen Nachrichtenmagazin «60 Minutes»[2] die Situation und versucht sich an einer Erklärung für Jobs leichtfertiges Verhalten: «Seine Freunde versuchten ihn zu überreden, seine Entscheidung zu überdenken, seine Frau flehte ihn an, die besten Ärzte der Welt schüttelten die Köpfe. Steve Jobs hörte wie so oft in seinem Leben den Menschen zu, die ihm am nächsten standen – und entschied sich schließlich für das, was er selbst für richtig hielt. Jobs nahm damit den Kampf gegen die Krankheit so auf, wie er sich jahrzehntelang als Geschäftsmann und Erfinder verhalten hatte: Er schwamm gegen den Strom», so Walter Isaacson. Diesmal allerdings nicht erfolgreich.

Als Steve Jobs nach neun Monaten alternativmedizinischer Behandlung schließlich erkennen musste, dass die Krankheit ihn besiegen würde, entschied er sich für eine Operation. Zu spät allerdings: Die Tumorzellen aus der Bauchspeicheldrüse hatten sich bereits im Rest seines Körpers ausgebreitet und ungestört Metastasen gestreut.

Jobs starb auch an der eigenen Fehleinschätzung alternativmedizinischer Heilmethoden Mit der gleichen Leidenschaft, mit der Jobs zuvor die Schulmedizin missachtet hatte, setzte er fortan alle seine Hoffnungen auf sie: Er gab laut seinem Biografen Isaacson ein Vermögen für Tests, Untersuchungen und Therapien aus und wandelte sich zum Experten in eigener Sache. Jobs forschte unermüdlich nach neuen Therapien, stellte ein Beraterteam mit Wissenschaftlern elitärer Universitäten wie Stanford, Harvard, Johns-Hopkins und dem Massachusetts Institute of Technology (MIT) auf. Doch obwohl die vielleicht besten Ärzte der Welt seine

---

[2] Quelle: http://www.cbsnews.com/stories/2011/10/20/60minutes/main 20123269.shtml, eingesehen am 23. September 2013.

DNS analysierten und ihm deshalb Medikamente geben konnten, die auf ihn und den Tumor zugeschnitten waren, besserte sich sein Zustand nicht mehr. Steve Jobs starb am 5. Oktober 2011 offiziell an den Folgen eines heilbaren Bauchspeicheldrüsenkrebses. Doch eigentlich starb er an seiner Fehleinschätzung der Möglichkeiten alternativer Heilmethoden.

Das krebskranke Kind und die ‹Germanische Neue Medizin›

Im Frühjahr und Sommer 1995 beschäftigte ein Ereignis die Medienöffentlichkeit, das bis zu diesem Zeitpunkt beispiellos gewesen war. Der Kern der Aufregung: Um ihre damals sechsjährige, an einem bösartigen Nierentumor erkrankte Tochter Olivia vor einer richterlich angeordneten Chemotherapie zu schützen, flüchteten die Eltern samt kranker Tochter aus Österreich nach Spanien. Unterstützt wurden sie von dem deutschen Mediziner Ryke Geerd Hamer. Hamer hatte als Begründer und Vertreter der ‹Germanischen Neuen Medizin› (früher ‹Neue Medizin› genannt) Olivias Eltern dazu überredet, ihr Kind der lebensrettenden Chemotherapie zu entziehen und sie stattdessen seiner unwirksamen pseudomedizinischen Therapie zu unterwerfen.

Ryke Geerd Hamer ist durch sein Medizinstudium zwar Mediziner, darf sich aber bis heute nicht Arzt nennen, weil deutsche Behörden ihm im Jahr 1986 die Approbation entzogen haben. Das Verwaltungsgericht Koblenz formulierte dazu in seinem Urteil von 1989,[3] Hamer sei wegen einer Schwäche seiner geistigen Kräfte, Unzuverlässigkeit, psychopathologischer Persönlichkeitsstruktur sowie mangelnder Einsichtsfähigkeit zur Ausübung des ärztlichen Berufes unfähig geworden.

Absurde Pseudomedizin zu Lasten eines sechsjährigen Kindes Über einen Zeitraum von mehreren Wochen erlebte die Öffentlichkeit mit, wie sich Olivias Gesundheitszustand selbst für medizinische Laien sichtbar so sehr verschlechterte, dass neben

---

[3] Verwaltungsgericht Koblenz, Aktenzeichen 9 K 215/87.

dem Mitleid auch die Empörung wuchs. Obwohl Ärzte deutlich machten, dass einzig eine sofortige Operation und Chemotherapie Olivias Leben retten könnte, misstrauten die Eltern der Schulmedizin. Stattdessen vertrauten sie weiterhin Ryke Geerd Hamer. Der hatte ihnen versprochen, dass Olivia auch ohne eine belastende Chemotherapie wieder gesund werden würde.

Hamer zufolge litt Olivia unter einem «Verhungerungskonflikt». Als Begründung gab er an, ihr habe das Essen bei der Großmutter nicht geschmeckt. Zudem sei der Krebs auch die Folge eines «Fluchtkonflikts», da die Familie umgezogen sei. Hamer empfahl deshalb als Therapie, dass Olivias Mutter ihren Beruf aufgeben müsse, um länger bei Olivia sein zu können. Die Eltern taten, was sie für das vermeintlich Beste für ihre kleine Tochter hielten: Trotz Olivias dramatisch sich verschlechterndem Zustand ignorierten die Eltern die verzweifelten Appelle der Schulmediziner und folgten dem Rat Hamers. Was umso unverständlicher erschien, denn Hamer war schon 1992 vom Landgericht Köln zu sechs Monaten Haft auf Bewährung verurteilt worden, weil einem Patienten nach einer falschen Behandlung ein Bein amputiert werden musste (Aktenzeichen 613 Ls 152/91).

Mit der todkranken Olivia flieht die Familie aus dem Krankenhaus Währenddessen gehen Aufnahmen von der mitleidserregend kranken Olivia um die Welt. Hamer nutzt das Medieninteresse und verbreitet seine Thesen in Interviews. Einen ersten Höhepunkt erreicht das absurde Spiel mit dem Leben eines wehrlosen Kindes, als Hamer die todkranke Sechsjährige vor den Augen von Journalisten zu einem Spaziergang drängelt. Er will damit angeblich zeigen, wie gut es Olivia dank seiner Behandlung gehe. Als die Eltern ihre Tochter später auch noch aus der Klinik nehmen, entzieht der österreichische Staat ihnen das Sorgerecht für Olivia, um die Tochter schulmedizinisch behandeln zu lassen und so ihr Leben zu retten. Daraufhin fliehen die Eltern mit Olivia auf Anraten Hamers erst nach Kärnten, dann über die Schweiz nach München und kurz darauf zusammen mit Hamer nach Malaga in Spanien.

Olivias Vormund fällt die Entscheidung zu Gunsten von Che-
motherapie und Operation   Als schließlich im Juli 1995 Olivia
unter unerträglichen Schmerzen leidet und zudem die Gefahr einer
Atemlähmung immer größer wird, weil der fußballgroße Tumor
die Organe Richtung Lunge drückt, erwirkt der amtliche Vormund gegen den Willen der Eltern die medizinische Versorgung
durch Schulmediziner.

In Österreich erhält Olivia eine Chemotherapie, die den Tumor
so verkleinert, dass sie kurz darauf operiert werden kann. Noch
während die Ärzte versuchen, Olivias Leben zu retten, demons-
trieren die Eltern zusammen mit anderen Anhängern der ‹Neuen
Medizin› auf der Straße gegen die von ihnen so bezeichnete
Zwangsmedizin. Nach sechs Monaten Chemotherapie und einer
Strahlenbehandlung kann Olivia als vorläufig geheilt entlassen
werden. Später verurteilt ein Gericht Olivias Eltern unter anderem
wegen fahrlässiger Körperverletzung zu einer Freiheitsstrafe von
je acht Monaten auf Bewährung. Auch Geerd Ryke Hamer wurde
mehrmals von Gerichten zu Haftstrafen verurteilt. In Deutschland
verbrachte er zwölf Monate im Gefängnis, in Frankreich saß er
15 Monate einer dreijährigen Haftstrafe ab. Hamer war verurteilt
worden, weil mehrere von ihm behandelte Patienten gestorben
waren.

Olivias Vater vermarktet bis heute die ‹Germanische Neue
Medizin›   Olivias Eltern halten weiterhin zu Geerd Ryke Hamer.
Olivias Vater vermarktet bis heute die ‹Germanische Neue Medizin› Hamers und verdient angeblich so das Geld für den Lebens-
unterhalt der Familie. Olivia gilt inzwischen als geheilt. Ihre Eltern
sind allerdings davon überzeugt, dass nicht die Schulmedizin Olivia gerettet hat. Vielmehr habe sie sich zum Zeitpunkt der Operation ohnehin bereits in der Heilungsphase befunden. Kein Wort
der Kritik an der Pseudomedizin ohne wissenschaftlichen Hintergrund. Der Gedanke, dass ihre Tochter auch dann hätte sterben
können, wenn sie sich in ihrer wohlmeinenden Einschätzung von
der ‹besseren› Behandlung durch die ‹Neue Medizin› einfach nur
geirrt hätten, ist ihnen bis heute nicht gekommen. Zumindest nicht
offiziell.

V. Die 44 interessantesten alternativen Methoden

Im Jahr 1952 beschrieb der britische Mathematiker, Philosoph und Nobelpreisträger für Literatur des Jahres 1950, Bertrand Russell,[4] in einem Aufsatz seine Idee von der ‹Kosmischen Teekanne›:

> *Wenn ich behaupten würde, dass es zwischen Erde und Mars eine Teekanne aus Porzellan gäbe, welche auf einer elliptischen Bahn um die Sonne kreise, so würde niemand meine Behauptung widerlegen können, vorausgesetzt, ich würde vorsichtshalber hinzufügen, dass diese Kanne zu klein sei, um selbst von unseren leistungsfähigsten Teleskopen entdeckt werden zu können. Aber wenn ich nun zudem auf dem Standpunkt beharrte, meine unwiderlegbare Behauptung zu bezweifeln sei eine unerträgliche Anmaßung menschlicher Vernunft, dann könnte man zu Recht meinen, ich würde Unsinn erzählen. Wenn jedoch in antiken Büchern die Existenz einer solchen Teekanne bekräftigt würde, dies jeden Sonntag als heilige Wahrheit gelehrt und in die Köpfe der Kinder in der Schule eingeimpft würde, dann würde das Anzweifeln ihrer Existenz zu einem Zeichen von Exzentrik werden. Es würde dem Zweifler in einem aufgeklärten Zeitalter die Aufmerksamkeit eines Psychiaters einbringen oder die eines Inquisitors in früherer Zeit.*

Natürlich sorgte die Veröffentlichung damals für Empörung unter Gläubigen. Russell wollte seine ‹Kosmische Teekanne› aber nicht als eine Kritik an der Religiösität selbst verstanden wissen. Er wollte damit veranschaulichen, dass es keine Beweispflicht für die Nicht-Existenz Gottes durch Nicht-Gläubige gibt – sondern, dass es umgekehrt ist: Die Pflicht, die Existenz Gottes zu beweisen, liegt bei den Gläubigen selbst.

---

[4] 1872–1970.

Wer in der Medizin etwas behauptet, muss es auch belegen können Die Parallele zur Alternativmedizin drängt sich geradezu auf. Das Vertrauen in fast alles, was nicht Schulmedizin ist, hat in Deutschland Kultur. Je nach Umfrage sind 60 bis 80 Prozent der Bundesbürger für alternative Heilmethoden aufgeschlossen. Mit Beharrlichkeit schenken manche Menschen den absurdesten alternativen Methoden erst ihre Gutgläubigkeit, dann ihr Geld und bald auch ihre Gesundheit. Sie scheint es auch nicht zu stören, wenn Heiler ihre Methoden nicht erklären können oder wollen. Die bloße Behauptung, eine Methode lasse sich nicht mit den bekannten Mitteln der Wissenschaft untersuchen, wird oft einfach hingenommen. Dabei hat nach Russell derjenige die Wirksamkeit einer Methode zu beweisen, der sie propagiert. Oder Geld damit verdient. Oder beides. Dass dies in der Alternativmedizin oft nicht geschieht, ist bedauerlich.

Dabei gibt es alternative Methoden, die nachweislich unwirksam oder schädlich sind und bei denen die Anbieter vor allem finanzielle Interessen verfolgen. Auch über diese Methoden klären die folgenden Kapitel auf. Wer sich für eine alternative Behandlung interessiert, sollte seinen Heiler stets fragen, welche Risiken mit der alternativen Methode verbunden sind – und außerdem diese Dinge beherzigen:

► Unterbrechen Sie niemals Ihre laufende schulmedizinische Behandlung, wenn Sie eine alternative Therapie beginnen. Sprechen Sie stattdessen mit Ihrem Arzt darüber – er wird Verständnis dafür haben, dass Sie eine alternative Therapie beginnen.

► Manche alternativen Therapien werden von ihren Anbietern zur Anwendung über einen sehr langen oder sogar lebenslangen Zeitraum empfohlen. Berücksichtigen Sie, dass diese Behandlungen fast nie von den gesetzlichen Krankenkassen bezahlt werden.

► Alternative Therapien können wie schulmedizinische Therapien Nebenwirkungen haben und eine Erkrankung samt ihrer Beschwerden sogar verschlimmern. Sprechen Sie mit Ihrem Arzt auch darüber, wenn Sie unsicher sind.

Die folgenden alternativmedizinischen Methoden habe ich nach meinen persönlichen Interessen zusammengestellt. Es gibt weitere Methoden, die ebenso interessant, wirksam, unwirksam oder schädlich sein können wie die hier dargestellten, aber keinen Platz mehr in diesem Buch gefunden haben.

Aderlass

Wer es noch nicht selbst erlebt hat, sollte es sich jetzt einmal bildlich vorstellen: Bei einem Aderlass nimmt ein Arzt oder Heiler dem Patienten bis zu einem halben Liter Blut ab – und ‹entsorgt› es anschließend ersatzlos. Angeblich soll das Ablassen des Blutes diverse Krankheiten lindern oder im besten Fall sogar heilen. Der Aderlass ist zwar seit der Antike bekannt und wird auch heute noch als Heilverfahren eingesetzt. Doch es gilt als belegt, dass der Aderlass nur bei wenigen Krankheiten eine positive Wirkung entfaltet.

In der Antike glaubte man, schlechtes Blut müsse entfernt werden In der Zeit der Antike war der Aderlass noch eine Standardmethode, die von Ärzten und Badern – so wurden seinerzeit die Chirurgen genannt – eingesetzt wurde und auf zwei heute längst überholten Vorstellungen beruhte.

Damals nahm man an, Blut könne sich in Armen und Beinen stauen und verderben, wobei das verdorbene, schlechte Blut natürlich entfernt werden müsse. Krankheiten, so war man überzeugt, beruhten auf einem Ungleichgewicht der vier Körpersäfte – in der Mittelalter-Medizin zählten dazu Blut, gelbe und schwarze Galle und Schleim. Durch das Ablassen der schädlichen Körpersäfte wollten die Ärzte dieser Zeit die vier Körpersäfte wieder ins Gleichgewicht bringen.

Ungezählte Krankheiten sollen sich mit dem Aderlass kurieren lassen Galenos von Pergamon etwa, ein griechischer Arzt und Anatom im 2. Jahrhundert, vertrat die Auffassung, Blut sei ein ‹dominanter Saft› und müsse deshalb besonders streng kontrolliert werden. Er entwickelte ein System, das anhand von Patientenalter,

Allgemeinzustand, Jahreszeit und Wetter berechnete, wie viel Blut abzunehmen sei. Frisch abgelassen, wurde das Blut genau inspiziert, auf Basis dieser ‹Inspektion› wurden weitere Erkrankungen festgestellt und natürlich auch behandelt. Viele Erkrankungen wurden seinerzeit so versuchsweise angegangen – der Aderlass war auch mangels Alternativen im 2. Jahrhundert und viele Jahrhunderte danach eine universelle medizinische Behandlungsmethode.

Starb der I. Präsident der USA wegen eines Aderlasses?

Erst im 16. Jahrhundert kam es unter den Ärzten in Europa zu einem Streit über den medizinischen Sinn des Aderlasses. Der englische Arzt William Harvey hatte 1628 den Blutkreislauf entdeckt und damit die theoretische Basis für den Aderlass widerlegt. Trotzdem blieb das Verfahren bis ins 19. Jahrhundert weit verbreitet. Auch als der französische Arzt Pierre Charles Alexandre Louis um 1800 bewies, dass der Aderlass bei Lungenentzündung sowie diversen anderen Erkrankungen nichts bringe, wurde im großen Stil weiter zur Ader gelassen. Selbst der Tod George Washingtons, von 1789 bis 1797 der erste Präsident der USA, änderte nichts. Washington war Ende 1799 an einer Kehlkopfentzündung erkrankt. Wissenschaftler glauben heute, dass möglicherweise eine Kombination aus Blutverlust und Austrocknung nach der Behandlung durch einen Aderlass zum Tod führte.

Schulmedizinische Gründe für einen Aderlass gibt es wenige

In der heutigen Alternativmedizin spielt der Aderlass keine allzu große Rolle mehr. Schulmediziner setzen ihn nur bei wenigen Erkrankungen ein, dann aber gezielt und bewusst. Etwa bei der Polycythaemia vera, einer Krankheit, bei der eine aus der Kontrolle geratene Bildung roter Blutkörperchen die ‹Blutdicke› erhöht und so einen tödlichen Schlaganfall oder Herzinfarkt heraufbeschwört. Dazu werden zu Beginn der Therapie mehrere Aderlässe im wöchentlichen Abstand durchgeführt, um den hohen Hämatokritwert – so bezeichnen Ärzte einen Laborwert, der die ‹Blutdicke› angibt – auf den Normalwert abzusenken. Auch bei der Hämochromatose, einer Störung des Eisenstoffwechsels, werden aus schulmedizinischen Gründen oft ein Leben lang Aderlässe durchgeführt, damit der Eisengehalt im Körper nicht zu stark ansteigt.

Germanische Neue Medizin

Im bunten Reigen der alternativmedizinischen Offerten fällt eine komplett aus dem Rahmen der Vernunft: Die ‹Germanische Neue Medizin› (GNM), von ihrem Erfinder Ryke Geerd Hamer früher als ‹Neue Medizin› bezeichnet. Die GNM ist mit großen Gefahren für das Leben der auf sie vertrauenden Patienten verbunden. Weil ihr die wissenschaftliche Anerkennung versagt bleibt, gibt sich Hamer verschwörerisch und antisemitisch.

Das Dirk-Hamer-Syndrom soll Auslöser jeder Erkrankung sein Der ehemalige deutsche Arzt Hamer behauptet, die von ihm im Jahr 1981 erfundene GNM kenne die Ursachen und die Therapien jeder Krankheit. Seine GNM basiere auf fünf von ihm entdeckten ‹Eisernen Regeln›, die für Lebewesen und Pflanzen jeder Art gelten sollen. Hamer stuft die GNM deshalb als eine Naturwissenschaft ein.

In der Fantasie Hamers ist Ursache jeder Erkrankung ein biologischer Konflikt, ein Schockerlebnis, das dieser als Dirk-Hamer-Syndrom (DHS) bezeichnet. Hamer gibt an, das DHS entdeckt zu haben, nachdem sein Sohn Dirk durch einen Unfall zu Tode kam und er selbst später an Hodenkrebs erkrankte. Das DHS sei durch kreisförmige ‹Hamer-Herde› im Gehirn per Computertomographie belegbar. Seriösen Radiologen zufolge sind diese ‹Herde› jedoch lange bekannt. Sie haben aber keine medizinische Bedeutung, sondern sind so genannte Ringartefakte – Fehler, die durch die Technik der Computertomographie selbst verursacht werden.

Angeblich wird nur von Krebs geheilt, wer die GNM versteht Hamer beschränkt sich allerdings nicht auf das Diagnostizieren von Krankheiten, er interpretiert diese auch neu. Krebserkrankungen sind in der GNM nur biologische Sonderprogramme, die zum natürlichen Heilungsprozess gehören, der nach dem

Schockerlebnis beginne. Dieser Heilungsprozess dürfe Hamer zufolge nicht mit Medikamenten oder Operationen blockiert werden. Stattdessen, so Hamer, kommt es bei der Krebstherapie auf den gesunden Menschenverstand an – der sich dadurch zeige, dass der Patient die GNM verstehe. Entsprechend gut informiert, würde der Patient seine Angst vor dem Krebs verlieren, wodurch der biologische Konflikt sich löse und die Krebserkrankung auf natürliche Weise ausheile.

Namhafte Einrichtungen vergleichen die GNM mit ‹Verantwortungslosigkeit durch Nichtstun› Hamers Vorstellungen, denen er in der GNM Ausdruck verleiht, haben mit der Realität jedoch nichts zu tun. Die Patientenfälle, die Hamer als Beleg seiner Thesen vorstellt, lassen sich wissenschaftlich nicht auswerten, weil Daten nicht zur Verfügung gestellt werden. Die GNM steht aber ohnehin im krassen Widerspruch zum aktuellen Stand der Wissenschaft. Der Krebsinformationsdienst des deutschen Krebsforschungszentrums, die deutsche Krebsgesellschaft, die Schweizerische Studiengruppe für komplementäre und alternative Methoden bei Krebs, die Bayerische Krebsgesellschaft sowie etliche Wissenschaftler, Ärztekammern und Verbraucherzentralen widersprechen den Darlegungen Hamers klar. Sie bestätigen, dass seine Methoden wirkungslos sind und «im günstigsten Fall ... einer verantwortungslosen Krebstherapie durch Nichtstun» gleichkämen. Die GNM sei deshalb mit hohen unnötigen Risiken verbunden.

Die sechsjährige Olivia wurde erst durch eine schulmedizinische Behandlung geheilt Hamer ist wegen seiner wissenschaftlich unhaltbaren Interpretationen der Medizin von der seriösen schul- und alternativmedizinischen Fachgemeinde völlig isoliert. Trotz der Einmütigkeit, mit der der GNM Irrationalität bescheinigt wird, hat Hamer seine GNM über viele Jahre verbreiten können. Der bekannteste Fall – die Krebserkrankung der damals sechsjährigen Olivia – ereignete sich im Jahr 1995 – siehe auch Seite 33–35.

Hamer verbreitet antisemitische Thesen Ryke Geerd Hamer propagiert jedoch nicht nur eine abstruse, menschenverachtende Pseudomedizin. Er gibt sich als Antisemit und Verschwörungstheoretiker. So leugnet Hamer die Existenz von AIDS und sieht sich als ‹Nicht-Jude›, der gezwungen sei, eine ‹jüdische Schulmedizin› zu praktizieren. Behauptungen wie ‹jüdische Logen› würden Professoren, Journalisten und Juristen beeinflussen, um eine ‹beispiellose Erkenntnisunterdrückungskampagne› der ‹dummen alten Schulmedizin› gegen die GNM durchzusetzen, zeigen die Gesinnung Hamers. Seine Behauptung, bei einer Kampagne gegen ihn handele es sich um ‹den wahnsinnigen Kampf der Talmud-Zionisten, alle Nichtjuden umbringen zu wollen›, belegen seine antisemitische Einstellung.

Gegen Ryke Geerd Hamer liegen mehrere Haftbefehle vor Ryke Geerd Hamer wurde bereits im April 1986 die deutsche ärztliche Approbation entzogen – er darf sich seitdem nur Mediziner nennen und nicht als Arzt praktizieren. Dass er Letzteres dennoch wiederholt getan hat, brachte ihm Haftstrafen in Frankreich und Deutschland ein. Auch heute liegt ein deutscher Haftbefehl gegen Hamer vor, der allerdings seit 2007 in Norwegen lebt und sich dort als Rektor einer Scheinuniversität (Universitet Sandefjord) ausgibt. Seinen Antrag, als Arzt approbiert zu werden, hat im April 2010 ein norwegisches Gericht abgewiesen.

Hamers Behauptungen, Krebserkrankungen seien ‹biologische Konflikte› und könnten als solche leicht geheilt werden, haben Krebspatienten veranlasst, die schulmedizinische Behandlung abzulehnen und einzig der GNM zu vertrauen. In Europa sind zahlreiche Todesfälle aktenkundig, die auf das Konto der GNM gehen sollen. Allein bis zum Jahr 1995 wurden in Deutschland und Österreich über 80 Todesfälle bei Hamer-Patienten untersucht.

Hamer und seine Anhänger machen unbeirrt weiter Trotz der überwältigen Kritik ist die Verbreitung der gefährlichen GNM nicht gestoppt. Um Hamer haben sich zahlreiche Jünger geschart, die die GNM auf Vorträgen, an Stammtischen sowie auf Webseiten und in Diskussionsforen im Internet verbreiten und in mehreren Ländern aktiv sind. Bis heute haben weder Hamer noch seine Jünger Belege für ihre Behauptungen erbracht. Stattdessen werden von ihnen weiterhin alle Argumente der Wissenschaftsgemeinde gegen die GNM konsequent ignoriert.

Kolon-Hydrotherapie

Das erste medizinische Instrument in meiner Erinnerung bestand aus einem langen dünnen roten Gummischlauch mit einer Art Wärmflasche daran. Es hing am Schrank im Schlafzimmer meiner Großmutter mütterlicherseits, die mit meinem Großvater in einem beschaulichen Dorf in der Lüneburger Heide wohnte. Dass dieses für mich reichlich rätselhafte Instrument regelmäßig zum Einsatz kam und wozu es diente, habe ich erst viel später erfahren: für Darmeinläufe gegen Darmverstopfung.

Gesund war, wer guten Hunger und eine gute Verdauung hatte Dazu muss erwähnt werden, dass noch in der Zeit der 1960er Jahre die medizinische Versorgung auf dem Land nicht gerade flächendeckend war, so dass Oma und Opa sich wie schon zu den Zeiten der beiden Weltkriege weitgehend selbst helfen mussten. Gesundheit wurde damals – und die Abhängigkeit von Abführmitteln vieler Senioren heute beruht noch immer auf dieser Vorstellung – an ‹gutem Hunger und guter Verdauung› festgemacht. Sobald Letztere scheinbar nicht funktionierte, holten Oma oder Opa die Wärmflasche und im Zweifelsfall den Gummischlauch vom Schrank und halfen der Darmentleerung nach. Ob das medizinisch sinnvoll oder gar erforderlich war, lassen wir mal dahingestellt. Erwähnt werden soll aber noch, dass die Enkel von Oma und Opa nicht mit dieser Maßnahme behelligt wurden.

Nicht nur Verdauungsprobleme sollen gelindert werden Lange Vorrede, kurzer Sinn: Die wissenschaftlich klingende Kolon-Hydrotherapie ist die aktuelle Variante von Großmutters

Darmeinlauf. Kolon ist das griechische Wort für Dickdarm, Hydro das Wort für Wasser. Die Kolon-Hydrotherapie, wahlweise auch als Darmspülung oder Darmbad bezeichnet, wird heute natürlich mit einem moderneren Gerät als damals durchgeführt – zum Schutz sozusagen, denn alles, was intensiver mit dem Darm zu tun hat, ist nun mal auch mit Geruch und Fäkalien verbunden.

Bei der eigentlichen Prozedur wird zunächst warmes Wasser über den Anus in den letzten Darmabschnitt des Patienten geleitet. Das Wasser lockert den oft festen Darminhalt, der schließlich über einen Abflussschlauch wieder hinausgespült wird. Mit einer Massage der Bauchdecke kann der Vorgang unterstützt und beschleunigt werden.

Sinnvoll ist eine Darmspülung nur bei nachgewiesener Verstopfung Freunde der Darmspülung glauben, dass die Prozedur Verdauungsprobleme bessert und nebenbei auch gleich Befindlichkeiten wie ständige Müdigkeit, Depressionen, Migräne, Allergien, aber auch Hautkrankheiten lindert. Auch Fastenkuren werden oft mit einer Darmspülung gestartet. Die Freunde der Darmspülung gehen davon aus, dass eine zu geringe Darmtätigkeit oder ein mit schädlichen Mikroorganismen besiedelter Darm die Ursache von allerlei Beschwerden sein kann – vor allem, weil der Körper durch einen zu langsam durch den Darm wandernden Kot schleichend vergiftet wird. Durch eine Darmspülung sollen gärende und vor sich hin faulende, giftige Kotreste aus den Darmwindungen gespült werden. Die Darmspülung soll außerdem dafür sorgen, dass schädliche Mikroorganismen entfernt und durch gute Mikroorganismen ersetzt werden.

Es fehlen die wissenschaftlichen Nachweise Allerdings konnten diese Behauptungen bisher nicht belegt werden. Es gibt deshalb keine Studien, die den medizinischen Nutzen einer Darmspiegelung darlegen. Nur bei der Therapie von hartnäckigen Verstopfungen hat sich die Kolon-Hydrotherapie im Einzelfall als sinnvoll erwiesen – vorausgesetzt, ein Arzt oder Heilpraktiker führt sie durch. Auf keinen Fall sollte die Kolon-Hydro-Therapie im Stile von regelmäßigen Einläufen ohne ärztlichen Rat selbst vorgenommen werden. Denn als Nebenwirkungen können neben Übelkeit und Kreislaufproblemen auch Darmverletzungen auftreten.

EXKURS Das sollten Sie über Darmkrebs wissen

Ginge es nur nach der Statistik, dann ist Darmkrebs bei Frauen wie bei Männern die zweithäufigste Tumorerkrankung – nur Brust- und Lungentumore treten häufiger auf. Neun von zehn Fällen von Darmkrebs ergeben sich erst nach dem 50. Lebensjahr. Da die Heilungschancen sehr stark vom Stadium der Erkrankung abhängen – wird Darmkrebs früh erkannt, liegt die Wahrscheinlichkeit einer vollständigen Heilung bei über 90 Prozent –, macht es Sinn, sich in diesem Gebiet auszukennen. Denn zu Darmkrebs muss es nicht kommen, es gibt gute Vorbeugemöglichkeiten und zuverlässige Früherkennungsmethoden.

Das ist Darmkrebs Als Darmkrebs werden alle Krebserkrankungen des Dickdarms, des Mastdarms und des Rektums zusammengefasst. Zu Darmkrebs kommt es, sehr allgemein formuliert, wenn sich die Schleimhautzellen des Darms unkontrolliert teilen und so schließlich den eigentlichen Tumor bilden. Je mehr und unkontrollierter der Tumor wächst, desto stärker werden der Darm und das umliegende Gewebe zerstört. Über 70 Prozent dieser bösartigen Geschwüre liegen im letzten Teil des Dickdarms oder im Mastdarm. Oft wird Darmkrebs auch als Kolonkarzinom bezeichnet.

Das sind die Ursachen Aus Studien weiß man, dass Bewegungsmangel, Übergewicht, übertriebener Alkoholkonsum und eine Ernährung ohne viel Ballaststoffe langfristig zu Darmkrebs führen können. Ein hohes Risiko haben auch Menschen, die an entzündlichen Darmerkrankungen wie Colitis Ulcerosa oder Morbus Crohn leiden. Nur relativ selten hat Darmkrebs genetische Ursachen. Dazu gehören unter anderem vererbbare Darmpolypen und Darmkrebs in der Familie.

Darmkrebs entwickelt sich also nicht von heute auf morgen – es lohnt sich deshalb in jedem Lebensalter, etwas für einen gesunden Darm zu tun, zum Beispiel eine Früherkennungsuntersuchung beim Hausarzt.

So wird Darmkrebs festgestellt Zunächst tastet der Arzt den Mastdarm (Rektum) mit dem Zeigefinger aus, da viele Tumore nahe dem Darmausgang liegen und sich so leicht feststellen lassen. Die Untersuchung dauert nur wenige Sekunden, tut kaum weh und muss Ihnen nicht unangenehm sein – schließlich machen Ärzte das bei sehr vielen Patienten und oft mehrmals am Tag. Dennoch sollten Sie umgehend sagen, wenn Sie etwas stört. Kommt vielleicht die Helferin ohne anzuklopfen in den Untersuchungsraum? Ist die Raumtemperatur zu niedrig, so dass Sie frieren?

Je nach Lage der Dinge kann auch eine Darmspiegelung erforderlich sein, bei der der Arzt Gewebeproben aus verdächtigen Darmregionen entnehmen kann. Ein Ultraschall des Bauches und einige spezielle Bluttests können sich anschließen.

So lässt sich Darmkrebs vorbeugen Je früher Darmkrebs entdeckt wird, desto besser sind die Heilungschancen. Durch regelmäßige Früherkennungsuntersuchungen können Tumore im Magen-Darm-Trakt entdeckt werden, bevor sie Beschwerden verursachen. Spätestens ab dem 50. Lebensjahr sollten Sie deshalb einmal im Jahr zur Darmkrebsvorsorge gehen. Neben einer kurzen Untersuchung des Mastdarms (siehe oben) wird dabei auch ein Test auf verborgenes Blut im Stuhl gemacht.

Ob zusätzlich auch eine Darmspiegelung sinnvoll ist, besprechen Sie mit Ihrem Arzt. Weil sich mit Hilfe der Darmspiegelung schon die Krebsvorstufen im Dickdarm früh erkennen und während der Untersuchung entfernen lassen, zahlen Krankenkassen ihren Versicherten ab 55 Jahren diese Untersuchung – und zwar im Abstand von zehn Jahren zwei Spiegelungen.

Nutzen Sie diese Früherkennungsmöglichkeiten! Vor einer Darmspiegelung müssen Sie sich ebenfalls nicht fürchten. Gegebenenfalls kann Ihnen Ihr Arzt für die Dauer der Untersuchung ein Beruhigungsmedikament verabreichen, so das Sie kaum etwas davon spüren.

So wird Darmkrebs behandelt Die Behandlung von Darmkrebs hängt von der Größe, Lage und Ausbreitung des Tumors in andere Organe ab. Krebsartig veränderte Darm-Polypen können im frühen Stadium bei einer Darmspiegelung entfernt werden. In den anderen Fällen wird in einer Operation der kranke Teil des Darms entfernt, oft gefolgt von einer Chemotherapie und/oder einer Bestrahlung. Mitunter muss für einige Monate oder sogar lebenslang ein künstlicher Darmausgang (Stoma) angelegt werden. Dabei sorgen moderne Operationstechniken und Medikamente dafür, dass die Belastung für die Betroffenen heute deutlich geringer ist als noch vor einigen Jahren.

❶ Bei diesen Anzeichen sollten Sie umgehend zum Arzt gehen

► Ihre Stuhlganggewohnheiten ändern sich plötzlich.
► Sie haben ohne plausible Erklärung an Gewicht verloren.
► Sie klagen häufig über den gleichzeitigen Abgang von Wind und Stuhlgang.
► Es gibt Blutspuren in Ihrem Stuhl. Unsichtbare Blutbeimengungen lassen sich zum Beispiel mit Hilfe des Hämocculttests aus der Apotheke nachweisen.

❶ So bleibt Ihr Darm gesund

► Ernähren Sie sich ausgewogen: Dazu gehören in erster Linie ein hoher Anteil an Obst und Gemüse sowie pflanzliche statt tierische Fette. Ein ausgeklügelter Diätplan und Kalorienzählen sind aber meist übertrieben und nicht nötig.
► Bewegen Sie sich viel: Ausdauersportarten wie Schwimmen, Radfahren und Joggen sind goldrichtig.
► Gehen Sie zu allgemeinen Vorsorgeuntersuchungen: Ab dem 45. Lebensjahr sollten Sie dies jährlich, bei häufigen Darmproblemen auch schon früher und öfter tun.
► Machen Sie keine Einläufe ohne ärztlichen Rat: Das Gleichgewicht Ihrer Darmflora kann so nachhaltig gestört werden, Durchfall wäre eine Folge.
► Nehmen Sie Abführmittel nur nach ärztlicher Verordnung:
► Bei der Stuhlgangfrage ist alles zwischen zweimal am Tag und zweimal die Woche grundsätzlich normal.
► Wenn Tests auf Blut im Stuhl positiv ausgefallen sind oder in der Familie ein Fall von Darmkrebs aufgetreten ist, können Sie ein Kandidat für eine umgehende Darmspiegelung sein. Lassen Sie sich von Ihrem Arzt dazu beraten.

Entschlackung

Die angeblich erforderliche regelmäßige ‹Entschlackung› des Körpers ist ein Beispiel für den Unsinn, der sich mit medizinischen Pseudoweisheiten anrichten lässt. Glaubt man der einschlägigen Literatur beziehungsweise den einschlägigen Kollegen, sind Schlacken das Ergebnis von allzu viel Fast Food, Zucker und Alkohol in der Nahrung – und sie ruinieren Haut, Figur und im schlimmsten Fall die ganze Gesundheit sowie die Leistungsfähigkeit obendrein. Schlacken sind damit eine gute Erklärung für viele Zivilisationswehwehchen: Müde, lustlos oder ständig verschnupft? Vermutlich sind die Schlacken schuld. Mediziner fragen sich allerdings: Habe ich im Studium geschlafen? Was sind bitteschön Schlacken?

Das Rätsel ist schnell gelüftet, einmal Googeln genügt: Schlacken entstehen bei der Produktion von Roheisen und Stahl. Allerdings wird der Begriff gerne in Verbindung mit dem sogenannten therapeutischen Fasten und Entschlackungstees gebraucht. Das klingt dann, als würden im Körper hinter jeder Darmzelle kleine Deponien und Pfützen voller vergammelter Essensreste vor sich hindümpeln und den Körper nach und nach von innen verkleistern.

Es gibt keine Schlacken im menschlichen Körper Doch Schlacken gibt es im Körper nicht. Man kann sie deshalb auch nicht loswerden. Leber, Nieren, Darm und Schweißdrüsen sind zusammen die perfekte körpereigene Reinigungstruppe. Sie arbeiten extrem zuverlässig, um Schwermetalle aus dem Staub, Pestizide aus der Apfelschale, Transfette aus den Pommes Frites und vieles mehr auszukehren. Die Existenz von Schlacken konnte noch nicht belegt werden. Und es ist fast schon albern zu glauben, dass es im Körper Dinge geben soll, gegen die so multibegabte Organe wie Leber und Nieren nicht ankommen, die sich schließlich aber einem Entschlackungstee ergeben.

Natürlich sieht die Entschlackungsbranche das anders. Teure Entschlackungsmenüs beispielsweise, die zwar meist aus kaum mehr als ein paar exotischen Früchten und Getreideflocken bestehen, aber dafür wahlweise schöner, schlanker, leistungsfähiger und gesünder machen sollen, lassen sich eben gut verkaufen.

Wobei die Lügen der Industrie und deren ständige Suche nach neuen Umsatzbringern ja noch am ehesten nachvollziehbar ist. Warum aber manche Mediziner, die mit ihrem akademischen Titel bewiesen haben sollten, dass sie wissenschaftlich denken und arbeiten können, gerne von Schlacken sprechen, lässt sich wohl nur so erklären: Sie verdienen Geld damit. Oder sie können doch nicht wissenschaftlich denken.

Den Schaden hat eher die Geldbörse Fazit: Der Begriff Entschlacken ist eine Erfindung. Vielleicht sollten damit nur die scheinbaren Vorteile der Methode des Fastens besonders eindringlich beschrieben werden. Vielleicht sollte dadurch aber auch der Verkauf von Entschlackungskuren, Entschlackungsmenüs und Entschlackungstees angekurbelt werden. Aber selbst wenn die Sache mit den Schlacken wissenschaftlich gesehen blanker Unsinn ist: Das Märchen mit der Entschlackung klingt für viele Menschen so plausibel, dass sie gerne daran glauben. Immerhin: Will man etwas loswerden, was es nicht gibt, sollte das keinen großen Schaden anrichten können – außer vielleicht in der Geldbörse.

Entgiftungstherapie

Die sogenannte Entgiftungstherapie ist wie eine Schwester der Entschlackung. Sie basiert auf einer ähnlichen Vorstellung wie die Entschlackung – nur dass sie noch einen Schritt weitergeht.

Entgiftungstherapeuten gehen von einem «System der Grundregulation» aus, das durch verschiedene Schadstoffe beziehungsweise Gifte die Funktion der Organe im Körper stört und – da sind sie wieder – Verschlackungen verursacht. Letztlich sollen durch die angeblich gestörte Grundregulation sogar Krebserkrankungen verursacht werden – wobei deren seit Jahrzehnten mühsam erforschte Entstehung damit auf simple Zusammenhänge zusammenschnurrt. Die Beseitigung der Schadstoffe und Gifte im Körper soll schließlich mithilfe diverser Kombinationen von Vitaminen, Spurenelementen, der ebenfalls umstrittenen Kolon-Hydro-Therapie sowie allerlei pflanzlichen und homöopathischen Mitteln gelingen. Wobei diese nur den Körper bei der Vernichtung von Krebszellen unterstützen.

Machen wir das Fazit nicht länger als nötig: Wissenschaftlich betrachtet, sind für die diversen Entgiftungstherapien nicht einmal die Grundannahmen belegt, auf denen das «System der Grundregulation» beruhen soll. Auch ist fraglich, ob die einzelnen Entgiftungsverfahren für jeden Patienten wirklich unschädlich sind.

ⓘ Was tun bei Umweltgiften in den eigenen vier Wänden?

Elke war die Patientin eines Kollegen und immer gesund gewesen. Deshalb ließ die 42-jährige Lehrerin auch Monate verstreichen, ehe sie ihrem Hausarzt das Problem schilderte. Sie fühle sich ständig müde und kämpfe seit Wochen mit einer Erkältung. Sorgen mache ihr aber das Kribbeln in den Fingern, so als seien sie eingeschlafen. Der Kollege hakte nach.

Vor einem Jahr übernahm Elke einen Job an der Gesamtschule und wohnte seitdem im renovierten Spritzenhaus der ehemaligen Dorffeuerwehr. Deren Männer hatten das kleine Fachwerkhaus vor langer Zeit umgebaut und dabei die Balken mit einem Holzschutzmittel behandelt. Grund genug für den Kollegen, neben der körperlichen Untersuchung das Laborbild zu befragen: Im Blut von Elke fand sich in hoher Konzentration Pentachlorphenol, kurz PCP genannt, ein seit 1987 verbotenes Holzschutzmittel. Auch Jahrzehnte nach der Verarbeitung gelangt diese giftige Substanz noch in die Raumluft, schlägt sich in Staub und Textilien nieder, wird eingeatmet und über die Haut aufgenommen. Schäden an Nerven und Immunsystem sind die Folge – der Verursacher für Elkes Beschwerden war damit gefunden.

ⓘ Frei von gesundheitsschädlichen Stoffen ist die Umwelt nie

Derart eindeutig erscheinen die Zusammenhänge zwischen Umweltgiften und Erkrankungen selten. PCP ist nicht die einzige Substanz, die in Haus und Wohnung für giftige Überraschungen sorgen kann. Zwar gelten für Baumaterialien, Möbel, Textilien und selbst für Matratzen penible Vorschriften. Von den über 150 000 von der Industrie verwendeten Substanzen sind jedoch nur wenige in der Wirkung auf den Menschen gründlich erforscht. Frei von gesundheitsschädlichen Stoffen, die sich teilweise über Jahrzehnte in hohen Konzentrationen in die Umgebung verflüchtigen, sind die Dinge des täglichen Lebens deshalb nie. Dank moderner Energiesparfenster bleibt zudem nicht nur die Wärme in der Wohnung, sondern auch die flüchtigen Gifte aus Möbeln, Wandfarben, Holzvertäfelungen und Co.

❶ Bei Möbeln sollte man sich gegebenenfalls schriftlich ein Rückgaberecht zusichern lassen

Wehren kann sich der Verbraucher gegen die Gifte aus dem Wohnzimmer jedoch kaum, bestenfalls vorbeugen ist möglich. Zwar bescheinigen viele Hersteller gerne, welche gesundheitsschädlichen Stoffe in ihren Produkten definitiv nicht vorkommen. Doch das nützt wenig, wenn über die verwendeten Inhaltsstoffe Schweigen herrscht. Wer empfindlich reagiert, sollte sich deshalb beim Kauf schriftlich ein Rückgaberecht zusichern lassen. Treten Beschwerden auf, nachdem etwa der neue Teppich in der Wohnung liegt, kann nur ein «Auslassversuch» klarstellen, ob mit dem Teppich auch die Beschwerden verschwinden. Die Hersteller akzeptieren allerdings nur ungern den schwarzen Peter und tauschen giftige Bodenbeläge ohne Rücknahmevereinbarung nur in Kulanzfällen aus.

❶ Im Zweifelsfall können die Experten der umweltmedizinischen Beratungsstellen helfen

Auch unter Experten ist allerdings strittig, ob eine bestimmte chemische Substanz definitiv bestimmte körperliche Beschwerden verursacht. In den vielen Streitfällen konnten die Geschädigten den Zusammenhang zwischen ihrer Erkrankung und dem Umweltgift vor Gericht nicht nachweisen und gingen deshalb leer aus. Dann ist guter Rat oft teuer: Die Sanierung von PCP-verseuchtem Holz zum Beispiel gestaltet sich meist schwierig und kostspielig. Bevor deshalb für ein körperliches Leiden ein Gift aus der Wohnung verantwortlich gemacht wird, sollten medizinische und technische Untersuchungen diesen Zusammenhang beweisen – sonst ist die Enttäuschung vorprogrammiert. Mit Rat und Tat zur Seite stehen die Experten in den umweltmedizinischen Beratungsstellen. Ihre Adressen erhalten Sie bei den örtlichen Gesundheitsämtern und Verbraucherzentralen.

Eigenurintherapie

Der amerikanische Schriftsteller Damian Echols erzählt in seinem 2013 erschienenen Buch ‹Mein Leben nach der Todeszelle› von einem ehemaligen Mithäftling, der vor den Augen anderer Insassen einen halben Liter Urin trank und sich so eine einzelne Zigarette verdiente. Echols, der diese Szene beobachtete, resümiert dazu, dass er nicht sicher war, wem ekliger zumute war: dem urintrinkenden Mithäftling – oder den Zuschauern dieser Szene.

Umso erstaunlicher ist es, dass eine vermutlich gar nicht mal so kleine Schar von Menschen im Rahmen einer ‹Eigenurin-Therapie› ihren Urin in kleinen oder größeren Schlucken trinken, per Spritze injizieren, in Sinnesorgane träufeln oder als Wickel, Einreibung, Packung, Fußbad oder Gurgellösung genießen. Warum? Die ‹Eigenurin-Therapie›, die von ihren Anwendern der Naturheilkunde zugerechnet wird, soll die körpereigenen Abwehrkräfte stimulieren. Dass selbst viele Naturheilkundler dies für ausgemachten Unsinn halten, die Therapie in seriösen Naturheilkunde-Lehrbüchern deshalb nicht aufgegriffen wird, stört vermutlich kaum einen der Anwender.

Der gesundheitliche Nutzen von Eigenurin-Therapie ist nicht belegt Stattdessen legen sie Argumente für die Wirksamkeit vor, die aus der Mottenkiste der alternativmedizinischen Märchen stammen können: So könne menschlicher Urin wegen seiner Mineralien, Hormone und keimtötenden Substanzen sogar auf offene Wunden geträufelt werden und diese schneller zur Abheilung bringen. Was dabei aber missachtet wird: Der Nutzen von Eigenurin-Therapien ist nicht nur unbelegt: Auch dafür, dass Urin in offenen Wunden harmlos sein soll, gibt es keine Garantie. Nach Meinung der Anhänger berge die Methode aber ohnehin eher geringe Risiken und Nebenwirkungen. Die Eigenurin-Therapie wird von ihnen deshalb unter anderem bei folgenden Erkrankungen und Situationen eingesetzt:

- Allergien
- Angina
- Arthrose
- Asthma
- Bluthochdruck
- Diabetes
- fortgeschrittener Krebserkrankung
- Gelbsucht
- Harnwegsinfektionen
- Hautkrankheiten wie Akne, Neurodermitis und Schuppenflechte
- Heuschnupfen
- hohes Fieber
- Infektionskrankheiten wie Mumps und Masern
- Schilddrüsenüberfunktion
- Sonnenbrand
- Tuberkulose
- Warzen
- Wundheilung
- Zellulitis

Die Eigenurin-Therapie birgt Risiken   Die Eigenurin-Therapie ist aus wissenschaftlicher Sicht bestenfalls wirkungslos. Ernste Probleme können allerdings unter anderem durch Träufeln von Urin auf offene Wunden entstehen sowie bei Injektion von Urin in den Körper, vor allem, wenn die Injektion direkt in den Blutkreislauf erfolgt und dabei vielleicht noch von einem medizinischen Laien durchgeführt wird. Wer eine ernsthafte Erkrankung wie zum Beispiel ein Herzleiden oder Diabetes mellitus hat und diese statt mit einer ärztlich verordneten und kontrollierten Therapie mit einer Eigenurin-Therapie zu behandeln versucht, muss mit gefährlichen Folgen rechnen. Aber das gilt für alle alternativmedizinischen Behandlungsversuche bei ernsten Erkrankungen.

EXKURS   Wissenswertes zum Urin

- *Warum eigentlich müssen wir?*   Nicht alles, was er mit der Nahrung aufnimmt, nutzt der Körper auch. Was er nicht verwerten kann oder was der Stoffwechsel zu schädlichen Mengen anhäuft, wird beseitigt. Die Giftstoffe, zu denen vor allem Abbauprodukte des Blutes sowie Reste von Arzneimitteln gehören, werden durch die

Nieren aus dem Blut gefiltert und als Urin ausgeschieden. Bis zu sechs Mal täglich. Märchen aus *Tausendundeiner Nacht* sind die Geschichten von Beduinen, die zwecks Überlebens in der Wüste ihren Urin getrunken haben wollen: Damit würde man sich selbst vergiften, zudem produzieren Verdurstende mangels Flüssigkeit kaum Urin.

► *Was verrät die Urinmenge?* Gerade mal ein halber Liter Urin passt in die Durchschnittsblase. Den Gang aufs WC nach jedem Bier erklärt das aber nur teilweise. Der Körper muss stets einen gewissen ‹Flüssigkeitspegel› halten, um den Blutkreislauf und die Konzentration der Stoffe darin stabil zu halten. Mindestens eineinhalb Liter Wasser sollte man täglich trinken. Steigt durch vermehrtes Trinken der Blutdruck oder sinkt die Salzkonzentration, filtern die Nieren neben den Giftstoffen auch vermehrt Flüssigkeit heraus. Je nach Stoffwechselsituation verlässt das Filtrat als Urin endgültig den Organismus oder wird teilweise wieder in den Blutkreislauf aufgenommen. Koffein und besonders Alkohol blockieren diesen Wiederaufnahmemechanismus und trocknen so den Körper immer weiter aus. Was nicht nur die beeindruckende Urinmenge nach einem ausgedehnten Biergartenbesuch erklärt, sondern auch den Nachdurst tags darauf.

► *Was verraten Farbe und Geruch?* Sie lieben Spargel? Dann könnte Ihnen beim Wasserlassen nach dem Essen Schwefelgeruch in die Nase steigen. Die Schwefelverbindung Methylmercaptan im Spargel will Ihr Körper nämlich mangels Verwertungsmöglichkeit schnell wieder loswerden. Ebenso Glutamat, das als Geschmacksverstärker zum Beispiel so manches Gulasch aufpeppt und den Urin penetrant-würzig riechen lässt. Seine goldgelbe Farbe erhält der Urin durch das Urochrom, ein Abbauprodukt des Eisentransportproteins Hämoglobin aus den roten Blutkörperchen. Vitamin B2 Komplexe, Standard in Multivitaminpillen, können obendrein für eine grell-gelbe Kolorierung sorgen. Das sogenannte Betacyanin in Roter Beete lässt dagegen Urin vorübergehend blutig erscheinen. Und der Stoff Phenazopyridinhydrochlorid, mitunter in Medikamenten gegen Harnwegsinfekte enthalten, färbt den Urin orange-rot. Ein außergewöhnlich dunkelgelber Anblick deutet allerdings darauf hin, dass Sie entweder zu wenig trinken oder ein bislang unentdecktes Leberproblem haben. Fast klarer Urin dagegen signalisiert, dass Ihr Flüssigkeitshaushalt in optimaler Verfassung ist. Je nach

Menge der ausgeschiedenen Flüssigkeit werden alle Farbstoffe im Urin verdünnt oder stark konzentriert.

► *Was verrät die Urinanalyse?*   Sie haben etwas zu verbergen? Daraus wird nichts, zumindest nicht, wenn es um Stoffe geht, die Ihr Organismus zu wasserlöslichen Substanzen verarbeitet hat. Sie erscheinen nämlich mit Sicherheit in Ihrem Urin. Cannabiol, in jedem Joint enthalten, kann beispielsweise noch mindestens eine Woche nach der Inhalation nachgewiesen werden, viele Gifte und fast alle anderen Rauschmittel zum Teil auch wesentlich länger. Das gilt aber auch für legale Stoffe: Die Konzentration des Kreatinins, eine Substanz aus dem Stoffwechsel der Muskeln, ermöglicht eine Beurteilung der Filterleistung der Nieren. Eiweiß in der Urinanalyse kündigt dagegen Nierenprobleme an, Zucker bringt Ärzte auf die Spur eines Diabetes, und Bakterien dienen als Wegweiser für Harnwegsinfektionen. Die Salze Natrium und Kalium sowie viele Hormone und zahlreiche Stoffwechselabfälle, die in kaum nachweisbaren Mengen im Urin auftauchen, können ebenfalls Hinweise auf verborgene Erkrankungen liefern. Und wird die Urinprobe unter dem Mikroskop betrachtet, deuten darin vorhandene Blut- oder Körperzellen auf Blasen- oder Nierenprobleme hin. Findet ein Arzt allerdings den Stoff HCG im Urin, ist etwas ganz anderes im Spiel: HCG ist das Hormon, das Schwangerschaftstests positiv werden lässt.

► *Was ist für Männer besser: im Sitzen oder im Stehen pinkeln?*   Gequetschte Nieren, verdrehte Harnleiter, eingeklemmte Blase? Alles Unsinn: Medizinisch gesehen macht die Körperposition beim Urinieren keinen Unterschied. Stehpinkler freut das natürlich. Überzeugte Sitzpinkler dagegen müssen mit einer Umweltsünde leben: Verbraucht der standhafte und das Urinal benutzende Mann nur zwei Liter Trinkwasser pro kleinem Geschäft, kommt ein Sitzengebliebener dagegen bei gleicher Tätigkeit auf neun Liter. Von Bedeutung ist auch, wo man sitzenderweise einen Teil seines Lebens verbringt. Nach einer Studie der Boston University Medical School in den USA klagten von 700 Radfahrern, die im Durchschnitt vier Stunden pro Woche im Sattel saßen, 44 Prozent über Schwierigkeiten beim Wasserlassen.

► *Welche Rolle spielt die Trinkmenge bei Prostataproblemen?*   Irgendwann trifft es fast jeden Mann: 60 Prozent aller Männer haben bereits mit 50 Jahren eine Vergrößerung der Prostata. Die Prostata produziert den milchigen Anteil der Flüssigkeit, die beim Orgasmus als Ejakulat aus der Harnröhre gepumpt wird und den Samenzellen Nahrung und Bewegungsfreiheit verschafft. Eine vergrößerte Prostata ist zwar meist harmlos, engt aber die Harnröhre ein. ‹Tröpfeln statt pinkeln› bedeutet das dann. Häufige Blasenentzündungen durch den Urinrückstau und die vielen WC-Besuche bereiten allerdings oft die größeren Probleme. Weniger trinken ist jedoch ebenso wenig eine Lösung wie mehr trinken. Die Menge der aufgenommenen Flüssigkeit spielt bei der Prostatavergrößerung keine Rolle. Eine vergrößerte Prostata lässt sich mit Medikamenten meist gut behandeln.

► *Was tun, wenn es brennt?* Hinter Brennen beim Wasserlassen verbirgt sich zwar meist eine relativ harmlose Harnwegsinfektion. Nierensteine, eine Prostataentzündung oder Geschlechtskrankheiten wie die Gonorrhöe beginnen aber oft ebenfalls mit Schmerzen beim Urinieren. Außerdem hält die Blasenentleerung oft künstlich zurück, wer schon weiß, dass die Angelegenheit ziemlich weh tut. Ein Urinrückstau mit Infektion der Nieren kann aber die Folge dieser Hinhaltetaktik sein. Wichtig ist deshalb: Die Ursache der Schmerzen beim Pinkeln muss umgehend aufgedeckt werden. Selbstbehandlungen jeder Art – etwa durch Blasentees – bergen ein zu großes Risiko. Jede Art von Schmerzen beim Wasserlassen sollte deshalb sofort und ohne Zögern dem Arzt vorgestellt und von ihm untersucht werden. In vielen Fällen bedarf es dazu lediglich einer kurzen Urinanalyse. Bei einer Harnwegsinfektion beispielsweise ist sie Voraussetzung für das gezielte, stoßweise Vorgehen gegen die Bakterien mit dem exakt passenden Antibiotikum. Und schon nach zwei Tagen ist dann alles wieder, wie man es kennt.

Voodoo

Ein grauhaariger Mann kauert im Schneidersitz auf dem Boden. Er hat eine Flasche Palmschnaps und ein lebendiges Huhn dabei. Er trinkt einen großen Schluck vom Palmschnaps und prustet ihn über das Huhn. Danach steht er auf und schwenkt das Huhn über den Kopf des Mannes, der vor ihm hockt. Schließlich spricht er mit lauter, eindringlicher Stimme zu Bondieu, dem obersten guten Gott im Voodoo. Von ihm erbittet er, dass sein Kunde vor ihm fortan vor Krankheit, Unfällen, gewaltsamem Tod, bösem Zauber und ebensolchen Geistern geschützt sei.

So in etwa verläuft eine – nennen wir es ruhig alternativmedizinische – Behandlung in der Praxis eines Voodoo-Priesters. Zumindest die bösen Geister dürften sich bei einer derart beeindruckenden Zeremonie davon machen.

Ist unsere Realität nur eine Fassade? Voodoo ist eine überwiegend kreolische Religion, die vor allem in Haiti und anderen Teilen Amerikas sowie in Afrika gelebt wird. Sie entstand im 16. Jahrhundert in Haiti und vereint mehrere Glaubensrichtungen. Grundgedanke ist, dass die Wirklichkeit nur eine Fassade sei, hinter der die wesentlich mächtigeren Kräfte der Geister die Geschicke der Menschen bestimmen. Krankheit und Unglück sind in der Welt des Voodoo kein Zufall, sondern Zeichen göttlicher Vergeltungen.

In ihren Ritualen rufen die Voodoo-Priester Götter und Geister an und opfern ihnen Hühner oder Ziegen. Das Ziel ist, von ihnen für kurze Zeit besessen zu werden, um so erfolgreicher für Gesundheit, Glück, Geld und Liebe bitten zu können.

Das ist die freundliche, helfende und heilbringende Seite des Voodoo. Voodoo-Priester können Götter und Geister allerdings auch um schädliche Gefallen bitten. So wurde schon behauptet, dass Gläubige, die den Fluch eines Voodoo-Priesters über sich wähnten, vor Angst an Kreislaufversagen gestorben seien.

Voodoo-Zeremonien müssen aber weder schädliche Inhalte haben noch bunt oder sehr aufwendig sein. Entscheidend ist die Kraft, die von Kunde und Priester hinter die Dringlichkeit der Wunscherfüllung gesetzt wird. Das erklärt auch, warum eine Voodoo-Zeremonie auch bei gesundheitlichen Problemen helfen kann.

Voodoo-Zeremonien eignen sich auch für den Hausgebrauch
Das Gute dabei: Viele Rituale lassen sich im Wohnzimmer ausführen, auch ohne Priester. Ein Vorschlag: Kaufen Sie sich in einem Spielzeuggeschäft eine Puppe und hängen Sie ihr ein Schildchen mit Ihrem Namen um. Dann reiben Sie die Puppe mit Tigerbalsam ein, denken dabei an den Körperteil, dem es gerade nicht gut geht,

und sagen: «Bitte mache wieder gesund, bringe Hilfe, heile Krankheit». Danach wickeln Sie die Puppe in ein weißes Tuch, legen alles zwischen zwei brennende Kerzen und wiederholen das Ritual täglich, bis Sie sich besser fühlen. Anschließend verbrennen Sie die Puppe und verstreuen die Asche im Wind. Bei alledem glauben Sie fest daran, dass Ihnen die Zeremonie helfen wird – und lassen sich dann überraschen, was passiert.

Vermutlich werden die Selbstheilungskräfte angestoßen
Aber im Ernst: Glauben Sie wirklich, dass sich mit Hilfe einer Puppe, einem Töpfchen Tigerbalsam und ein paar Kerzen Ihr Heuschnupfen wegzaubern lässt? Nun, dieses und anderes soll tatsächlich schon gelungen sein. Wissenschaftliche Beweise für die medizinische Wirksamkeit von Voodoo gibt es nicht. Aber es ist zu vermuten, dass, wie bei vielen alternativen Methoden auch, durch die detaillierte Zeremonie die Selbstheilungskräfte angestoßen werden. Gibt es Nebenwirkungen? Aus medizinischer Sicht nicht, aber wer kann schon sicher sagen, was die Götter und Geister vorhaben.

Wer Voodoo also mal ausprobieren will: Auf www.hexenwelt.de gibt es Voodoo-Puppen nebst der notwendigen Basisausrüstung für die erste eigene Zeremonie. Und unter www.voodoo.de können Sie eine leibhaftige Voodoo-Priesterin um tatkräftige fachliche Unterstützung bitten.

Schamanentum

Angenommen Sie machen Urlaub in der Republik Tuwa, die nahe der Mongolei liegt, und haben plötzlich starke Bauchschmerzen. Dann kann es sein, dass Sie in der Klinik von Tuwa von einem Schamanen behandelt werden. Mit etwas Glück ist der Schamane aber auch Psychotherapeut und Heilpraktiker und verzichtet in seiner Sprechstunde darauf, um das sonst traditionelle Feuer zu tanzen. Die medizinische Wirkung seiner Behandlung schmälert das angeblich nicht.

Schamanen entstammen ursprünglich den sibirischen und arktischen Ur-Völkern, galten als Mittelpunkt einer Stammesgemeinschaft und hatten oft gleich mehrere Ämter inne: Wahrsager, Priester, Politiker und Heiler. Für Erkrankungen kennen Schamanen mehrere Ursachen. Entweder hat der Patient einen Teil seiner Seele an böse Geister verloren, die es deshalb nun wieder aus der Geisterwelt zu befreien gilt. Oder ein Geist hat komplett Besitz vom Körper des Patienten ergriffen und treibt nun sein Unwesen darin.

Krankheit ist das sichtbare Symptom für das, was sich ändern muss In letzterem Fall entfernt der Schamane den bösen Geist wieder aus dem Körper und gibt ihm einen neuen Aufenthaltsort: Er lockt ihn in ein simples Gefäß. Moderner ausgedrückt, klingt dass so: Krankheit ist für Schamanen im 21. Jahrhundert das Symptom für das, was ein Mensch in seinem Leben ändern muss. Um herauszufinden, um was es sich dabei genau handelt, begleitet der Schamane – der mitunter tatsächlich Arzt und Psychotherapeut ist – seinen Patienten auf eine Traumreise und klärt dabei die offenen Fragen mit ihm.

Moderne Schamanen behandeln auch Hauterkrankungen Schamanistische Techniken gibt es zahlreiche. Bei den meisten geht es darum, über ein Ritual eine Beziehung zur geistigen Welt aufzubauen. Diesem Zweck dient zum Beispiel der Tanz um ein Feuer oder Trommelmusik. Bei einer Hauterkrankung etwa könnte eine Sprechstunde bei einem modernen Schamanen so ablaufen: Nach dem Gespräch über die möglichen Störungen, die es im Bereich von Hautkontakten gab, entspannt sich der Patient auf einer Liege, während der Schamane ihn in die Traumwelt trommelt. Dort angelangt, bittet er einen Geist, ihm zu sagen, was wegen der Hautprobleme zu tun sei. Erhält der Schamane eine Antwort vom Geist, spürt er das in seinem Körper und teilt sie dem Patienten mit. Sofern dieser damit etwas anfangen kann, ist diese Sitzung beendet. Im Durchschnitt sollen drei Sitzungen erforderlich sein, bis sich ein Behandlungserfolg einstellt.

Wann Sie zu einem Schamanen gehen sollten Gesundheitsprobleme, die oft gut auf schamanistische Techniken ansprechen, sind seelische Erkrankungen wie Angst, Depressionen und Stress.

Deshalb wundert es auch nicht, dass schamanistische Techniken sogar von einigen Psychotherapeuten in Deutschland eingesetzt werden. Die Behandlung einer Angststörung zum Beispiel kann aber bis zu einem dreiviertel Jahr dauern. Es gehen allerdings auch Menschen in die schamanistische Sprechstunde, die glauben, ein verborgenes Problem oder einen Konflikt lösen zu müssen. Die Behandlungsrisiken entsprechen in etwa denen der Psychotherapie: Verstärkung der Probleme und Beschwerden, ausbleibende heilende Wirkung.

Die Kosten für die Sitzungen könnte übrigens die Krankenkasse übernehmen, wenn die schamanistischen Techniken im Rahmen einer Psychotherapie durch einen zugelassenen Psychotherapeuten eingesetzt werden. Sonst sind pro Sitzung ab 60 Euro aus der eigenen Tasche fällig.

Geistheilung

So schnell kann man zum Heiler werden: Man muss nur glauben, mit der Kraft seines Geistes andere Menschen gesund machen zu können und diese Fähigkeit dann auf dem Markt der alternativen Methoden feilbieten. Dass man damit Erfolg hat, ist sogar wahrscheinlich: Wer daran glaubt, wird durch Geistheilung vielleicht wirklich wieder gesund – und zahlt dann sicher gerne ein paar Euro dafür.

Dahinter steckt vermutlich der Placeboeffekt, der die Selbstheilungskräfte anschiebt, möchte man meinen – und hat damit wahrscheinlich recht. Aber damit sind nicht alle Phänomene der Geistheilung erklärt.

Es fehlen zwar wissenschaftliche Beweise für die Wirksamkeit von Geistheilungen, doch immer wieder gibt es angeblich unabhängige Experimente, bei denen zum Beispiel in einem Reagenzglas Tumorzellen absterben, nachdem diese von einem Geistheiler überredet wurden. Ob es dabei, wissenschaftlich gesehen, wirklich mit rechten Dingen zuging, darf gerne bezweifelt werden.

Krankheitsursache soll ein Ungleichgewicht des ‹Energieflusses› sein Placeboeffekt hin, Selbstheilungskräfte her: Geistheiler glauben, dass wir Menschen nicht nur aus Materie bestehen, sondern auf mehreren Bewusstseinsebenen zugleich existieren: der materiellen, der elektromagnetischen, der intellektuellen und der spirituellen Ebene. Ein Ungleichgewicht der Energie, die in der Vorstellung der Geistheiler zwischen den einzelnen Bewusstseinsstufen fließt, soll krank machen. Geistheiler bringen schließlich den angeblichen Energiefluss zwischen den Bewusstseinsstufen wieder in die Balance. Physikalisch messbar ist der Energiefluss jedoch nicht.

Ist Wärme schon der Beweis für Wirkung? Geistheiler ist übrigens nicht gleich Geistheiler. Manche Vertreter ihrer Zunft arbeiten in leichter Meditation oder tiefer Trance, andere lassen die ‹Energie› direkt aus ihren Händen fließen. Im letzten Fall läuft die Sprechstunde so ab: Nach einem Gespräch mit seinem Klienten legt der Geistheiler seine Hand auf die erkrankte Körperregion, konzentriert sich je nach Lage der Dinge bis zu 20 Minuten – und die Sitzung ist zu Ende. Die Beschwerden des Patienten sollen wahlweise innerhalb von Minuten oder nach wenigen Sitzungen verschwunden sein. Eine wissenschaftliche Auswertung der Resultate von Geistheilungen bei 100 Patienten ergab: Die meisten Patienten spüren ein Wärmegefühl, manche ein Kribbeln, nur rund 10 Prozent merken nichts. Dass diese Phänomene von den Vertretern der Zunft gerne als Beleg für die Wirksamkeit der Geistheilung gehalten werden, ist verständlich. Dass wohl jeder Mensch Wärme empfindet, nachdem jemand eine Hand auf einen seiner Körperteile gelegt hat, fällt dabei unter den Tisch. Ebenso, warum Wärme gleich Wirkung und damit Heilung bedeuten soll.

Wann Sie zu einem Geistheiler gehen sollten Ob Sie nun an Geister glauben oder nicht – bisher gibt es keine wissenschaftlichen Beweise für die Erfolge von Geistheilern. Ein Besuch empfiehlt sich daher nur, wenn Sie besonders experimentierfreudig sind, aber keine bedrohliche Erkrankung haben. Oder wenn Sie zu den Menschen gehören, die zum Beispiel unter Krebs, Multiple Sklerose, Depressionen oder anderen seelischen Störungen leiden und sich von der Schulmedizin aufgegeben fühlen – aber auch dann kommt ein derart fragwürdiges alternatives Verfahren wie die Geistheilung nur als *ergänzende* Methode infrage. Möglicherweise ist eine Sitzung bei einem Geistheiler außerdem nur etwas für Sie, wenn Sie zufällig nicht wissen, wen Sie für 60 bis 100 Euro zum Essen einladen könnten. Das etwa sind nämlich die Kosten für eine Sitzung, die von den Krankenkassen selbstverständlich nicht übernommen werden.

Osteopathie

Wenn bei Schmerzen und Schwindel der Orthopäde und der Hausarzt mit dem Latein am Ende sind, wenden sich viele Patienten an einen Osteopathen. Laut Verband der Osteopathen Deutschland (VOD) suchen Menschen in Deutschland über fünf Millionen Mal pro Jahr Rat bei Osteopathen.

Die Silbe Osteo kommt von Osteon, der Knochen. Und Pathie bedeutet Leiden. Wer denkt, die Osteopathie zielt nur auf Knochenleiden ab, irrt. Osteopathen haben den ganzen Menschen im Fokus. Sie betrachten Körper und Seele als eine Einheit, die nur zusammen funktioniert.

Der ganzheitliche Ansatz basiert auf der Annahme, dass alle Gewebe und Organe des Körpers miteinander in Verbindung stehen. Osteopathen glauben: Störungen in einem Bereich des Körpers wirken sich auch auf andere Bereiche aus. Verspannte Muskeln könnten zum Beispiel den Blutfluss behindern und so unter Umständen die Funktion von Organen beeinträchtigen – nach dem Motto: Leben ist Bewegung. Ist diese Bewegung behindert, sprechen Osteopathen von einer Blockade. Das soll der Fall sein, wenn zum Beispiel ein Gelenk ‹verkantet› ist oder Muskeln verhärtet sind. Wird die Blockade durch den Osteopathen gelöst, sollen Selbstheilungskräfte wirken können. Allerdings können sich die Beschwerden unter der Behandlung zunächst auch verschlimmern – Osteopathen sprechen dann von einer Erstverschlimmerung.

Keine Spritzen, keine Medikamente, aber auch kein Beweis der Wirksamkeit Osteopathen verabreichen ihren Patienten keine Spritzen oder Medikamente, und sie setzen keine medizinischen Apparate ein. Zum Einsatz kommen nur die Hände des Osteopathen, der mit geübten Griffen die ‹Blockaden› aufspürt und löst. Das Spektrum der Behandlungsmöglichkeiten ist breit. Es reicht von Rückenschmerz über Schwindel bis zu Sodbrennen und Schlafstörungen, sogar Neugeborene werden mitunter von Osteopathen behandelt.

Einen Beweis, dass Osteopathie wirkt, gibt es noch nicht. Auch die Tatsache, dass über 30 gesetzliche Krankenkassen teilweise die Kosten für diese wissenschaftlich unbelegte Therapie erstatten, ändert daran nichts. Allerdings gibt es Studien, die zeigen, dass Osteopathie bei Beschwerden im Bereich von Muskeln und Gelenken tatsächlich helfen kann. Doch auch positive Studienergebnisse sind kein endgültiger Beweis für die Wirksamkeit einer Methode. Oft sind solche Studien nicht unabhängig überprüft worden oder haben zahlenmäßig nicht genug Patienten untersucht, um aussagekräftig sein zu können. Im Jahr 2009 ließ deshalb die Bundesärztekammer osteopathische Verfahren von Neurologen, Orthopäden, Rehabilitationsmedizinern und Juristen prüfen. Ihr Fazit: Osteopathische Behandlungen «können bei einer Reihe unterschiedlicher Gesundheitsstörungen wirksam sein».

Osteopathie kann die Schulmedizin ergänzen, aber nicht ersetzen Wie bei grundsätzlich allen alternativmedizinischen Behandlungen sollte deshalb vor einer osteopathischen Behandlung eine Diagnose durch einen Arzt gestellt worden sein. Denn bereits bestehende Probleme könnten sich verstärken, zum Beispiel bei einem Bandscheibenvorfall. Auch bei anderen akuten Erkrankungen sowie bei Krebs stößt die Osteopathie an ihre Grenzen.

ⓘ Kurzgeschichte der Osteopathie

Es war der Amerikaner Andrew Taylor Still, der 1874 die Osteopathie begründete – motiviert durch den frühen Tod seiner Frau und vier seiner Kinder. Aber erst in den 1960er-Jahren erfolgte in den USA die Anerkennung des Doctors of Osteopathic Medicine als eigenständiger Beruf.

Osteopathen haben in den USA die Rechte eines Arztes. In Deutschland sind osteopathische Therapien Ärzten und Heilpraktikern vorbehalten, Physiotherapeuten etwa dürfen nur auf ihre Anweisung hin osteopathisch arbeiten. Um einem Verband der Osteopathen beitreten zu können, ist eine fünfjährige Ausbildung mit rund 5000 Stunden beziehungsweise der Nachweis über mindestens 1350 Stunden erforderlich. Letztere erfolgen berufsbegleitend über einen Zeitraum von vier Jahren. Die Bezeichnung Osteopath ist in Deutschland rechtlich nicht geschützt.

❶ Zehn goldene Regeln für einen gesunden Rücken

Wir sitzen zu viel, heben und tragen falsch. Keine Frage, unser Rücken muss schon in jungen Jahren buchstäblich viel ertragen. Kein Wunder also, dass er sich irgendwann gegen die schlechte Behandlung wehrt und schmerzt. So bleibt Ihr Rücken gesund:

► *Achten Sie auf Ihren Rücken!* Er ist ein Meisterstück der Natur. Die Form der Wirbelsäule, jeder einzelne Wirbel, die Muskeln drumherum – jedes Detail erfüllt einen Zweck, und alles zusammen ermöglicht uns, eine ‹Haltung› zu haben. Zollen Sie Ihrem Rücken Anerkennung für das, was er Ihnen ermöglicht, und seien Sie aufmerksam für seine Bedürfnisse.

► *Tun Sie täglich etwas für Ihre Rücken!* Und nicht erst, wenn er schmerzt. Schmerz ist ein Signal, dass bereits etwas nicht stimmt. Vorbeugen wäre besser, bringt aber nur etwas, wenn Sie Ihr Leben insgesamt auf einen gesunden Rücken ausrichten.

► *Liegen Sie richtig!* Fast ein Drittel unserer Lebenszeit verbringen wir im Bett. Für den Rücken bedeutet das entweder Entspannung, weil er ‹richtig› liegt, oder Verkrampfung, weil die Matratze zu weich, zu hart oder zu alt ist. Überprüfen Sie Ihre Matratze, und gehen Sie in ein Fachgeschäft, wenn Sie feststellen, dass Sie mit einer neuen besser liegen würden.

► *Sitzen Sie richtig!* Ein weiteres Drittel unser Lebenszeit sitzen wir – meist am Arbeitsplatz und oft leider falsch. Häufig sind Stuhl, Schreibtisch, PC-Bildschirm und -tastatur in der Höhe nicht aufeinander abgestimmt. Das löst Fehlhaltungen in der Halswirbelsäule aus und führt irgendwann zu Nackenschmerzen.

► *Wechseln Sie die Haltung!* Ideal für den Rücken ist es, wenn Sie immer mal wieder zwischen sitzen, stehen und gehen wechseln. Telefonieren Sie zum Beispiel nur im Stehen. Oder richten Sie sich für bestimmte Arbeiten ein Stehpult ein. Hilfreich ist es auch, wenn der Drucker ein paar Meter vom Schreibtisch entfernt steht – so müssen Sie aufstehen und sich bewegen, wenn Sie etwas gedruckt haben.

► *Bewegen Sie sich im Sitzen!* Machen Sie mindestens zwei Mal am Tag diese Übung: Sie stehen eine Armlänge vom Schreibtisch entfernt, die Knie leicht gebeugt. Dann strecken Sie einen Arm aus und beugen Sie sich mit geradem Rücken nach vorn, bis der Arm die Schreibtischplatte berührt. Pro Seite machen Sie das 10 bis 15 Mal.

► *Nutzen Sie Wärme!* Wärme lockert verkrampfte Muskeln. Ein warmes Roggenkissen, in der Mikrowelle der Büroküche erwärmt und in den Nacken oder ans Kreuzbein gelegt, kann Rückenschmerzen effektiv lindern. Auch ein warmes Bad gleich nach Feierabend wirkt oft erstaunlich gut.

► *Heben Sie mit Bedacht!* Die meisten Menschen heben Gegenstände vom Boden auf, indem sie den Oberkörper nach vorne beugen und dann den Gegenstand anheben. In diesem Moment beträgt die Belastung der Bandscheiben das Mehrfache des gehobenen Gegenstandes – leicht vorzustellen, wie schnell es da zu einem Riss der Bandscheibe und einem Bandscheibenvorfall kommen kann. Besser ist: In die Knie gehen, Gegenstand fassen und mitsamt dem Gegenstand aus den Knien nach oben drücken.

► *Tragen Sie mit Haltung!* Das Tragen von schweren Gegenständen wird oft nicht ernst genug genommen. Dabei können falsche Bewegungsabläufe dem Rücken über Jahre ernsthafte Schäden zufügen. Tragen Sie Lasten immer dicht am Körper und winkeln Sie den Körper nicht zur Gegenseite ab. Vermeiden Sie einseitige Belastungen und verteilen Sie Lasten möglichst auf beide Arme.

► *Schauen Sie Ihren Rücken an!* Unsere äußere Haltung ist das Spiegelbild unseres inneren Zustandes. Dank der Wirbelsäule gehen wir aufrecht, wenn wir stolz sind, und sinken in uns zusammen, wenn uns etwas bedrückt. Diese Vorgänge laufen meist unbewusst ab, aber wenn wir sie uns bewusst machen, können wir etwas dagegen tun.

Fasten

Brave Katholiken tun es von Aschermittwoch bis Karfreitag, Moslems während des Ramadan solange die Sonne scheint, und Juden tun es am Yom Kippur Tag. Gandhi protestierte fastend gegen die Unterdrücker Indiens, und Gefängnisinsassen fasten mitunter, um Richter und Staatsanwälte zu erpressen. Hungerstreik heißt das auch, läuft aber aufs Gleiche hinaus: Tage oder sogar Wochen nichts essen, nur Wasser oder Tee trinken. Wer fastet, kann 100 Tage durchhalten, sofern er gesund ist und viel trinkt.

Nicht immer geht es beim Fasten um Protest oder Buße

Historisch gesehen ist das Fasten ein religiöser Brauch, um Buße zu tun. Viele Menschen in Deutschland fasten ein- oder mehrmals im Jahr zwischen wenigen Tagen und mehreren Wochen. Meist geht es dabei allerdings nicht um Protest oder Buße. Anlass der Hungerkur ist oft der Wunsch nach äußerer Veränderung, sollten doch beim Fasten einige überflüssige Kilos purzeln. Und um es vorweg zu nehmen: Ganz gleich, welches Motiv eine Rolle spielt und wie lange das Fasten dauert – wer fastet, trainiert seine Selbstdisziplin. Und das macht sich bemerkbar: Fastende gelten als durchsetzungsfähige und leistungsbereite Persönlichkeiten. Immerhin müssen sie beim Fasten gegen vermeintlich übermächtige Kräfte wie den Hunger bestehen.

Medizinisch gesehen hat Fasten kaum Vorteile

Um diese positiven Effekte zu erklären, führen viele Fastenanhänger mit Vorliebe die medizinischen Vorteile des Fastens für den Organismus an. Begriffe wie Entgiftung und Entschlackung dienen zur Veranschaulichung. Und für viele Fastende klingt das Märchen von den bösen Schlacken, die «Abbauprodukte der Neutralfette», «Produkte des Eiweißstoffwechsels» oder Ähnliches sein sollen, plausibel – wohl deshalb sind Fastenbücher Verkaufsschlager. Wissenschaftler beantworten die Frage, ob das Fasten der Gesundheit diene, allerdings mit einem klaren Nein! Medizinisch gesehen hat

Fasten keine Vorteile. Im Gegenteil: Fasten kann zum Beispiel Schlafstörungen, Schwindel, Depressionen oder Gichtanfälle auslösen. Dazu kommt, dass brutales Hungern eher Schadstoffe im Körper anhäuft, als dass es welche abbaut. Dass Fasten auch die Wirksamkeit der empfängnisverhütenden Pille herabsetzt, ist da fast nur noch eine Randnotiz.

Bei längerem Fasten werden Muskeln abgebaut In den ersten 24 Fastenstunden stellt die Leber dem Körper noch Energie in Form von gespeichertem Glykogen zur Verfügung. Bleibt der Nahrungsnachschub weiter aus, baut der Körper zwecks Energiegewinnung jedoch Eiweiße ab, die er eigentlich für Enzyme und Muskeln braucht. Eine Studie der Tel Aviv University Medical School an 370 Freiwilligen ergab, dass fast jeder zweite Fastende am ersten Tag bereits Kopfschmerzen hat. Was erklärbar ist: Das Gehirn reagiert als besonders großer Energieverbraucher des Körpers sehr empfindlich, wenn der Nahrungsnachschub nur spärlich fließt.

Um nicht zu verhungern, produziert der Körper ab dem zweiten Fastentag Energie aus Aminosäuren, für die er zuvor die Muskeleiweiße zerlegt hat. Täglich rund 50 Gramm Eiweiß werden auf diese Weise umgebaut: Ein sichtbarer Teil der Muskeln geht so beim längeren Fasten verloren. Für den Herzmuskel kann das gefährlich werden, möglicherweise sogar zu Rhythmusstörungen führen. Aus diesen Gründen wird Fastenden oft empfohlen, vorübergehend ein Eiweißpräparat einzunehmen. Geeignet sind handelsübliche Präparate aus der Apotheke, die aber oft teuer sind. Molke oder Joghurt aus dem Supermarkt tun es auch.

Fasten ist nicht zum Abnehmen geeignet Erst nach etwa drei Fastentagen beginnt der Körper damit, die Energie auch aus der Verbrennung seiner Fettreserven zu gewinnen. Bis dieser Mechanismus allerdings vollständig greift und der Muskelraubbau deutlich gedrosselt wird, vergehen rund drei Wochen. Wer danach seine Rettungsringe an den Hüften endlich schrumpfen sieht, hat dafür ein neues Problem: Die hochtourige Fettverbrennung überschwemmt den Körper mit Ketosäuren. Die Fett-säuremoleküle sind die Ursache des unangenehmen Körper-geruchs während der Fastentage, über den viele Fastende und die Menschen aus ihrem Umfeld klagen. Die Natur hat den Mecha-nismus der Fettverbrennung nun mal eingerichtet, um dem Ver-hungern vorzubeugen, aber nicht, um Übergewicht zu bekämp-fen.

Zum Abnehmen eignet sich Fasten aber auch aus anderen Grün-den nicht unbedingt: Im Hungerzustand reguliert der Körper viele Stoffwechselvorgänge herunter. Wer durch Fasten abnehmen will, ist deshalb nur erfolgreich, wenn er seine Ernährung auch in der Zeit danach langfristig umstellt. Sonst wird das alte Gewicht schnell wieder eingeholt.

Fasten hat auch positive Seiten Trotzdem kann Fasten auch medizinisch sinnvoll sein. Ein schwerer Diabetes lässt sich mitun-ter durch ärztlich überwachtes Fasten wieder unter Kontrolle bringen. Der Zuckerkranke nimmt dazu über Tage nur Eiweiß und Mineralstoffe wie Kalium, Natrium, Kalzium und Magnesium zu sich. Ohne Kalorienzufuhr stabilisiert sich der außer Rand und Band geratene Blutzuckerspiegel oft wieder; das zusätzliche Ei-weiß verhindert den übermäßigen Muskelabbau.

Fasten kann außerdem Allergien und Entzündungen wie zum Beispiel Neurodermitis lindern. Mit dem allgemeinen Eiweißab-bau werden auch diejenigen Proteine zerstört, die Entzündungen im Körper auslösen. Auch ein überdrehtes Immunsystem – Grund für die Entstehung von Allergien – verliert während des Fastens an Schwung. Diese Effekte dauern allerdings nur so lange an, wie tat-sächlich gefastet wird. Eine Heilung von Entzündungen und All-ergien durch Fasten ist nicht möglich.

Die Kontrolle über die eigenen Geschicke kommt zurück
Langfristig helfen kann Fasten dagegen Menschen, die von Job, Partnerschaft und Alltagsärger aufgezehrt werden. Ihnen kann Fasten das Gefühl geben, die eigenen Geschicke wieder zu beherr-schen. Die bewusst erlebte Kontrolle über die Nahrungsaufnahme wirkt dabei wie eine Therapie. Zum allgemeinen Wohlgefühl ge-

sellt sich dabei häufig noch ein körperliches Hochgefühl. Schon zu Fastenbeginn fühlen sich viele Fastende freier und belastungsfähiger als vorher.

In erster Linie werden diese Effekte allerdings durch den körperlichen Stress während des Hungerns selbst ausgelöst. Fasten ist also kein Mittel gegen Stress, es erhöht ihn sogar oft. Denn vor allem in den ersten Tagen steigt im Blut die Konzentration der Hormone Adrenalin und Serotonin. Während Adrenalin den oft als wiedergewonnene Kraft interpretierten körperlichen Energieschub auslöst, regelt Serotonin im Gehirn die dazu passenden Emotionen ein. Dieser Zustand wird von vielen Fastenden allzu bereitwillig als Bewusstseinserweiterung interpretiert. Fasten erhält damit den Anstrich einer Heilslehre, die allerdings nicht heilt. Vor allem Langzeitfastende bekommen auch die unangenehmen Folgen des Dauerhungerns zu spüren: Denn sinkt nach den ersten Fastentagen der Serotoninpegel wieder, können Niedergeschlagenheit oder sogar Depressionen folgen. So mancher gerade noch energiegeladene Fastende erkennt sich nicht wieder, wenn dann auch noch der Adrenalinpegel fällt und der Blutdruck sich deshalb auf niedrige Werte zurückzieht. Am vierzehnten Tag, so berichten manche Fastende, verspürten sie zwar keinen Hunger mehr, waren aber oft kaum noch in der Lage, eine Tütensuppe aufzureißen.

Fasten sollte auf einmal im Jahr beschränkt werden Trotzdem: Die psychologischen Vorteile des Fastens können diese Nachteile überwiegen. Man sollte aber nur einmal pro Jahr eine Fastenzeit einlegen, am besten während des Übergangs vom ernährungsmäßig opulenten Winter zum Frühling. Gelegentliches Kurzzeitfasten über drei Tage hat dagegen kaum einen Effekt. Stattdessen sollte man lieber einmal im Jahr für vier bis sechs Wochen die Ernährung auf überwiegend Gemüse und Obst umstellen, dazu Nikotin und Koffein weglassen und im Alltag einen Gang runterschalten – das hat vergleichbare Effekte wie das strenge Fasten. Ist das Bewusstsein anschließend weiter als der Hosenbund, dann hat sich das Fasten sogar doppelt gelohnt.

**ⓘ   Das passiert im Körper während einer
zehntägigen Fastenkur**

Tag 1   Beim Fasten beträgt die Energiezufuhr über die Nahrung null Kalorien. Der Körper bezieht deshalb seine Energie zum Leben und Arbeiten am ersten Tag fast ausschließlich aus seinen Glykogenspeichern (Zucker) in Leber und Muskeln. Den rasch sinkenden Blutzuckerspiegel nehmen Sie als Hunger und möglicherweise auch als Kopfschmerzen wahr. Ihr Kreislauf kann darauf mit einem Blutdruckabfall reagieren. Um den Kreislauf zu unterstützen, ist viel Flüssigkeit erforderlich.

Tag 2   Die Glykogenspeicher in Muskeln und Leber reichen für maximal 24 Stunden, und mangels Nahrungsaufnahme werden sie nicht vor Ende des Fastens aufgefüllt. Sie werden deshalb öfter ans Essen denken und vielleicht auch ans Abbrechen Ihrer Fastenkur. Nur langsam läuft die Energieproduktion aus den körpereigenen Fettreserven an. Richtig in Gang kommt dagegen die Herstellung von energiereichen Zuckern aus körpereigenen Eiweißen, die normalerweise in Enzymen, Muskeln und anderen Zellen ihre Arbeit tun. Leichtes Ausdauertraining kann den Abbau der Muskeleiweiße etwas herauszögern.

Tag 3   Die Energiegewinnung aus körpereigenen Eiweißen steigt weiter an. Pro Tag gehen jetzt rund 50 Gramm Proteine verloren. Viele Ärzte empfehlen Fastenden deshalb, zusätzliche Eiweißpräparate zu sich zu nehmen, um so das eigene Körpereiweiß zu schonen. Am dritten Tag ist das bohrende Hungergefühl meist verschwunden. Trotzdem steht der Körper unter größtem Stress, im Blut steigen die Konzentrationen der Hormone Adrenalin und Serotonin. Diese Änderungen nehmen Sie als Energieschub und Stimmungsaufheller, aber vielleicht auch als Schlafstörungen wahr.

Tag 4   Die Energiegewinnung aus körpereigenen Eiweißen hat ihren Höhepunkt erreicht, da jetzt auch die Kohlenhydrate aus den Leber- und Muskelspeichern endgültig leer sind. Die Verbrennung der körpereigenen Fettreserven nimmt deshalb zwar stetig weiter zu, kann aber den Eiweißabbau noch nicht vollständig ersetzen. Körperlich fühlen Sie sich entweder energiegeladen und voller Tatendrang oder sind aggressiv und launisch – beides wäre eine Folge des Adrenalin-Kicks. Beide Gefühlswelten sollten Sie auch voll akzeptieren, um sich nicht noch weiter unter Stress zu setzen.

Tag 5 Mit steigender Fettverbrennung nimmt der Raubbau an den körpereigenen Eiweißen immer weiter ab. Zur Halbzeit Ihrer zehntägigen Fastenkur werden aber noch 60 Prozent der Energie aus Eiweißen hergestellt, die eigentlich für Enzyme und Zellen in Muskeln und im Herzmuskel gebraucht werden. Wahrscheinlich werden Sie jetzt auch einen unangenehmen Körpergeruch feststellen.

Tag 6 Die Fettverbrennung zur Energiegewinnung nimmt weiter zu und überschwemmt den Körper mit sogenannten Ketosäuren. Diese Fettsäuremoleküle reichen zwar zur Energieversorgung des Körpers aus. Sie haben jedoch einen Nachteil: Haut und Mundhöhle riechen säuerlich-fruchtig, und zwar so sehr, dass es andere deutlich merken. Da hilft nur eins: Öfter duschen und neben dem Zähneputzen auch die meist stark belegte Zunge bürsten.

Tag 7 Der Tag, an dem die Fettverbrennung erstmals die Energiegewinnung aus körpereigenen Eiweißen überwiegt. Von jetzt an nimmt der Eiweißabbau stetig ab, sinkt aber nie ganz auf null. Die Energiegewinnung aus Ketosäuren nimmt dagegen noch weiter zu – der Körpergeruch allerdings auch.

Tag 8 Wer fastet, um Gewicht zu verlieren, spürt jetzt, dass der Hosenbund weiter wird. Der Grund: Die Fettverbrennung läuft auf Hochtouren und nimmt sogar noch weiter zu. Die Hüftringe nehmen folglich ab, und die Jeans vom vorletzten Jahr passt wieder. Durch die weiter ansteigenden Ketosäuren nimmt allerdings auch die Produktion der Harnsäure zu. Ein Gichtanfall kann dadurch ausgelöst werden.

Tag 9 Der Körper gewinnt seine Energie zum Leben und Arbeiten jetzt fast nur noch aus seinen Fettreserven. Bluthochdruckkranke und Diabetiker profitieren von dieser Stoffwechselumstellung am meisten: Ein erhöhter Blutdruck und ein zu hoher Blutzuckerspiegel pendeln sich häufig auf Normalwerte ein – allerdings nur solange gefastet wird. Sinkende Adrenalinspiegel können dagegen zu einem Gefühl der Schwäche führen, ein fallender Serotoninspiegel löst schlechte Laune oder sogar Depressionen aus.

Tag 10 Zwar dürfen Sie an diesem Tag noch nicht essen, aber schon mal ans Essen und ans Einkaufen denken. An Imbissbuden, Burger-Buden und Tiefkühltruhen in Supermärkten sollten Sie allerdings vorerst vorbeigehen. Ihr Magen und ihr Darm haben zehn Tage keine Nahrung mehr bekommen und würden rebellisch auf plötzlich auftauchende Currywurst, Hamburger oder Pizza reagieren. Kaufen Sie stattdessen Äpfel, Salate, Backpflaumen, Karotten, Butter und leichten Frischkäse. Sie werden sich wundern, wie viel besser alles plötzlich schmeckt!

ℹ️ So fasten Sie richtig

► Ihr Körper freut sich über eine kurze Gewöhnungsphase. In den letzten drei Tagen vor dem Fastenbeginn sollten Sie deshalb zuckerreiche und stark fetthaltige Nahrung sowie Nikotin und Koffein schon mal etwas einschränken.

► Fast alles, was zur Gewohnheit geworden ist, wird mit Beginn der Fastenzeit radikal und konsequent gestrichen. Dazu zählen neben jeder Form von Essen natürlich auch Nikotin und Alkohol. Medikamente sollten Sie nur einnehmen, wenn Ihr Arzt sie für unentbehrlich hält. Entwässerungsmittel, Appetitzügler und Abführmittel haben mit vernünftigem Fasten nichts zu tun.

► Flüssigkeit ist das A und O während des Fastens. Erlaubt sind jedoch nur Wasser, Mineralwasser sowie zuckerfreie Kräutertees. Trinken Sie etwas mehr als Sie Durst haben, damit vermeiden Sie Kreislaufprobleme am ehesten. Außerdem hilft eine hohe Flüssigkeitszufuhr, die einsetzende Darmträgheit zu überwinden. Mangels Nahrung langweilt sich der Darm nämlich ganz schön. Ob sie mit Ihrem Flüssigkeitspegel richtig liegen, zeigt die Farbe des Urins: Hellgelb ist er optimal.

► Ihr Alltag bleibt zwar der gleiche, aber Sie gehen jetzt anders an viele Dinge ran. Terminkalender und Telefon rutschen in der Liste der superwichtigen Dinge auf die letzten beiden Ranglistenplätze. Wichtig sind nur Sie selbst. An die Stelle permanenter Reizüberflutung von außen tritt die Begegnung mit sich selbst. Unterwerfen Sie sich nicht der Steuerung durch Sachzwänge, sondern überlassen Sie sich der gefühlsmäßigen Lenkung durch Ihre innere Stimme. Anders ausgedrückt: Tun Sie einfach das, was Ihrem Körper wirklich gut tut – außer essen natürlich.

► Sinnvollst es, energiefressende Aktivitäten wie Bodybuilding oder Mountainbiken während des Fastens zu vermeiden. Ideal dagegen sind leichtes Jogging, Yoga oder lockere Gymnastikübungen. Dem Rest Ihrer Freizeit geben Sie ebenfalls eine neue Dimension: Bummeln, Tanzen, Musik hören – Ihnen fällt schon etwas ein.

► Wenn Sie sich während des Fastens erschöpft fühlen, sollten Sie früher zu Bett gehen als gewöhnlich und sich mal richtig ausschlafen. Auch ein Nickerchen am Nachmittag ist erlaubt, um die Batterien für den restlichen Tag wieder aufzuladen. Außerdem hilft es, aufkeimende Gedanken ans Essen zu verdrängen.

► Ziehen Sie sich warm an. Denn durch den Fastenstoffwechsel sinkt die durchschnittliche Körpertemperatur um bis zu ein Grad. Heißer Tee, bei jedem Wetter die passende Kleidung und täglich ein warmes Bad sorgen darüber hinaus für ein körperliches Wohlgefühl.

► Schauen Sie nicht ständig anderen Leuten beim Essen zu. Auch dann nicht, wenn sich gerade alle über Ihre Lieblingsspeise hermachen. Das Durchhalten Ihrer Fastenzeit wird dadurch erst recht zur Qual.

► Eigentlich geht das ganz automatisch, aber dennoch sei es erwähnt: Den Darm sollten Sie während des Fastens regelmäßig entleeren. Das könnte wegen der fehlenden Nahrung allerdings etwas schwieriger sein als gewohnt. Deshalb ist auch das Trinken von viel Wasser während des Fastens von großer Wichtigkeit. Schwitzen in der Sauna ist übrigens auch erlaubt, vorausgesetzt, Ihr Kreislauf spielt mit.

Druidentum

Sie würden die alternative Medizinszene optisch sicher ungemein bereichern: Alte Männer mit grauen Bärten in weißen Roben, die durch unsere Wälder stapfen, um handsichelschwingend Kräuter zu sammeln. Doch den skurrilen Figuren werden Sie wohl so nur noch in England, Frankreich oder in den Geschichten von Asterix und Obelix begegnen: In Deutschland gibt kaum Druiden – höchstens Menschen, die nach den Überzeugungen der Druiden leben.

Der Mensch wird krank, wenn er seinen Kontakt zur Natur verliert Deren Überzeugungen unterscheiden sich allerdings von denen der Schulmediziner. Denn das Druidentum ist im Grunde genommen keine Heilkunde, sondern eine Weltanschauung, die auch der Gesundheit dient. Nach druidischer Philosophie wird der Mensch krank, wenn er seinen Kontakt zur Natur verliert. Aufgabe eines Druiden ist es, den Kontakt wieder herzustellen beziehungsweise ihn zu festigen. Die Stärke des Druidentums liegt darin, Erkrankungen zu verhüten statt sie zu behandeln. Dazu braucht man nicht unbedingt einen Druiden an der Seite, vieles bekommt man mit kurzen Anleitungen selber hin.

Es hilft, wenn Sie Bäume mögen Der druidische Weg führt, das kennt man von Asterix und Obelix, zunächst direkt in den Wald. Dort muss jeder seinen individuellen Kraft-Baum finden, um wieder mit der Natur zu verschmelzen. Idealerweise ist das natürlich ein Baum, der einem sehr gut gefällt. Sodann berührt man den Baum mit den Händen und nimmt dadurch seine Heilenergie auf. Es genügt aber Druiden zufolge auch, sich seinen Kraftbaum bloß vorzustellen und durch Meditation Kontakt zu ihm aufzunehmen.

Alles Blödsinn? Sie flirten nicht gerne mit Bäumen? Dann probieren Sie es doch mal mit einem Tier, das Sie mögen. Um eine Verbindung mit Ihrem persönlichen Kraft-Tier einzugehen, müssen Sie sich mit geschlossenen Augen vorstellen, wie es sieht, hört, empfindet und wie sein Lebensraum aussieht. Mit den Worten

Druid Dhub, Amsel-Geist,
ich lade dich ein, mich zu durchströmen.
Druid, Dhub, Amsel, Verzauberung und innerer Ruf,
verschmelze mit mir!

kann man beispielsweise seine Kraft-Amsel noch intensiver ansprechen. Spürt man die Energie des Tieres im Inneren, ist die Sprechstunde zu Ende. Man bedankt sich bei seinem Geist und verabschiedet sich.

Wann Sie den druidischen Weg gehen sollten Die Methode des Druidismus eignet sich für jeden, der seine innere Harmonie finden oder zur Abwechslung etwas Außergewöhnliches zur Krankheitsvorbeugung tun will. Durch den druidischen Weg soll der gesunde Mensch im Laufe von Monaten weniger anfällig für Krankheiten werden. Vor allem, wer chronische Erkrankungen wie Asthma oder Rheuma hat, soll mit einer stabileren Gesundheit rechnen können. Die Bereitschaft, viel in die Natur gehen, ist für den druidischen Weg ebenso wichtig wie ein Hang zur Meditation und viel Geduld. Mit reichlich unwissenschaftlichen Begriffen wie Heilenergie darf man zudem keine Probleme haben. Und auf wissenschaftliche Nachweise der Wirksamkeit kann man vermutlich lange warten. Asterix und Obelix hatten aber auch keine – und die sind bekanntlich trotzdem bis heute unbesiegt.

Aphrodisiaka

Kaum etwas nagt bekanntlich so sehr am männlichen Selbstbewusstsein wie ein verpatzter Geschlechtsverkehr, weil es mit der Erektion nicht klappen will. Seit den ersten Tagen der Menschheit greifen betroffene Männer deshalb schon mal zu den verschiedensten Pülverchen und Kräutern aus der Natur, um erst ihre Erektion wieder aufzurichten und dann ihr Ego – oder umgekehrt. Die entsprechende Gruppe von Naturheilmitteln wird als Aphrodisiaka zusammengefasst.

Glaubt man der alten Naturlehre, wirkt eine Pflanze heilend auf den Teil des Körpers, dem sie äußerlich ähnlich sieht. Ganz gleich, ob das nun stimmt oder nicht: Da steht es für Männer gut, könnten sie schließlich wahlweise zuhause im Garten oder im Supermarkt um die Ecke zahlreiche Wurzeln in ihrer Wunschform finden. Der Griff in den vermeintlichen natürlichen Stabilbaukasten für Erektionen wird allerdings mit unterschiedlichem Erfolg belohnt.

Die Alraune kann die Atmung lähmen Die Alraune etwa verdankt ihren Ruf als Aphrodisiakum der langen, penisförmigen Wurzel. Im Mittelalter schnitzte man aus den Wurzeln Figuren und Amulette, die die Potenz über die optische Ähnlichkeit steigern sollten. Wer damit zufrieden war, hat vom bloßen Anschauen sicher keinen Schaden genommen. Doch damals wurde auch Alraunenwasser feilgeboten: Bei falscher Dosierung des Getränks hatte sich das Problem mit der Potenz allerdings meist schon erledigt. Die Alraune enthält ein Gift, dass zur Atemlähmung und zum Tod führen kann! Sicherer waren da schon Knabenkraut und Mohrrüben, die seinerzeit ebenfalls als Aphrodisiakum galten. Anders als die Alraune ist die Mohrrübe aber nicht giftig; und anders als Knabenkraut ist sie nicht vom Aussterben bedroht. Als Aphrodisiakum, so mussten die Herren schon vor Jahrhunderten früher oder später erkennen, wirken jedoch alle drei Pflanzen nicht.

Yohimbin wirkt vermutlich, kann aber lebensgefährliche Nebenwirkungen haben Doch in der Pflanzenwelt gibt es auch Exemplare, die tatsächlich eine Wirkung auf die Potenz haben sollen: In afrikanischen Ländern setzt man die Rinde des Yohimbe-Baumes bereits seit vielen Jahrhunderten zur Potenzsteigerung ein. Nach Europa kam das Potenzholz aber erst vor etwa 100 Jahren mit Matrosen, die seine Wirkung im Ursprungsland beobachtet hatten: Angeblich hätten sie tagelange Orgien der Einheimischen gesehen, die dabei erektionstechnisch nicht müde wurden.

Was sich aber auch medizinisch erklären lässt: Yohimbin erweitert die Blutgefäße im Penis. Dadurch steigt die Blutzufuhr, und die Erektion nimmt zu. Doch Yohimbin hat auch klare Nachteile: In wirksamer Dosierung gibt es Yohimbin hierzulande nur auf ärztliches Rezept. Wobei es Sinn macht, die Dosierungsanleitungen strikt zu befolgen. Denn eine Überdosierung von Yohimbin kann zu lebensbedrohlichen Nebenwirkungen wie Blutdruckabfall und Herzrasen führen.

Die ‹Spanische Fliege› ist eigentlich ein Käfer und giftig Die Spanische Fliege, der Renner in den Sexshops der 1960er- und 1970er-Jahre, ist aus gutem Grund heute nicht mehr in Mode. Ihren Ruhm hat die Substanz Cantharidin begründet, die im Körper verschiedener Käferarten zu finden ist. Viele Jahrhunderte lang wurde Cantharidin nicht nur als Heilmittel und Aphrodisiakum genutzt, sondern auch als Gift für Hinrichtungen und Morde. Der Stoff hat es also in sich. Viele Liebhaber, die mit Unterstützung von Cantharidin besonders guten Sex haben wollten, starben auf, unter oder neben Ihrer Partnerin oder ihrem Partner. Wegen dieser ‹Nebenwirkung› ist der nichtärztlich verordnete Gebrauch von Cantharidin in Deutschland verboten. Nur in homöopathischen Zubereitungen darf Cantharidin noch eingesetzt werden, denn die enthalten keine nachweisbaren Mengen des Wirkstoffs. Da wirkt dann zwar der Glaube und nicht das Mittel, dafür bleibt das Abenteuer zumindest gesundheitlich gefahrenlos.

Aphrodisiaka sind entweder unwirksam oder lebensgefähr-lich Die Liste der angeblichen Aphrodisiaka ist lang. Kaum einer der so angepriesenen natürlichen Wirkstoffe wurde jedoch wissenschaftlich untersucht und seine Wirkung auf die Erektionsfähigkeit belegt. Manche Aphrodisiaka sind schlichtweg ein Spaß, weil sie harmlos sind – wie der nachstehende Liebestrunk aus Guatemala. Andere können bei falscher Dosierung lebensgefährlich werden. Wer Probleme mit der Potenz hat, ist deshalb in der Sprechstunde eines Urologen sicherer aufgehoben. Heutzutage gibt es mehrere zuverlässig wirkende potenzsteigernde Mittel, die in korrekter Dosierung und bei korrekter Anwendung keine lebensgefährlichen Nebenwirkungen haben.

❶ Rezept für einen historischen Liebestrunk aus Guatemala

Erhitzen Sie zwei Vanilleschoten zehn Minuten mit einem Liter Milch. Nehmen Sie die Schoten heraus, pressen und schaben Sie sie aus, um die kleinen Kerne zu erhalten. Dann fügen Sie zwei Eßlöffel Kakao zu und verrühren alles mit einem Viertelliter lauwarmen Wasser. Unter Rühren gießen Sie noch heiße Milch hinzu und geben zwei Eßlöffel Honig und genausoviel braunen Zucker hinein. Dazu kommt noch halber Teelöffel Cayenne-Pfeffer, eine Prise Salz und ein kleines Glas Rum oder Tequila, die jeweils untergerührt werden. Ganz gleich, ob Sie es sehr heiß oder sehr kalt trinken – genießen Sie es und schauen Sie, ob etwas mit Ihnen passiert.

Aromatherapie

Der Erzählung nach soll der alte Mann vor 750 Jahren in Persien gelebt und eine Krankheit gehabt haben, die zunächst niemand heilen konnte. Dann aber stieß er angeblich auf einen Arzt, der ihm einen Stock gab und ihn aufforderte, jeden Tag damit spazieren zu gehen. Sechs Wochen später war der Mann Überlieferungen zufolge wieder gesund. Als er seinen Heiler erneut traf, erfuhr er, dass der Griff seines Spazierstockes Pflanzen enthielt, die ihre heilenden Kräfte durch das Reiben des Griffs mit der Hand entfaltet hatten.

Düfte beeinflussen unser Gehirn Irgendwie klingt diese Geschichte wie ein Märchen, doch sie könnte auch so passiert sein: Unsere Nase ist direkt mit dem Limbischen System im Gehirn verbunden. Das ist eine Art Schaltzentrale, die unser Nervensystem und damit auch unseren Seelenzustand steuert. Je nach Qualität des Duftreizes werden über das Limbische System im Körper Stoffe freigesetzt, die bei Beschwerden unter anderem unser Schmerzempfinden und unsere Gefühle beeinflussen. Düfte, die wir als angenehm empfinden, können so Wohlbehagen auslösen – was letztendlich der Gesundheit dient.

Über diesen natürlichen Mechanismus kann zum Beispiel der Geruch von Weihrauch dafür sorgen, dass wir tiefer atmen und innerlich ruhiger werden. Kamille vermag uns zu entspannen und löst deshalb im besten Fall Blähungen. Gegen Magenschmerzen hilft mitunter Basilikumöl, das entzündungshemmend, durchblutungsfördernd und entkrampfend wirkt. Und Kopfschmerzen lassen sich schon mal durch das Einreiben von Schläfen und Stirn mit verdünntem Zitrusöl vertreiben.

Ätherische Öle enthalten über 200 chemisch wirksame Stoffe Kompakt zusammengefasst wird die Behandlung von Beschwerden mit Duftstoffen als Aromatherapie bezeichnet. Im engeren Sinne ist damit der kontrollierte Einsatz ätherischer Öle gemeint, um und Körper und Seele so weit positiv zu beeinflussen, dass auch die Gesundheit etwas davon hat. Heute gehört die Aromatherapie zum festen Repertoire der Alternativmedizin. Wobei Aromatherapeuten offiziell die Erlaubnis zur beruflichen Ausübung der Heiltätigkeit brauchen – also entweder Arzt oder Heilpraktiker sein müssen, die Aromatherapie zusätzlich erlernt haben.

Ätherische Öle bestehen aus kleinsten Öltröpfchen, die in Blüten, Samen, Blättern, Fruchtschalen, Wurzeln, Harzen, Rinden oder im Holz einer Pflanze zu finden sind und über 200 chemisch wirksame Stoffe enthalten können.

Heftige Nebenwirkungen sind möglich Die wenigsten der Aromastoffe sind allerdings in ihrer Wirkung auf den Menschen wissenschaftlich untersucht. Vor allem bei Kindern, Schwangeren und geschwächten Personen sollte man mit dem Einsatz ätherischer Öle vorsichtig sein. Unverdünnte ätherische Öle auf der Haut können zu Reizungen oder Verätzungen führen. Auch allergische Reaktionen sind möglich.

Ebenfalls wichtig ist, dass Dosierungsanweisungen und bei einem Badezusatz die Empfehlungen zu Temperatur und Badedauer genau beachtet werden. Andernfalls können Kreislaufprobleme, Übelkeit, Kopfschmerzen und Schlafstörungen auftreten. Mal eine Aromatherapie machen – das klingt nach sanfter Medizin, die es aber nicht immer ist.

---

❶ Sexuallockstoffe – was können sie?

Sie sind weder schön noch reich noch charmant und oft sogar langweilig – trotzdem haben manche Zeitgenossen sehr attraktive Partner an ihrer Seite. Was ist das Geheimnis?

Hinter der scheinbar übersinnlichen Anziehungskraft stecken möglicherweise ganz natürliche Verführer: Sexuallockstoffe, wie sie bei Tieren seit langem bekannt sind, genannt Pheromone. Vermutlich kommen solche Substanzen auch beim Menschen vor und werden vom Gegenüber mit der Nase wahrgenommen. Chemische Reaktionen lösen dann in der Nase elektrische Impulse aus, die direkt in jene Regionen des Gehirns gelangen, wo die Gefühle verarbeitet werden. Und schon rückt vielleicht zusammen, was zunächst nicht so aussah. Tests in Bekleidungsgeschäften haben ergeben: Mit Pheromonen besprühte Ladenhüter verkauften sich plötzlich deutlich besser. Schnuppert man also gerne an der neuen Bekanntschaft herum, besteht die Chance, dass die große Liebe gefunden wurde. Allerdings sollte man möglichst pur testen – ohne Aftershave und Parfum, die den Eigenduft überdecken. Überschätzen darf man die Kraft der Pheromone allerdings nicht. Sie können vielleicht helfen, den Weg ins Herz eines Menschen zu finden. Eine zerrüttete Partnerschaft damit kitten zu wollen, funktioniert nicht.

Bach-Blütentherapie

Als der Arzt Dr. Edward Bach (1886 bis 1936 – er wurde nur 50 Jahre alt) in den 1930er-Jahren im Royal London Homeopathic Hospital arbeitete, war er vielleicht unzufrieden. Statt sich ganz seinem Job als Mikrobiologe zu widmen, interessierte er sich mehr für zwei aufkommende medizinische Phänomene: die Homöopathie und die Psychoanalyse. Die nach ihm später benannte Bach-Blütentherapie – die nichts mit vorzugsweise an Bächen blühenden Pflanzen zu tun hat –, ist im Prinzip eine von Bach kreierte Kombination dieser Phänomene.

Gibt es wirklich schwingende Blüten mit guten Beziehungen zu Gefühlen? Bach war überzeugt, dass die Ursache von Krankheiten die Unausgewogenheit von Gefühlen ist. Vor allem Niedergeschlagenheit, Furcht, Interesselosigkeit, Einsamkeit, übertriebene Fürsorge für Mitmenschen, allgemeine Überempfindlichkeit und Unsicherheit würden laut Bach die zahlreichen Leiden der Menschen auslösen.

Ohne seine Überzeugungen auch nur ansatzweise wissenschaftlich zu begründen, ordnete Bach den negativen Gefühlen insgesamt 38 von ihm festgelegte neue Mittel zu. Diese Mittel sollten das Durcheinander der Gefühlswelt wieder ordnen können. Seine Mittel stellte Bach mit Hilfe jener Blüten her, von denen er glaubte, dass sie einen Bezug zu den negativen Gefühlen hätten. Dabei ging er einen durchaus eigenen Weg: Seine Bach-Blüten zählten weder damals noch heute zu den bekannten Heilpflanzen. Bach pflückte sie unter genau von ihm festgelegten Bedingungen, legte sie in Quellwasser, brachte alles zum Kochen, gab zwecks Konservierung Alkohol dazu und behauptete dann, Blüten und Pflanzenteile hätten ihre Schwingungen an das Wasser übertragen. Das nunmehr angeblich schwingende Wasser bildete schließlich den Ausgangsstoff für die Bach-Blütenmittel.

Bach-Blütenmittel sollen mit einer Energieform wirken, die es gar nicht gibt Wer jetzt einwendet, dass sich in dieser willkürlichen und nicht einmal ansatzweise wissenschaftlichen Auswahl von Blüten samt Zuordnung zu bestimmten Emotionen keine ernstzunehmende Medizin verberge, hat zweifellos recht. Und Anhänger der Bach-Blütentherapie bestreiten dies auch gar nicht. Sie meinen vielmehr, dass die Bach-Blütentherapie auf speziellen energetischen Prinzipien beruhe. Dass es bislang nicht möglich war, bei den Bach-Blüten auch nur irgendeine ausgehende Energie zu messen, stört die Anhänger der Methode nicht. Sie geben an, dass es sich um eine ‹nicht messbare› Energieform handele.

Bach-Blütenmittel sind reine Placebos   Für viele Naturwissenschaftler und Schulmediziner ist klar, dass die gelegentliche Wirkung der Bach-Blütentherapie auf dem Placeboprinzip beruht. In einem von Prof. Edzard Ernst (von 2002 bis 2011 Inhaber eines Lehrstuhls für Alternativmedizin an der Peninsula Medical School in Devon, Großbritannien) durchgeführten Experiment erhielten rund 100 im Examensstress stehende Studenten entweder das für solche Zwecke von Bach entwickelte Mittel oder ein davon nicht zu unterscheidendes Placebo. Nach einem festgelegten Protokoll wurde danach der Stress-Level ermittelt. Das Ergebnis war eindeutig: Zwischen den Bach-Blüten und den Placebos zeigten sich keinerlei Unterschiede.

Inzwischen gibt es mehrere ähnliche Studien, die alle das gleiche Ergebnis zeigen: Bach-Blütenmittel sind reine Placebos. Auch das Urteil der Stiftung Warentest im Handbuch ‹Die andere Medizin› ist eindeutig: «Die Bach-Blütentherapie ist zur Behandlung von Krankheiten nicht geeignet.» Eher gilt sogar das Gegenteil: Das der Bach-Blütentherapie zugrunde liegende Konzept gilt vielen Kritikern nicht nur als pseudowissenschaftlich. Der moralisierende Charakter dieses Konzeptes, der das Verhalten von Menschen als Grund für ihre Krankheiten ansieht, kann sogar seelischen Druck auf Erkrankte ausüben.

Trotz der belegten Unwissenschaftlichkeit der Bach-Blütentherapie werden die Kosten einer Behandlung von manchen Krankenkassen übernommen. Was jedoch allein mit Kundenfreundlichkeit begründet wird.

❶ Die 38 Blüten des Dr. Edward Bach

Dass den sehr gut verdienenden Essenzen-Herstellern und Therapeuten der Bach-Blütentherapie die vernichtende Kritik samt der un-
zweifelhaften Datenlage nicht gefällt, ist verständlich. Sie versuchen
offensichtlich so lange Geld mit der Methode zu verdienen, wie es
gläubige Anhänger gibt. Deshalb ist es nicht verwunderlich, dass in
den letzten Jahren neue Essenzen auf dem Markt gekommen sind,
die sich an die Bach-Blüten anlehnen, aber nicht unter den ursprünglichen Blüten von Bach sind. Dessen Blüten werden heute noch an den
von ihm festgelegten Orten gesammelt und nach seinen Vorschriften
verarbeitet. Hier eine Liste:

1	Agrimony	Gemeiner Odermennig
2	Aspen	Espe/Zitterpappel
3	Beech	Rotbuche
4	Centaury	Tausendgüldenkraut
5	Cerato	Bleiwurz
6	Cherry Plum	Kirschpflaume
7	Chestnut Bud	Roßkastanienknospe
8	Chicory	Wegwarte
9	Clematis	Gewöhnliche Waldrebe
10	Crab Apple	Holzapfel
11	Elm	Englische Ulme
12	Gentian	Herbstenzian
13	Gorse	Stechginster
14	Heather	Schottisches Heidekraut
15	Holly	Europäische Stechpalme
16	Honeysuckle	Geißblatt
17	Hornbeam	Hainbuche
18	Impatiens	Springkraut
19	Larch	Europäische Lärche
20	Mimulus	Gefleckte Gauklerblume
21	Mustard	Ackersenf
22	Oak	Eiche
23	Olive	Ölbaum
24	Pine	Schottische Kiefer
25	Red Chestnut	Rote Kastanie
26	Rock Rose	Gelbes Sonnenröschen
27	Rock Water	Fels-Quellwasser
28	Scleranthus	Einjähriger Knäuel
29	Star of Bethlehem	Doldiger Milchstern
30	Sweet Chestnut	Esskastanie/Edelkastanie

31	Vervain	Eisenkraut
32	Vine	Weinrebe
33	Walnut	Walnuss
34	Water Violet	Wasserfeder
35	White Chestnut	Weißblühende Rosskastanie
36	Wild Oat	Waldtrespe
37	Wild Rose	Hecken-Rose
38	Willow	Gelbe Weide

EXKURS   Wenn die Seele krank macht

Wenn der Stress übermächtig wird, unverarbeitete Konflikte oder Aggressionen uns in die Ecke drängen, zieht unsere Psyche schon mal die Notbremse. Körper und Seele arbeiten dabei Hand in Hand – sogar mehr als uns manchmal lieb ist. So werden wir rot vor Scham oder blass vor Schreck. Der Chef oder eine Prüfung schlägt uns gewaltig auf den Magen, und mitunter sind wir blind vor Liebe.

Psychosomatik (von griechisch: soma, auf deutsch: Körper) heißt das medizinische Fach, das sich mit dem Zusammenspiel von Seele und Körper befasst. Das ist ein weites Feld, denn die Palette psychosomatischer Symptome ist groß und oft nur schwer zu entschlüsseln. Herzrasen, Magersucht, Magengeschwüre, Schwindel, Übelkeit oder Schwäche – alles kann auf seelische Konflikte hinweisen, die im Unterbewusstsein schlummern und den behandelnden Arzt schon mal ratlos machen.

Denn die Zusammenhänge können kompliziert sein. Ein Beispiel: Wer ständig mit seinem Vorgesetzten im Clinch liegt, könnte aus Angst um den Job unterbewusst dazu übergehen, den gefürchteten Chef besonders sympathisch zu finden. Dann macht sich der Frust nicht mehr durch Worte Luft, sondern wird hineingefressen. Die Quittung: Magenschmerzen.

Die Psyche ist auf Selbstverteidigung eingestellt   Hinter psychosomatischen Störungen steckt grundsätzlich eine Schutzstrategie, die von der belastenden Situation befreien soll – durch Krankheit. Das Problem: Einige Tage Auszeit helfen dauerhaft oft genauso wenig wie Medikamente. Solange der verborgene Konflikt nicht aus der Welt ist, treten die körperlichen Beschwerden immer wieder auf.

Die Schaltzentrale zwischen Körper und Seele liegt vermutlich im

Limbischen System, dem ältesten Teil unseres Großhirns. Es klopft alle Sinneseindrücke nach gespeicherten Gefühlen ab und verbindet sie mit dem gerade Erlebten. Über Nervenfasern, die bis in die letzte Zelle des Körpers vordringen, ist das System mit dem Körper verbunden. Ob wir zum Beispiel einem Engtanz-Song der 1980er-Jahre auch heute noch mit einem Lächeln zuhören, hängt mit den damaligen Erfahrungen zusammen. Haben wir bei dem Song zum ersten Mal die große Liebe geküsst? Oder waren wir nur dabei, als ein anderer das übernahm? Dann lächeln wir bei dem Song natürlich nicht.

Vor allem Kindheitserfahrungen entscheiden darüber, wie wir als Erwachsene mit Belastungen fertig werden. Wer auf übermäßigen Stress mit einem Hörsturz reagiert, könnte beispielsweise bedrohliche Erlebnisse mit dem Hören verbunden haben.

Die Psyche kann auch heilen Die gute Nachricht: Das Prinzip funktioniert auch umgekehrt. Die Seele kann gesund machen. Darauf setzt die Arbeit von psychosomatisch ausgebildeten Ärzten. Sie betrachten nicht nur Symptome von Erkrankungen, sondern auch die Persönlichkeit der Patienten. Der Kranke lernt vor allem in Gesprächen, sich selbst besser zu verstehen und die Ursachen seiner Erkrankung zu ergründen. Die Folge: weniger Medikamente, Arztbesuche und Klinikaufenthalte. Die Macht der Psyche über den Körper wird in heilsame Bahnen geleitet.

EU-weit sollen Schätzungen zufolge 80 Prozent aller Patienten von Hausärzten unter psychosomatischen Erkrankungen leiden. Oft wird die Psyche als Auslöser von gesundheitlichen Problemen nicht erkannt und der Patient nicht optimal behandelt. Wer hinter seinen körperlichen Beschwerden die Seele vermutet, sollte deshalb das Gespräch mit einem psychosomatisch ausgebildeten Mediziner suchen.

❶   So finden Sie einen psychosomatisch ausgebildeten Arzt

Auf Arztbewertungsportalen wie www.docinsider.de oder www.imedo.de können Sie Ärzte nach Stichworten und Postleitzahlen suchen. Außerdem erfahren Sie auch, wie andere Patienten den Arzt bewertet haben. Kommen Sie damit nicht weiter, hilft die Patientenberatung Ihrer Ärztekammer. Die Kosten für eine Behandlung durch psychosomatisch ausgebildete Ärzte werden meist dann von den gesetzlichen Krankenkassen übernommen, wenn es sich dabei um zugelassene Kassenärzte handelt.

Vitaminkuren

Vitamine sind wichtig und gesund – je mehr, desto besser natürlich. Denn Vitamine schützen vor Herzinfarkt, Schlaganfall, Schnupfen und verlängern irgendwie auch das Leben. Das zumindest suggerieren viele Hersteller von Vitaminpräparaten. Wer zusätzlich Vitaminpräparate einnimmt, so ihre Argumentation, wird zudem nicht nur seltener krank, sondern ist in Job, Sport und Freizeit leistungsfähiger – was genau das bedeutet, wird allerdings meist nicht gesagt, es liest sich ja auch so ganz nett. Und so wie es aussieht, haben die Vitaminhändler mit dieser Strategie großen Erfolg, denn die Auswahl an Vitaminpräparaten in Supermärkten, Drogerien und Internetshops ist trotz aller Aufklärung über den Unsinn von ‹Vitaminkuren› kaum überschaubar. Doch die Wahrheit ist: Extra-Portionen von Vitaminen sind nur in wenigen medizinischen Situationen sinnvoll. Von den Vitaminpräparaten profitieren deshalb fast immer nur die Hersteller und Vertriebsfirmen, nicht die Käufer.

Es werden oft hohe Fantasiepreise für Produkte verlangt, die nur wenige Euro kosten dürften Denn egal, ob es sich um ein Multivitaminpräparat dreht oder um Brausetabletten mit Einzelvitaminen: Mit der Begründung, der Gesundheit etwas Besonderes zu bieten, werden oft hohe Fantasiepreise für Produkte verlangt, die nur wenige Euro kosten dürften. Dazu kommt: Vom Körper werden die künstlichen Vitamine meist nicht so gut aufgenommen wie die natürlichen Vitamine aus Obst und Gemüse. Bleibt aber noch die Frage, wie viel Vitamine der Mensch überhaupt braucht? Diese Frage lässt sich klar beantworten.

Vitaminmangel kommt in Deutschland sehr selten vor Vitamine sind zweifelsohne lebenswichtig. Für ein starkes Immunsystem zum Beispiel braucht man vor allem Folsäure, Vitamin B12 und Vitamin C. Bei einem Viren-Dauerangriff in der kalten Jahreszeit droht der Vitamin-C-Gehalt in den weißen Blutkörperchen schneller zu sinken als gewöhnlich – wodurch die vielen wichtigen Abwehrzellen immer weiter an Kraft verlieren würden.

Doch genug Vitamine bekommt man schon, wenn man sich ausgewogen und mit viel Obst, Gemüse und Vollkornprodukten ernährt. Zitrusfrüchte, Kiwis, Äpfel, Paprika und Kohl etwa sind reich an Vitamin C. Grünes Blattgemüse und Salate enthalten sehr viel Folsäure – je frischer sie sind, desto mehr. Das zur Blutbildung notwendige Vitamin B12 steckt vor allem in Fischen wie Hering, Makrele und Rotbarsch. Für ein winterfittes Immunsystem sorgen außerdem frische Sprossen und Keime – sie enthalten neben reichlich Vitaminen auch Mineralstoffe. Bei dem hierzulande reichhaltigen Nahrungsmittelangebot und einer ausgewogenen Ernährung ist ein Vitaminmangel so gut wie ausgeschlossen. Vitaminmangelkrankheiten wie Rachitis (Vitamin-D-Mangel) und Skorbut (Vitamin-C-Mangel) kommen in Deutschland deshalb kaum vor.

Zusätzliche Vitamine sind selten erforderlich   Schwangere, Stillende, Raucher und Menschen, die bestimmte Medikamente einnehmen, können allerdings tatsächlich einen medizinisch belegbaren erhöhten Vitaminbedarf haben. Auch allzu leidenschaftliche Fans von Fast Food, einseitigen Diäten und strenge Vegetarier bekommen unter Umständen nicht genügend Vitamine. In solchen Fällen aber sollte man mit seinem Hausarzt besprechen, welche Vitamine zusätzlich nötig sind und in welcher Dosierung sie eingenommen werden müssen – und nicht einfach in das nächstbeste Supermarktregal greifen. Denn Vitamine sind zwar lebenswichtig, und weil der Organismus die meisten Vitamine gar nicht oder nur in geringen Mengen selbst herstellen kann, muss er von außen damit versorgt werden. Doch das Motto ‹viel hilft viel› gilt für Vitamine nicht.

Ein Zuviel an Vitaminen kann schaden   Fettlösliche Vitamine wie A, D und E, die der Körper speichert, können in zu hohen Mengen weitaus mehr schaden als nützen. Männer, die beispielsweise regelmäßig Vitamin-E-Präparate einnehmen, leiden statistisch häufiger unter Prostatakrebs. Vitamin A, das in normalen Mengen in dem Ruf steht, eine glatte Haut und gute Augen zu bescheren, kann in zu hoher Dosis Schwindel, Kopfschmerzen, Erbrechen und Kreislaufprobleme verursachen und bei Schwangeren dem ungeborenen Baby schaden. Auch mit sogenannten ACE-Getränken sollte man vorsichtig sein. Sie sind teilweise mit hohen Mengen Betacarotin (einer Vorstufe von Vitamin A) angereichert. Schon 2 mg Betacarotin täglich können jedoch vor allem bei Rauchern und Personen mit Herzkreislaufkrankheiten zu Herzinfarkten, Schlaganfällen und Lungentumoren führen. Das Deutsche Krebsforschungsinstitut berichtet von einer Querschnitts-Untersuchung von 68 Studien mit 230 000 Teilnehmern zur Wirkung sogenannter Antioxidantien wie Betacarotin, Vitamin A, C, E und Selen. Das Ergebnis: Bei den Studienteilnehmern, die Vitamin A und E oder Betacarotin eingenommen hatten, ergab sich insgesamt eine höhere Sterblichkeitsquote als bei den Studienteilnehmern, die diese Mittel nicht eingenommen hatten.

Hohe Dosen von Vitamin C können Nierensteine begünstigen Lediglich bei den wasserlöslichen Vitaminen wie C und B wäre ein Zuviel kein derart großes Problem, weil der Körper nicht benötigtes Vitamin C und B über den Urin wieder ausscheidet.

Auch bei Erkältungen muss man übrigens nicht so viel Vitamin C wie möglich essen. Zwar braucht unser Immunsystem Vitamin C, um optimal arbeiten zu können – der Tagesbedarf liegt bei 50 bis 100 mg. Eine Orange enthält, je nach Größe und Qualität, etwa 30 bis 70 mg Vitamin C. Zwei bis drei Orangen am Tag würden also auch bei einer Erkältung ausreichen. Bisher fehlen einwandfreie wissenschaftliche Studien, die die Wirkung einer hochdosierten Vitamin-C-Therapie bei Infekten klar belegen. Im Gegenteil: Bei hochdosierter Vitamin-C-Gabe besteht ein erhöhtes Risiko zur Nierensteinbildung.

ⓘ   Skorbut und die Seefahrer

Die herausragende Bedeutung von Vitaminen für den Menschen bekamen schon die Seefahrer im 16. Jahrhundert zu spüren. Nach langen Reisen über die Weltmeere litt die Besatzung eines Segelschiffes auffällig oft an Hautblutungen, Zahnausfall und Infekten, heute bekannt als die Krankheit Skorbut. Der Grund: Die damals an Bord übliche Nahrung aus Zwieback, Trockenfleisch und Hülsenfrüchten war nahrhaft, enthielt aber kein Vitamin C. Erst als auch Sauerkraut und Zitrusfrüchte zum Proviant der Schiffe gehörten, blieben diese Krankheitszeichen aus. Jahre später erkannte man den Zusammenhang: Sauerkraut und Zitrusfrüchte enthalten große Mengen Vitamin C.

❶ Diese Nahrungsmittel enthalten Ihren ungefähren Tagesbedarf an Vitamin C

- ► 1 halber Blumenkohl
- ► 1 kleine Schale schwarzer Johannisbeeren
- ► 1 mittlere Schale Sauerkraut
- ► 1 große Paprikaschote
- ► 2 Kiwi-Früchte
- ► 2 Zitronen

- ► 2 bis 3 Orangen
- ► 3 Grapefruits
- ► 3 Mandarinen
- ► 4 Tomaten
- ► 7 Äpfel, Bananen oder Birnen
- ► 8 mittelgroße Kartoffeln

❶ Sechs Tipps für mehr Vitamin C auf dem Teller

- ► Kaufen Sie Obst und Gemüse täglich frisch ein.
- ► Lagern Sie Obst und Gemüse dunkel, kühl und nicht länger als vier Tage.
- ► Säubern Sie Obst und Gemüse nur ungeschält und unter fließendem kalten Wasser.
- ► Zerkleinern Sie Obst und Gemüse erst kurz vor der Zubereitung.
- ► Kochen Sie Kartoffeln ungeschält.
- ► Verwenden Sie das Kochwasser weiter, beispielsweise für die Zubereitung einer Suppe.

❶ Das Einmaleins der Vitamine

Ohne Vitamine geht es nicht – das ist eine Tatsache. Die meisten Vitamine kann der Körper allerdings nicht selbst herstellen. Deshalb sind sie ein wichtiger Bestandteil der Ernährung. In dieser Tabelle finden Sie auf einen Blick die wichtigsten Vitamine, ihr Vorkommen und ihre Funktionen im Körper.

Vitamin	Vorkommen	Funktion	Ungefährer täglicher Bedarf	Probleme bei Mangel
Vitamin A (Retinol) und Carotin	Leber, Karotten, Orangen, Paprika, Spinat, Margarine	Das Vitamin gegen Nachtblindheit und zur Unterscheidung von Hell und Dunkel. Schützt Körperzellen vor schädlichen Umwelteinflüssen. Haut, Zahnfleisch und Haare bleiben gesund und schön. Die Vorform des Vitamin A, das Carotin, schützt die Haut vor UV-Licht.	1 mg	Nachtblindheit, Zerfall der Netzhaut, Austrocknen der Schleimhäute, Infektanfälligkeit
Vitamin B1 (Thiamin)	Geflügel, Vollkornprodukte, Kartoffeln, Hülsenfrüchte, Schweinefleisch	Das Vitamin für Nerven, Muskeln und regelmäßigen Herzschlag. Das Gehirn braucht Vitamin B1, um aus Zucker Energie herstellen zu können.	1,3 mg	Geschwollene Gliedmaßen, Muskelschwäche, geistige Verwirrung
Vitamin B2 (Riboflavin)	Hülsenfrüchte, Milch, Milchprodukte, Reis, Fleisch, Eier, Seefisch	Das Vitamin fürs Zellenwachstum. Haut und Schleimhäute werden widerstandsfähig gegen äußerliche Angriffe.	1,7 mg	Verringerte Bildung roter Blutkörperchen, Müdigkeit, Infektionen der Haut, typische Probleme bei starker Sonneneinstrahlung oder trockener Kälte, wie zum Beispiel Einrisse in den Mundwinkeln
Vitamin B5 (Pantothensäure)	Milch, Eier, Fleisch, Fisch, Vollkornprodukte	Das Vitamin für Hormone, Enzyme und zur Umwandlung von Nahrung in Energie	6 mg	Abgeschlagenheit

Vitamin	Vorkommen	Funktion	Ungefährer täglicher Bedarf	Probleme bei Mangel
Vitamin B6 (Pyridoxin)	Grünkohl, Kartoffeln, Geflügel, Fisch, Eier, Schweinefleisch, Innereien, Mais, Bananen	Das Vitamin fürs Blut. Nötig für die Bildung des Blutfarbstoffes Hämoglobin, der den Sauerstoff von der Lunge zu den Zellen transportiert. Wichtig fürs Nervensystem und für die Umwandlung von Eiweiß in Energie.	1,8 µg	Blutarmut, Müdigkeit und Depression
Vitamin B12 (Cyanocobalamin)	Leber, Eier, Milch, Milchprodukte	Das Vitamin für die Bildung der Blutzellen im Knochenmark. Darüber hinaus ist es am Aufbau des Anti-Stress-Hormons Serotonin beteiligt.	3 µg	Blutarmut, wunde Stellen in Mund und auf der Zunge, Depressionen
Vitamin C (Ascorbinsäure)	Zitrusfrüchte, Paprika, Blattgemüse, Kartoffeln, Melonen	Das Vitamin für die körpereigenen Abwehrkräfte. Schützt auch die Körperzellen, indem es schädliche Stoffwechseltrümmer abräumt, wie sie beim Rauchen oder durch zu viel Sonne entstehen.	75 mg	Müdigkeit, Appetitverlust, Parodontose, Infektionsanfälligkeit, schlechte Wundheilung
Vitamin D (Calciferol)	Fisch, Leber, Eigelb.	Das Vitamin, das unseren Calcium- und Phosphorhaushalt reguliert. Diese beiden Mineralstoffe machen unsere Knochen hart.	Vom Körper durch Sonnenstrahlen selbst herstellbar. Wer sich viel in geschlossenen Räumen aufhält: 10 µg	Osteoporose

Vitamin	Vorkommen	Funktion	Ungefährer täglicher Bedarf	Probleme bei Mangel
Vitamin E (Tocopherol)	Nüsse, Getreide, Fleisch, Fisch, Milch, Eier, Keimöl	Das Vitamin gegen Herzinfarkt. Wie Vitamin C schützt Vitamin E die Körperzellen vor aggressiven Stoffwechselprodukten. Zudem macht es das Bindegewebe elastisch und sorgt für ein reibungsfreies Miteinander der verschiedenen Gewebe im Körper.	12 mg	Selten: Konzentrationsschwäche, Muskelschwäche, Infektanfälligkeit
Vitamin K	Grüngemüse, wie Spinat, aber auch Milch, Fleisch und Vollkornprodukte	Das Vitamin für die Blutgerinnung. Selbst kleinste Schnittwunden würden ohne Vitamin K viel länger bluten.	80 µg	Blutgerinnungsstörungen, aber meist nur in Folge von Krankheiten
Biotin (Vitamin H)	Sojabohnen, Erbsen, Bananen, Eigelb, Möhren, Weizenkeime	Das Vitamin für die Erneuerung der Zellen von Haut, Haaren und Fingernägeln. Viele Haarshampoos und Kosmetika enthalten deshalb dieses Vitamin.	Winzige Mengen reichen	Selten: Haarausfall, Müdigkeit, Übelkeit
Folsäure	Grünkohl, Feldsalat, Mais, Fisch, Fleisch und gerösteter Kaffee	Ein weiteres Vitamin für die Blutbildung. Ohne folsäurereiche Ernährung keine Fitness.	300 µg	Störungen im Magen-Darmbereich, später kommen als Anzeichen von Blutarmut Blässe, Mattigkeit und Herzbeschwerden hinzu.

Trinkkuren

Wer eine Trinkkur macht, trinkt Wasser aus ‹Heilquellen› regelmäßig in größeren Mengen. Die gesundheitlich angeblich sinnvolle
Wassertrinkerei wurde bis ins 20. Jahrhundert hinein bei zahlreichen Erkrankungen von Ärzten verordnet. In deutschen Kurorten
waren Trinkkuren die am häufigsten praktizierte Kurform. Auch
heute ist das Wassertrinken Bestandteil von manchen Kuren, hat
aber an Bedeutung eingebüßt.

Wasser wurde auch schon mal mit Wein vermischt Ihre
Renaissance erlebten die Trinkkuren etwa im 16. Jahrhundert, als
Städte wie Bad Schwalbach und Wiesbaden zu Kurorten wurden,
weil sie über angebliche Heilquellen verfügten. Damals tranken die
Kurgäste über den Tag verteilt bis zu 20 Liter Wasser. Allerdings
wurde dieses aus Geschmacksgründen mitunter mit Milch oder
Wein vermengt. Die Nebenwirkungen der zügellosen Wasser-
Milch-Wein-Trinkerei waren nicht gerade gesellschaftsfähig: Es
gab beispielsweise Furzbrunnen und Kotzquellen. Und weil ‹Heilwässer› in solch unvernünftigen Mengen den Darm antreiben und
der eine oder andere Kurgast unter heftigem Durchfall litt, gab es
vermutlich auch ‹Scheißquellen›.

Wer profitiert wirklich von Trinkkuren? Heute wird – wie
sollte es auch anderes sein: von Heilwasserherstellern, Kurärzten
und Kurdirektoren – gerne behauptet, Heilwässer wirkten ganz-
heitlich. Was in etwa bedeuten soll: Das Heilwasser hilft angeblich
gegen Kopfschmerzen, Verstopfung, Übergewicht und mitunter
sogar Falten. Wobei angeblich oft erst die Kombination von verschiedenen Kurfaktoren – Trinkkur plus Sport, Entspannung oder
Diät – zum Erfolg führe. Dazu sollen unter anderem durch die
Ausscheidung von Natrium der Blutdruck gesenkt werden und
der Stoffwechsel und die Organe besser funktionieren und die
Nährstoffe rascher zu den Organen befördert werden. Allerdings
soll ein vorbeugender Effekt für die Gesundheit nur entstehen,
wenn das Wasser regelmäßig getrunken wird. Alles zusammen

klingt eher nach einem Businesskonzept als nach einer gesundheitlichen Maßnahme. Und man stellt sich die Frage, wer profitiert eigentlich am meisten von den Trinkkuren? Der Kurgast?

Das Trinken großer Wassermengen kann gefährlich sein

Gesundheit durch Wasser? Warum nicht, das klingt vernünftig! Doch zum einen kann es durchaus gefährlich sein, viel Wasser in sehr kurzer Zeit zu trinken. Im Extremfall entsteht eine Wasservergiftung, die über eine Hirnschwellung sogar zum Tode führen kann. Der Tipp, generell viel Wasser zu trinken, ist allerdings auch so schon Unsinn. Es genügt, so viel zu trinken, wie für eine ausgeglichene Flüssigkeitsbilanz nötig ist. Im Durchschnitt sind das rund anderthalb bis zwei Liter über Tag. Jedem zusätzlichen Wassertropfen fehlt es an medizinischem Nutzen: Wer etwa doppelt so viel trinkt, wie er eigentlich sollte, wird dadurch nicht gesünder oder schöner – sondern läuft nur häufiger aufs WC.

Das bestätigen auch die US-Ärzte Stanley Goldfarb und Dan Negoianu. Sie haben festgestellt, dass für fast alle angeblichen Gesundheitswirkungen von Wasser die wissenschaftlichen Belege fehlen. Es konnte bisher nicht bewiesen werden, dass die ständige Wassertrinkerei gegen Kopfschmerz helfe, die Haut verschönere oder Gifte (welche auch immer) aus dem Körper spüle. Ernstzunehmende Studien dazu gebe es kaum, so das ziemlich trockene Fazit von Stanley Goldfarb und Dan Negoianu.

Die Trink-Empfehlung von «drei Liter pro Tag» ist zu pauschal

Doch ohne Wasser geht es natürlich auch nicht: Wer gesund ist, kann ohne Essen zwar rund 100 Tage, ohne Wasser aber kaum zwei Tage überleben. Wie viel Wasser wir täglich brauchen, hängt von vielen Faktoren ab. Die Empfehlung «drei Liter pro Tag» ist zu pauschal, denn diese Menge kann je nach Situation zu viel oder (bei Sportlern) zu wenig Flüssigkeit sein. Insgesamt hängt der Flüssigkeitsbedarf von Klima, Gewicht, Gesundheitszustand und dem Umfang der körperlichen Aktivität ab – in dieser Sache ist also gesunder Menschenverstand gefragt. Zu viel Flüssigkeit zu trinken kann sogar generell schädlich sein, etwa bei Herzkrankheiten.

Trinktipps helfen Ihnen, regelmäßig ausreichend zu trinken
Richtig ist: Ihr Körper verliert täglich rund zweieinhalb Liter Flüssigkeit, die er über Haut, Nieren, Darm und den Atem ausscheidet. Durch Ihre Nahrung nehmen Sie täglich etwa einen Liter Flüssigkeit wieder auf. Die restlichen anderthalb Liter müssen Sie durch Trinken ausgleichen. Am besten geeignet dazu sind normales Wasser und ungesüßte Früchte- oder Kräutertees. Kaffee ist auch erlaubt, würde aber ab etwa der 5. Tasse Ihrem Körper eher Wasser entziehen.

Ein leichter Flüssigkeitsmangel macht nicht gleich krank, kann aber Kopfschmerzen auslösen, die Konzentrationsfähigkeit und das Kurzzeitgedächtnis beeinträchtigen sowie die allgemeine Leistungsfähigkeit verringern. Wer allerdings auf Dauer zu wenig trinkt, riskiert gesundheitliche Probleme wie Nierensteine.

Am besten ist deshalb, Sie finden die goldene Mitte und trinken regelmäßig etwas, bevor Sie überhaupt Durst bekommen – sofern nicht ärztlich etwas dagegen spricht täglich insgesamt mindestens anderthalb Liter. Die folgenden Trinktipps helfen Ihnen dabei:

► In der Hektik des Tages, oder weil man keinen Durst verspürt, ist das Trinken schnell vergessen. Bauen Sie deshalb mindestens drei bewusste «Trinkpausen» in Ihren Tagesplan ein. Trinken Sie zum Beispiel alle zwei Stunden ein Glas ungesüßten Tee und Wasser.

► Haben Sie immer etwas zu trinken in Ihrer Nähe stehen: zum Beispiel je eine Flasche Mineralwasser auf dem Küchentisch, auf Ihrem Schreibtisch und in Ihrem Auto.

► Trinken Sie bei körperlicher Arbeit und bei großer Wärme deutlich mehr als sonst. Denn ein stark schwitzender Körper verliert bis zu drei Mal mehr Flüssigkeit als sonst.

► Trinken Sie regelmäßig über den Tag verteilt kleinere Mengen. Denn Ihr Körper hat keinen großen Reservetank. Er kann gerade mal einen halben Liter auf einmal verarbeiten. Darüber hinaus Getrunkenes scheidet er sofort über die Blase und den Urin wieder aus.

► Überlegen Sie sich Trinkrituale. Trinken Sie zum Beispiel je ein Glas Wasser morgens nach dem Aufstehen und nach der Rückkehr von jedem Einkauf oder Spaziergang.

► Trinken Sie immer ein Glas Wasser zu den Mahlzeiten und außerdem ein Glas zu jedem Kaffee, wenn Sie mehr als vier Tassen pro Tag trinken.

► Sorgen Sie für Abwechslung. Sie können Wasser auch mit Saft als Schorle mischen (ein Drittel Saft, zwei Drittel Wasser) oder Früchte- oder Kräutertee trinken.

Ob Sie ausreichend trinken, können Sie im Internet schnell herausfinden. Unter www.trinkberater.de können Sie Ihr Trinkverhalten überprüfen und Ihren persönlichen Trink-Wecker aktivieren. Eine E-Mail erinnert Sie dann zum gewünschten Zeitpunkt an das Trinken.

❶ Welches Wasser sollte es denn sein?

Wer beim Sport viel schwitzt, muss viel trinken. Nur was? Coca-Cola, Limonade und reiner Fruchtsaft enthalten viel zu viel kalorienträchtigen Zucker und würden deshalb müde machen. Gute Sportgetränke sind deshalb nicht die gerade gängigen Modegetränke, sondern Wasser oder Fruchtsaftschorlen. Denn diese Getränke können wirklich am ehesten das, was ein Sportgetränk können sollte: schnell in den Kreislauf gelangen, ausgeschwitzte Mineralsalze ersetzen und sehr schnell ‹neue Energie› liefern. Mischen Sie für eine Fruchtsaftschorle zum Beispiel normalen Fruchtsaft mit einem natriumreichen Mineralwasser eins zu eins. Damit haben Sie dann alles zusammen: Wasser, Mineralsalze und ein paar Kohlenhydrate als Energielieferant.

Apropos Mineralwasser: In Deutschland gibt es über 500 amtlich anerkannte Mineralwasser-Quellen, hinzu kommen etliche Import-Varianten. Die Mineral- und Tafelwasserverordnung legt die Eigenschaften der Wasserarten fest.

► *Natürliches Mineralwasser* kommt aus unterirdischen Quellen, die vor einer Verunreinigung geschützt sind. Es enthält nur Stoffe natürlichen Ursprungs und wird noch an der Quelle abgefüllt. Natürliches Mineralwasser unterliegt einer ständigen Qualitätskontrolle.

► *Quellwasser* ist von der Zusammensetzung her ähnlich wie natürliches Mineralwasser, weist aber einen geringeren Mineralstoffgehalt auf und hat deswegen eher eine Bedeutung als reiner Durstlöscher.

- *Tafelwasser* ist eine Mischung aus natürlichem Mineralwasser und Trinkwasser.
- *Heilwasser* kommt aus unterirdischen Quellen und gilt wegen seines hohen Anteils an Mineralstoffen als Fertigarzneimittel. Heilwasser muss vom Bundesinstitut für Arzneimittel zugelassen werden.

Übrigens: Auch Mineralwasser haben ein Haltbarkeitsdatum, es befindet sich meist auf dem Etikett. Angebrochene Flaschen sollten deshalb spätestens nach zwei Tagen aufgebraucht sein.

Magnetfeldtherapie

Erinnern Sie sich noch an den Physikunterricht? Eine Handvoll Eisenspäne auf ein weißes Blatt Papier gestreut, einen Magneten dazu gelegt und wie von Geistern gelenkt, huschten die Späne übers Blatt und formten Linien um den Magneten, die aussahen wie ein Bündel Katzenschnurrbarthaare. Das Ganze sieht aus wie Magie, ist aber simple Physik: Magneten haben Kraftfelder, entlang deren Linien sich die Eisenspäne verteilen. Aber können diese Kraftfelder auch gesund machen? Nicht nur viele Alternativmediziner behaupten das.

Die Magnetfeldtherapie soll ohne Nebenwirkungen heilen
Magnete gibt es seit dem Urknall. Weil sich ihre Schale schneller dreht als ihr eisenhaltiger Kern, hat auch die Erde ein eigenes, schwaches Magnetfeld. Manche Heilkundigen glauben jedoch, dass eben dieses irdische Magnetfeld an Kraft verliert und deshalb Krankheiten entstehen. Eine Magnetfeldtherapie, so der logische Umkehrschluss, könne also heilen, ohne unerwünschte Nebenwirkungen zu zeigen.

Eindeutig erklären lässt sich der gesundheitliche Effekt der Magnete nicht Diabetiker mit Nervenschmerzen etwa sollen weniger Beschwerden haben, wenn sie eine magnetische Einlegesohle in ihren Schuhen tragen. Leistungssportler sind nach Wettkämpfen angeblich schneller wieder fit, wenn sie sich für einige Minuten auf eine Magnetmatte legen. Und auch der Autor dieses Buches hat eine positive Erfahrung mit Magnetfeldtherapie gemacht: Ein centgroßer Knorpelschaden in meinem linken Knie war nach einer zweimonatigen täglichen Behandlung mit einem elektrischen Magnetfeld wieder ausgeheilt – und ist es trotz Leistungssport bis heute. Damals, vor sieben Jahren, war sogar eine Operation erwogen worden. Vielleicht hatte ich aber auch nur Glück.

Denn eindeutig erklären lässt sich die Wirkweise der Magnete nicht. Und Studien, die die Heilwirkungen von Magnetfeldern im wissenschaftlichen Sinne beweisen, gibt es nicht. Deshalb verweigern Krankenkassen und auch Privatversicherungen oft die Kostenübernahme für eine Magnetfeldtherapie.

Könnte Ihnen die Magnetfeldtherapie helfen? Doch bei aller angebrachten Skepsis gegenüber dieser Methode – gewisse Erfolge sprechen durchaus für sich. Nebenwirkungen treten bei der Magnetfeldtherapie nur selten auf. Die meisten Patienten spüren die Anwendung nicht einmal. Gelegentlich wird von einem leichten Kribbeln oder einem Wärmegefühl der durch die Behandlung besser mit Blut versorgten Körperregionen berichtet. Dennoch eignet sich die Magnetfeldtherapie nicht für jeden Patienten und natürlich nicht für alle Erkrankungen. Im Zweifelsfall sollte der Arzt grünes Licht für die Behandlung geben.

Hier eine Übersicht, wann Magnete möglicherweise helfen könnten. Bei Interesse sprechen Sie bitte Ihren Arzt darauf an. Gemeinsam sollten Sie dann erörtern, ob eine Magnetfeldtherapie in Ihrem Fall tatsächlich eine sinnvolle Behandlung sein kann – oder ihr Einsatz sich nicht empfiehlt oder gar nicht möglich ist.

► *Weniger Nebenwirkungen bei Chemotherapie* Einen Tumor so lange mit Magnetfeldern bestrahlen, bis er verschwindet? Klingt gut, doch so leicht ist Tumortherapie leider nicht. Aber es gibt Hinweise darauf, dass Magnete eine Chemotherapie effektiver machen können. In einer Testreihe hatten Ärzte einem Krebsmittel Eisenpartikel zugefügt und dann einem Krebskranken injiziert. Anschließend platzierten sie einen Magneten über der Tumorregion und zogen so das eisenhaltige

Krebsmittel dorthin. Mit dieser Technik lässt sich unter Umständen eine Chemotherapie auf die Tumorregion konzentrieren und so die unerwünschten Nebenwirkungen verringern.

▶ **‹Sanfte› Therapie bei Prostatakrebs** Das Prostatakarzinom ist der zweithäufigste Krebs bei Männern ab dem 40. Lebensjahr. Eine Operation kann Impotenz und Inkontinenz zur Folge haben. Die Alternative könnte so aussehen: Magnetnadeln werden in das tumorkranke Prostatagewebe implantiert, über äußerliche Magnete erwärmt und so das Tumorgewebe zerstört. Das Verfahren schont das Prostata-Gewebe und hat weniger Nebenwirkungen als eine Strahlentherapie oder Operation. Zudem können die Magnetnadeln im Körper bleiben und bei erneutem Krebsbefall wieder aktiviert werden.

▶ **Muskelentspannung** Ein paar Minuten auf eine Magnet-Matte legen und das Aufwärmen und die Dehnübungen vor dem Sport haben sich erledigt, weil die Magnete die Muskeln entspannter machen? Nicht wirklich! Die Wärme-Wirkung der Magnete wird in erster Linie für therapeutische Zwecke eingesetzt. Etwa als Therapieergänzung bei Muskelverletzungen und Verschleiß in den Kniegelenken. Viele Fußballprofis, Radrennfahrer und andere Leistungssportler nutzen Magnet-Matten, um sich nach Training und Wettkampf schneller zu erholen.

▶ **Schnellerer Stoffwechsel** Glykogen und Laktat spielen im Energiehaushalt eine wichtige Rolle: Kohlenhydrate aus der Nahrung werden als Glykogen vor allem in Muskel und Leber gespeichert. Laktat entsteht, wenn die Energiegewinnung ohne Sauerstoff abläuft – je höher die Laktat-Konzentration im Blut ist, desto geringer ist die Ausdauer. Möglicherweise kann die Magnettherapie Glykogen schneller im Muskel speichern und hohe Laktatwerte so verhindern. Beides käme Ihrer Leistungsfähigkeit zugute. Die Ursache für diese Wirkung der Magnete ist aber noch nicht erforscht.

▶ **Schmerzen lindern** Mitunter wird die Magnetfeldtherapie bei orthopädisch bedingten Schmerzen eingesetzt. Wissenschaftler der Universität von Virginia im US-Bundesstaat Virginia beispielsweise ließen rund 100 Patienten mit schmerzhaften Muskelerkrankungen sechs Monate lang auf Magnet-Matten schlafen. Danach klagten die Patienten über weniger Beschwerden. Trotz dieser Erfolge ist hinsichtlich der Anti-Schmerz-Wirkung von Magnetfeldern vieles noch ungeklärt. Sie gilt deshalb nicht als Alternative zu herkömmlichen Schmerztherapien.

► **Knochen- und Muskelaufbau nach Verletzung** Knochen haben schwache elektrische Felder, die bei einem Bruch zusammenfallen würden. Magnetfelder sollen die Heilung von Knochen beschleunigen können – soweit die Vermutung, bewiesen ist aber nichts. Trotzdem wird die Magnetfeldtherapie mitunter bei Knochen- und Weichteilverletzungen eingesetzt. Danach sind die Patienten oft schmerzfrei, und auch die Beweglichkeit der verletzten Extremitäten ist besser.

Kältetherapie

Die meisten Menschen können Kälte nicht viel abgewinnen. Dabei hat Kälte auch ihre guten Seiten. Viele Beschwerden lassen sich nachgewiesenermaßen mit Kälte lindern oder sogar ganz beseitigen. An Nebenwirkungen kann es, je nach Anwendung, hauptsächlich zu Rötungen, Blasenbildungen und Schwellungen der Haut kommen. Bei der Behandlung behaarter Regionen ist auch Haarausfall möglich, und auch von Schmerzen und Kopfschmerzen wird gelegentlich berichtet. Hier kommt eine Liste mit hilfreichen Kälteanwendungen:

► **Eiswasser und Schwamm** Kann bei Schwellungen und Blutergüssen helfen. So geht es: Den Schwamm in Eiswasser (etwa dreißig Eiswürfel auf drei Liter Wasser) tauchen, auf die schmerzende Stelle legen, mit elastischen Bandagen aus der Apotheke umwickeln. Den Verband jede Viertelstunde für fünf Minuten lockern.

► **Kältepacks** Können Kopfschmerzen lindern. So geht es: Eine Kältekompresse aus der Apotheke im Eisfach des Kühlschranks aufbewahren. Wenn nötig, auf Stirn, Schläfen oder Nacken legen. Was Sie ausprobieren können: Je einen Tropfen Pfefferminzöl in die Schläfen einmassieren. Das Öl erzeugt eine Art Verdunstungskälte auf der Haut. Achtung: Niemals rohes Eis auf die nackte Haut legen – es besteht Erfrierungsgefahr für die Haut!

► **Kalte Körperwickel** Sollen den Fettstoffwechsel zumindest anregen und so das Abnehmen unterstützen – bewiesen ist das aber nicht. So geht es: Einen kalten Leinenwickel um den Rumpf legen, ein Wolltuch darüber legen und sich gut zugedeckt ins Bett legen. Nach dreißig Minuten bis zwei Stunden beginnt man zu schwitzen – dann noch eine halbe Stunde lang liegenbleiben.

► **Kältekammer** Gegen Gelenkschmerzen, Rheuma, Neurodermitis und Schuppenflechte. Unter ärztlicher Beobachtung verbringt man bis zu drei Minuten – je nach Allgemeinzustand und Krankheit – in Badebekleidung in einer Kältekammer bei etwa minus 110 Grad Kälte. Das ist allerdings nicht immer eine Kassenleistung, pro Sitzung werden deshalb zwischen 20 bis 60 Euro fällig. Bei Rheuma sind oft bis zu 20 Behandlungen nötig, die schmerzlindernde Wirkung kann dafür mehrere Monate anhalten. Bei Neurodermitis lässt der unerträgliche Juckreiz oft schon nach wenigen Anwendungen nach.

► **Bewegung in kalter Winterluft** Soll Venen kräftigen und damit Krampfadern vorbeugen. So geht es: Am besten dreimal die Woche mindestens eine halbe Stunde draußen Spazierengehen, Joggen oder Skilanglaufen. Die kalte Luft sorgt dafür, dass sich die Blutgefäße zusammenziehen und in der Wärme wieder aufdehnen. Die Bewegung kurbelt den Bluttransport aus den Beinen zum Herzen an.

► **Kalte Halsumschläge** Helfen bei Halsschmerzen, fördern die Abwehrkräfte in Mundhöhle und Kehle. So geht es: Baumwolltuch mit kühlem Wasser anfeuchten und um den Hals legen. Dann ein trockenes Tuch und einen Wollschal locker darüberwickeln. Sobald die kühlende Wirkung des Wickels nachlässt, kann der Halsumschlag erneuert werden – auch mehrmals am Tag.

ⓘ   Kaffee, Alkohol & Co bei Kälte?

Koffeinhaltige heiße Getränke wie Kaffee sind wenig hilfreich, weil sie die durch die Kälte verengten Hautgefäße höchstens noch weiter verengen. Vorsicht auch vor angeblichen alkoholischen Warmmachern wie Grog oder Glühwein! Alkohol erweitert die Hautgefäße stark. Man friert zunächst zwar nicht mehr, doch in Wirklichkeit kühlt der Körper in der Kälte aus.

Wichtig zum Warmbleiben im Winter ist auch die richtige Kleidung. Am besten folgen Sie der Zwiebeltaktik – dabei zieht man sich in mehreren Schichten (Unterhemd, T-Shirt, Sweatshirt, Pullover etc.) an, die nach Bedarf abgelegt werden können. Das Material sollte möglichst atmungsaktiv sein. So kann der Schweiß aufgesaugt und nach außen abgeleitet werden.

Irisdiagnostik

Ich schau dir in die Augen – und sage dir, ob du körperlich krank bist und was du hast! Kann das funktionieren? Ja, das kann es, zumindest in bestimmten Bereichen. So spiegelt die mit einem außergewöhnlich dichtem Nervengeflecht ausgestattete Hornhaut des Auges aktuellen Erkenntnissen zufolge Nervenschädigungen im gesamten Körper wider. Jüngste wissenschaftliche Studien haben gezeigt, dass bei Diabetikern im Anfangsstadium die Dichte der Nervenfasern in der Hornhaut bereits abgenommen hat. Mit einem speziellen mikroskopischen Verfahren kann die Hornhaut um das 800-fache vergrößert werden, so dass die Nervenveränderungen frühzeitig erkennbar sind. Sind Nervenfasern abgestorben, deutet das auf eine Neuropathie hin – eine typische Folge von schlecht eingestelltem Diabetes.

Die Verfechter der sogenannten Irisdiagnostik, mitunter Iridologie, Irisanalyse oder Augendiagnose genannt, behaupten nun, sie können mit ihrer Methode mehr als das oben genannte, erst jüngst und über einen Zeitraum von vielen Jahren entwickelte Verfahren. Irisdiagnostiker beurteilen dafür unter anderem die Farbe des Auges, Helligkeitsunterschiede in der Iris sowie ihr Muster, Ein- und Auflagerungen, Pigmentflecken, farbliche Veränderungen im Weiß des Auges und die Bindehaut. Die Untersuchung der Iris selbst hat bei fachgerechter Durchführung – Maßstab ist das augenärztlich korrekte Untersuchen – keine schädlichen Auswirkungen auf das Auge.

Die Irisdiagnostik wird der Alternativmedizin zugerechnet, ist aber, wie der Name verrät, im Grunde keine Therapiemethode, sondern ein Diagnoseverfahren. Wie viele alternativmedizinische Anwendungen stammt es aus einer Zeit, in der man nicht einmal wusste, dass der Mensch einen Blutkreislauf hat: Die Irisdiagnostik hatte schon im 15. Jahrhundert erste Anwender.

Enden alle Nervenbahnen wirklich in der Iris? Konkret geht es bei der Irisdiagnostik darum, Erkrankungen durch die Analyse bestimmter Körperbereiche und spezieller Reflexzonen in der Iris zu diagnostizieren. Um zu begründen, dass dies funktioniert, führen Irisdiagnostiker unter anderem eine Studie an, die vor 50 Jahren an der Universität Heidelberg von dem damals dort tätigen Mediziner Walter Lang durchgeführt wurde. Lang soll herausgefunden und bewiesen haben, dass von allen Regionen des Körpers ‹Leitungsbahnen› über das Rückenmark und den Thalamus im Gehirn zur Iris im Auge führen. Dort, also in der Iris, wären die Reflexzonen des Körpers einzelnen Segmenten zugeordnet.

Jede Iris ist einmalig – aber keine eignet sich für die allgemeine Diagnostik von Erkrankungen Die Zusammenhänge, die Walter Lang seinerzeit bewiesen haben wollte, konnten bisher allerdings nicht bestätigt werden. Seriöse Wissenschaftler weisen außerdem darauf hin, dass die Iris eines jeden Menschen so einmalig wie sein Fingerabdruck ist. Sie ist deshalb auch als individuelles Merkmal eines Menschen anerkannt und gilt sogar als genauer als ein Fingerabdruck. Dass sich in der Iris Erkrankungen erkennen lassen können, sei schon deshalb Unsinn, weil sich die Iris spätestens ab der Pubertät nicht mehr verändert. Eine Erkrankung müsste die Iris aber verändern können, wenn sie dort zu erkennen sein sollte.

Die Irisdiagnostik soll Schwächen im Organismus aufdecken Dieses Argument parieren die Irisdiagnostiker, indem sie behaupten, ihre Methode diene nicht allein der Diagnose von Erkrankungen. Mit der Irisdiagnostik ließen sich auch Grundveranlagungen von Patienten feststellen, die wiederum auf körperliche Schwachstellen hinweisen, die dann konkret angegangen werden könnten. Dass allerdings auch dieses Argument jeder Logik entbehrt, stört sie nicht. Meist Heilpraktiker setzen die Irisdiagnostik ein, um die Ursachen von Erkrankungen zu finden. Die Einmaligkeit der Iris ist für sie ein Hinweis auf den sogenannten Locus minoris resistentiae, einem Punkt angeblich verminderter Abwehrkraft im Körper und zugleich sowohl Hinweis für die Ursache von Erkrankungen und der Ansatzpunkt für vorbeugende Maßnahmen.

Die Treffsicherheit der Irisdiagnostik entspricht der Zufallswahrscheinlichkeit So weit, so verwirrend. Als Beleg ihrer Behauptungen verweisen Irisdiagnostiker auf eine Studie aus den 1950er-Jahren. Damals war die angebliche ‹Zeichensetzung› in der Iris mit Untersuchungsergebnissen, Röntgenbildern und Ergebnissen von pathologischen Sektionen verglichen worden. Von den rund 640 Fällen lieferte die Irisdiagnostik angeblich in fast 75 Prozent der Fälle diagnostische Hinweise bei Erkrankungen. Da diese Studie nicht nach wissenschaftlichen Kriterien durchgeführt wurde, ist sie nicht aussagekräftig. In vielen weiteren Studien war es zudem nicht möglich, eine Treffsicherheit der Irisdiagnostik nachzuweisen, die über der Zufallswahrscheinlichkeit liegt. Durchgefallen – Augen wieder zu.

Edelsteintherapie

Bei wenigen Methoden in diesem Buch verläuft die Grenze zwischen Esoterik und Alternativmedizin so unscharf wie bei der Edelsteintherapie. In einer Welt, in der es Feen gibt und Goldtaler vom Himmel regnen, würde die Edelsteintherapie sicher sympathisch klingen – edle Steine: hilfreich und gut, das passt. Dass alle Anbieter der Edelsteintherapie Edles und Gutes im Sinn haben, wenn sie Minerale als Heilsteine bezeichnen, darf aber ruhig bezweifelt werden.

‹Heilsteine› sollen über ihre Farben, Formen und Mineralien einen gesundheitlichen Effekt entfalten Krankheiten heilen oder Beschwerden bessern, das wollen wie viele Heiler auch die Edelsteintherapeuten. Sie behaupten deshalb, dass besagte Heilsteine genau dies können, und zwar auf durchaus verschiedene Weisen: durch Auflegen auf die kranke Körperregion, durch Aufstellen großer Steine in der Umgebung des Kranken, durch Einlegen von Steinen in Wasser oder Cremes und schließlich durch das Tragen von kleinen Heilsteinen am Körper. Derart strategisch platziert, sollen die Heilsteine über Farben, Formen und den Mineralien, aus denen sie bestehen, auf den Menschen wirken und von Hustenreiz bis Bauchkrampf allerlei Beschwerden lindern

können. Nebenwirkungen der Edelsteintherapie sind nicht bekannt. Manche Therapeuten begründen das damit, dass Steine nun mal keine Nebenwirkungen haben können, weil sie Steine seien. Genau.

Wissenschaftliche Belege für die heilende Wirkung der Edelsteine gibt es nicht einmal ansatzweise Die angebliche heilende Wirkung der Edelsteine ist nicht einmal ansatzweise belegt. Allenfalls ist vorstellbar, dass die Prozedur des Steineauflegens als Placebo wirkt und einen positive Effekt auf den Patienten hat.

Heilsteine wurden übrigens bereits im Mittelalter genutzt, damals allerdings eher in Form von Steindenkmälern, die Menschen mangels Alternative aufsuchten, um von ihnen Heilung ihrer Krankheiten zu erbitten. Die New-Age-Welle Jahrhunderte später hat den frühen Glauben an die Kraft der Steine aber wieder aufgenommen – es passte vielleicht einfach in die Stimmung dieser Zeit: bunte wertvolle Steine, die einfach märchenhaft gute Dinge bewirken müssen. Die einschlägige Literatur listet auch heute noch zahlreiche Mineralien samt ihrer angeblichen gesundheitlichen Wirkungen auf. Meist handelt es sich dabei um Quarze wie Amethyst, Onyx, Opal, Malachit, aber auch viele andere.

ⓘ Das Landgericht Hamburg zur Edelsteintherapie

Das Landgericht Hamburg hat in seinem Urteil von August 2008 (Aktenzeichen 327 O 204/08) entschieden, dass das Bewerben von Heilwirkungen von Steinen und die Bezeichnung derselben als «Heilsteine» unlauterer Wettbewerb ist, selbst wenn auf den fehlenden wissenschaftlichen Nachweis der heilenden Wirkung hingewiesen wird. Das Urteil wurde damit begründet, dass Hinweise auf eine krankheitsvorbeugende oder heilende Wirkung der Steine fehlen und eine solche Bezeichnung den potentiellen Kunden irreführe.[5]

---

[5] Quelle: Rechtsanwalt Dr. Martin Bahr, www.Dr-Bahr.com.

Biofeedback

Biofeedback nennt sich eine Methode, mit der sich erlernen lässt, Körperfunktionen zu kontrollieren, die sich sonst nicht willkürlich kontrollieren lassen. Zum Beispiel der Herzschlag: Versuchen Sie mal, Ihren Herzschlag ‹herunterzudenken› – es wird Ihnen wahrscheinlich nicht gleich gelingen. Mit Hilfe von Biofeedback lässt sich aber erlernen, den Herzschlag oder den Blutdruck tatsächlich in Maßen zu senken.

Die Körperwahrnehmung und die Selbstkontrolle werden durch Biofeedback geschult Wie und warum Biofeedback kein Hokuspokus ist, sondern tatsächlich funktioniert, ist erklärbar: Zunächst wird die Spannung in der Muskulatur gemessen und das Ergebnis zum Beispiel entweder in Form einer Kurve auf einem Monitor sichtbar oder durch einen an- und abschwellenden Ton hörbar gemacht. Nimmt die Spannung in den Muskeln zu oder ab, verändern sich auch das Kurvenbild, beziehungsweise die Tonlautstärke. Wer das ein wenig übt, bekommt eine verlässliche Rückmeldung – daher der Name: Feedback = Rückmeldung – über diese Veränderungen. Selbst kleinste Veränderungen der Muskelspannungen können so erspürt und dadurch bewusst beeinflusst werden. Biofeedback ist leicht erlernbar und lässt sich vor allem bei Gesundheitsproblemen gut einsetzen, bei denen die Körperwahrnehmung und die Selbstkontrolle eine wichtige Rolle spielen, zum Beispiel:

► Migräne
► Spannungskopfschmerz
► Muskelverspannungen
► Angst
► Schlafstörungen
► Innere Unruhe
► Bluthochdruck
► Raynaud-Syndrom (Durchblutungsstörungen der Finger)
► Zähneknirschen

Biofeedback wird oft von Allgemeinmedizinern und Neurologen als IGeL (Individuelle Gesundheitsleistung) angeboten. Nebenwirkungen sind zwar keine bekannt, ein Problem beim Biofeedback gibt es aber: Die Geräte, die für das Biofeedback nötig sind, können von Ärzten nicht ohne Weiteres ausgeliehen werden. Deshalb wird Biofeedback oft durch weitere Entspannungstechniken ergänzt. In naher Zukunft sollen allerdings handliche Biofeedbackgeräte auf den Markt kommen.

Bioresonanztherapie

Als der deutsche Arzt und Scientologe Franz Morell und sein Schwiegersohn, der Elektriker Erich Rasche, im Jahr 1977 ihre Bioresonanztherapie vorstellten, hatten sie den passenden Apparat gleich mit im Angebot: MORA, so der von den Namen der Erfinder abgeleitete Gerätename, könne Krankheiten jeder Art aufzuspüren, denn Krankheiten seien die Folge von Störungen, die elektromagnetische Schwingungen des Körpers auslösen. MORA, das behaupteten Morell und Rasche weiter, würde die krankmachenden Schwingungen aber nicht nur aufspüren, sondern diese in gesunde Schwingungen umwandeln und in den Patientenkörper zurückleiten – womit sich die Krankheit dann erledigt hätte.

Es gibt fast nichts, was sich mit der Bioresonanztherapie angeblich nicht heilen läßt Anwendungsgebiete dieser die Diagnostik und Therapie von Erkrankungen auf das Komplexitätsniveau eines Elektronikbaukastens reduzierende Bioresonanztherapie sind allerlei Krankheiten und Beschwerden, von Allergie bis Zahnschmerzen. In der Vorstellung von Morell und Rasche gibt es nichts, was sich damit nicht heilen ließe. Das soll vor allem dann gelten, wenn dem Patienten bisher kein anderer Arzt oder Heiler helfen konnte.

Zur Erklärung der Wirkung von MORA und Co. verweisen die Erfinder unter anderem auf die unbelegte Biophotonentheorie des deutschen Physikers Fritz Albert Popp. Der hatte behauptet, jede Zelle eines Organismus umgebe ein Kraftfeld, in das mittels spezieller Schwingungen Informationen eingeschleust werden könnten, die gestörte Organe wieder zum Funktionieren brächten. Begriffe, die in diesem Zusammenhang fallen, geben beinahe Anlass zum Schmunzeln: sechsdimensionale Hyperwellen, Supraleitungen und Elektronen-Plasma-Ströme. Der Autor der Drehbücher von ‹Raumschiff Enterprise› hätte das kaum schöner texten können.

Einzelne Behandlungserfolge haben simple Erklärungen
Aus wissenschaftlicher Sicht ist das Modell der Bioresonanztherapie kompletter Humbug. Den Nachweis einer Wirksamkeit gibt es
nicht ansatzweise. Einzelne Erfolge sind durch den Placebo-Effekt
erklärt. Vor allem aber der Ablauf der Behandlung mit dem Biore-
sonanzgerät und die blumigen pseudo-quantenphysikalischen Erklärungen der scheinbaren Wirkung beeindrucken medizinische
Laien derart, dass diese ihre Beschwerden vorübergehend kaum
spüren.

*Therapiehokuspokus wie aus einem Science-Fiction-Film
der 1950er-Jahre* Das Verfahren wirkt wie der Therapiehokuspokus eines Science-Fiction-Films aus den 1950er-Jahren. In
einer Sitzung mit einem Bioresonanztherapeuten wird dem Patienten in jede Hand eine Stabelektrode gedrückt und diese jeweils mit
dem Gerät verbunden. Während über eine Elektrode die behaupteten körpereigenen Schwingungen vom Patienten zum Gerät fließen sollen, leitet das Gerät diese nach der Umwandlung in ‹heilsame Schwingungen› über die zweite Elektrode zurück in den
Körper des Patienten. Besonders fortschrittliche, moderne Geräte
würden sogar die heilsamen Schwingungen von Edelsteinen, Me-
tallen und homöopathischen Mitteln aufnehmen können und über
die Elektroden in den Patientenkörper leiten. Gründliche Untersuchungen, wie sie jeder Hausarzt machen würde, sind überflüssig – das Gerät erkennt Krankheiten und Schwingungen angeblich
selbst.

*Bioresonanztherapie und Biofeedback sind zwei grundver-
schiedene Methoden* Die Ablehnung der Bioresonanztherapie
durch die wissenschaftliche Medizin hat dem Verfahren zwar nicht
geschadet. Allerdings merkten Bioresonanztherapeuten bald, welchen Ursprung das Verfahren hat – und sie dachten um. Da die
Herren Morell und Rasche ihr MORA von einem von Scientology
eingesetzten Verfahren, der sogenannten Radionik, abgeleitet hatten, wurde in den 1990er-Jahren das Wort Bioresonanz fallengelas-
sen. Heute gibt es Verfahren, die der Bioresonanztherapie ähnlich
sind, aber zum Teil anders heißen: Biokommunikations-, Bicom-,

Multicom-, Multiresonanztherapie – um nur Beispiele zu nennen. Nicht verwechselt werden darf die Bioresonanztherapie mit dem Biofeedback, das als seriös fundiert gilt und eigene Behandlungserfolge nachweisen kann.

Bioresonsanztherapie für Zuhause ist teurer Unsinn Name hin, Name her: Die Bioresonanztherapie wird auch heute noch von ‹Heilern› angeboten. Zudem wurden kleine Hausapparate zum Kauf ‹entwickelt›, mit denen sich jeder Patient ohne therapeutische Hilfe von Beschwerden aller Arten befreien können soll. In Tests konnte eine Wirkung dieser Geräte allerdings ebenfalls nicht nachgewiesen werden. Der fast 400 Euro teure sogenannte Medea 7 Orgonstrahler (ein kugelschreiberartiges Aluminiumrohr) beispielsweise, der laut Werbung ohne Strom auskommen und sogar Gehirntumoren heilen soll, wurde in einem Gutachten der Universität Gießen als wirkungslose Attrappe bezeichnet.

Abgesehen davon, dass die Bioresonanztherapie bei Herzschrittmacherträgern nicht durchgeführt werden darf, sollten laut Anwendern der Methode vor allem Allergiker und Asthmatiker mit Verschlimmerung ihrer Beschwerden rechnen. Nebenwirkungen werden zwar nicht angegeben, einige Anwender weisen jedoch darauf hin, dass die Bioresonanztherapie eine ‹psychophysische Reaktionsstarre› auslösen könne. Dieser Begriff taucht allerdings nur im Zusammenhang mit der Bioresonanztherapie auf. Zusammengefasst mag die Bioresonanztherapie demnach zwar harmloser Humbug sein, der höchstens den Geldbeutel wirklich belastet. Allzu leichtgläubige Kranke, die sich auf die zugesagte Wirkung verlassen, könnten aber eine notwendige wirkungsvolle Behandlung versäumen und so zu Schaden kommen.

Blutgruppendiät

Wollte man eine inhaltlich verführerische, plausibel anmutende und hohe Umsätze bringende alternative Methode erfinden – sie müsste Blutgruppendiät heißen. Was der Amerikaner Peter J. D'Adamo erfunden hat, könnte in einem Lehrbuch stehen mit dem Titel: Wie werde ich mit Alternativmedizin reich?

Die falsche Ernährung soll das Blut verklumpen lassen
D'Adamo begründet seine Blutgruppendiät damit, dass Menschen
mit verschiedenen Blutgruppen ihre Nahrung auf verschiedene
Weise verdauen. Die Hauptrolle sollen sogenannte Lektine in der
Nahrung spielen, die Eiweißkörpern auf den Hüllen der roten
Blutkörperchen ähneln sollen. Wer aus Sicht von D'Adamo die falschen Lektine verspeist, muss mit einer Verklumpung seines Blutes
rechnen – wodurch es natürlich zu einer ganzen Palette von
Krankheiten kommen kann. Die richtige, folglich gesund ma-
chende Ernährung, so D'Adamo, könne aber durch den sogenannten Indikanwert bestimmt werden.

*Verführerisch einfach klingende Vorstellungen werden als
Fakten ausgegeben* D'Adamos Blutgruppendiät ist nach Einschätzung der Deutschen Gesellschaft für Ernährung DGE wissenschaftlich nicht haltbar. Das Gegenteil ist sogar der Fall: Die
Blutgruppendiät gilt als ungesund, was D'Adamo natürlich anders
sieht. Er bietet einen ‹Full Service› für die Gläubiger seines Kon-
zepts an. Unzählige der angeblich auf die einzelnen Blutgruppen
zugeschnittenen Nahrungsergänzungsmittel und Nahrungsmittel
können nur über seine Online-Shops bezogen werden.

Abgesehen von den hohen Preisen dieser Mittel sind die von
D'Adamo angegebenen Zusammenhänge zwischen Lektinen und
‹Blutverklumpungen› umstritten. Laut DGE konnte nicht wissenschaftlich belegt werden, dass Lektine aus Lebensmitteln im Blut
Verklumpungen verursachen. D'Adamo stelle also ungesicherte,
aber verführerisch einfache Vorstellungen als medizinische Fakten
dar. Die meisten pflanzlichen Lektine seien laut DGE unschädlich. Zudem würde Erhitzen die Lektinaktivität in fast allen Nahrungsmitteln zerstören.

Trotz des vernichtenden Urteils der DGE lohnt sich ein Blick
auf das Konzept der Blutgruppendiät, zeigt es doch, wie sich mit
simplen Argumenten Konzepte für alternativmedizinische Methoden stricken lassen.

*Blutgruppen haben nichts mit wirtschaftlichen Lebenswei-
sen zu tun* D'Adamo zufolge ist o die älteste Blutgruppe. Sie

hätte sich nach seinen Angaben entwickelt, als Menschen noch ‹Jäger oder Sammler› waren. Deshalb, so die simple Folgerung, seien Menschen mit der Blutgruppe 0 an eine Nahrung vorwiegend aus Fleisch gewöhnt, jedoch nicht an Getreide und Milchprodukte. Und deshalb sollten Menschen mit der Blutgruppe 0 auch im Jahre 2014 täglich Fleisch essen, um nicht krank zu werden. Auf Brot und Milch dagegen sei zu verzichten.

Richtig ist jedoch, dass gar nicht klar ist, welche Blutgruppe die älteste ist. Anwärter auf den Titel sind Blutgruppe A und Blutgruppe 0. Da auch Menschenaffen mit den Blutgruppen 0, A und B ausgestattet sind, können diese logischerweise nicht mit wirtschaftlichen Lebensweisen wie ‹Jäger und Sammler› zusammenhängen.

Es gibt nur Obst und Gemüse für Blutgruppe AB Diese Argumente hindern D'Adamo aber nicht daran, auch für andere Blutgruppen Entstehungsmärchen und Diätregeln aufzustellen. So sei die Blutgruppe A mit den ersten Bauern entstanden, weshalb ihre Träger vor allem Gemüse und Getreide essen sollten, da sich die ersten Bauern angeblich keine Tiere gehalten hätten.

Blutgruppe B dagegen soll sich in Asien unter Viehzuchtnomaden entwickelt haben. Die Träger der Blutgruppe B seien deshalb an Milch und auch an bestimmte Fleisch- und Getreidesorten gewöhnt – und sollten diese auch heute bevorzugt essen. Bleibt die Blutgruppe AB: Sie soll erst jüngst aus der Kombination der Blutgruppen A und B entstanden sein und deshalb für den modernen Menschen stehen. Dessen Nahrung sollte vor allem Obst und Gemüse sein.

Machen manche Blutgruppen öfter krank als andere? Statistiken zufolge sind Träger bestimmter Blutgruppen tatsächlich besonders anfällig für bestimmte Krankheitskeime. Menschen mit Blutgruppe A sind beispielsweise anfälliger für Pocken, während Träger der Blutgruppe 0 einst vermehrt Opfer der Pest wurden. Heute leiden die Träger der Blutgruppe 0 – statistisch gesehen – eher unter Magengeschwüren, die von einem Bakterium namens Helicobacter pylori verursacht werden. Wer die Blutgruppe A hat, ist besonders anfällig für manche Krebsarten und für Herzinfarkt. Wie fragil die Aussagen solcher Statistiken allerdings sein können, zeigt sich darin, dass Studien ein erhöhtes Krebsrisiko eher für die Träger der Blutgruppe B ergaben – die dafür jedoch häufiger unter Asthma leiden sollen. Auch D'Adamo bezieht sich auf solche Studien, um damit die Richtigkeit seiner Blutgruppendiät zu untermauern. Wissenschaftlich gesehen ist jedoch auch das falsch. Angaben dieser Art sind oft sehr uneinheitlich, es handelt sich eben um statistische Werte, in die so viele Faktoren einfließen, dass sie keine individuellen Voraussagen zulassen. Wer jetzt seinen Blutspendeausweis heraussucht und entsetzt feststellt, dass er – wie der Autor – Blutgruppe o hat, muss sich deshalb nicht sorgen, demnächst an einem Magengeschwür zu erkranken.

D'Adamos Blutgruppendiät ist voller Widersprüche – und nicht ganz ungefährlich Auch sonst ist die Blutgruppendiät voller Widersprüche. So ist nicht nachvollziehbar, warum Träger der überwiegend in Europa vorkommenden Blutgruppe A auf Fleisch und Milch verzichten sollen, obwohl diese Produkte seit langem schon die Grundlage ihrer Ernährung bilden. D'Adamo rät ihnen, mehr Soja zu essen – was aber angeblich nur zu Trägern der Blutgruppe B gut passen würde: Blutgruppe B tritt am häufigsten in Asien auf, und nur dort gehört Soja zur landestypischen Küche.

So weit, so schmackhaft, und eigentlich soll doch jeder essen, was er mag. Allerdings ist je nach Blutgruppe der Eiweißanteil der empfohlenen Nahrungsmittel überhöht, was langfristig Gicht oder Harnsteine hervorrufen kann. Die Nahrungsgruppe der Jäger erhält zudem zu wenig Kohlenhydrate und Ballaststoffe, um auf Dauer gesund bleiben zu können. Die Stiftung Warentest bringt es auf den Punkt: «Da wir trotz jahrhundertelanger Verstöße gegen diese Regeln immer noch am Leben sind, stellt sich die Frage nach dem Sinn und Unsinn der Diät. (…) Eine Verklumpung von Blutzellen wurde bisher in keinem einzigen Fall festgestellt. Und Belege dafür, dass Erkrankungen durch die Blutgruppendiät positiv beeinflusst werden, fehlen ebenfalls.»

Kirlianfotografie

Können Sie sich vorstellen, dass es sogenannte elektrische Korona-entladungen in Ihrem Körper gibt? Die Sowjets Semjon Kirlian, Walentina Kirliana sowie der Arzt Ruben Stepanow wollen vor rund 75 Jahren eine Diagnosemethode erfunden haben, die auf elektrischen Koronaentladungen beruht und die heute in der Alternativmedizin eingesetzt wird. Den Erfindern nach soll die Aufzeichnung von Koronaentladungen des Körpers mit Hilfe einer speziellen Kamera erst Aussagen über die elektrische Leitfähigkeit der Körpers ermöglichen – was dann Rückschlüsse auf Erkrankungen erlauben würde. Die Erfinder nannten das Verfahren Kirlianfotografie.

Koronaentladungen sind – stark vereinfacht – schwache elektrische Entladungen, die entlang eines von Gas oder Flüssigkeit umgebenen elektrischen Leiters entstehen können. Elektrische Entladungen können von allen elektrisch leitfähigen Materialien, also auch von Lebewesen ausgehen. Koronaentladungen gibt es deshalb tatsächlich im menschlichen Körper. Das Trio Kirlian, Kirliana und Stepanow nehmen diese Koronaentladungen als Ausgangspunkt für ihre Diagnosemethode.

Vergleiche von ‹gesunden› und ‹kranken› Kirlianfotos sollen zu medizinischen Diagnosen führen Das Ziel der Kirlianfotografie ist es, Blockaden von angeblichen energetischen Leitbahnen, den sogenannten Meridianen – man beachte die Verwandtschaft zur Akupunktur – erst zu finden und dann zu lösen. Dafür werden die Fingerkuppen und Füße der Patienten fotografiert, weil nach der chinesischen Akupunkturlehre dort die Meridiane beginnen und enden. Durch einen Vergleich der Kirlianfotos des Patienten mit Kirlianfotos von Personen mit bestimmten Krankheiten sowie den Kirlianfotos von gesunden Personen soll es möglich sein, krankheitstypische Unterschiede sichtbar zu machen und so eine medizinische Diagnose zu stellen. Manche Heilpraktiker setzen die Kirlianfotografie als Basis ihrer Untersuchungen ein oder versuchen damit den Erfolg einer Behandlung zu kontrollieren.

Wissenschaftliche Nachweise der Funktionsweise gibt es nicht Allerdings handelt es sich bei der Kirlianfotografie als Diagnoseinstrument um reines Wunschdenken: Ein Artikel des Deutschen Ärzteblatts zitiert mehrere Studien, die keine wesentliche Reproduzierbarkeit der Aussagekraft der Kirlianfotografie ergeben hatten. Was übersetzt schlichtweg bedeutet: Mit Hilfe der Kirlianfotografie lassen sich keine Krankheiten feststellen.

Das alles wäre also harmlos, denn was soll schon gegen ein paar schöne Fotos einzuwenden sein. Allerdings ist die Kirlianfotografie grundsätzlich mit gewissen Gefahren für den Patienten verbunden. Der Ablauf der Fotografie erklärt diesen Umstand.

Zunächst wird in einen dunklen Raum eine Metallplatte gelegt und darauf zwecks Isolation eine dünne Keramikplatte befestigt. Darauf kommt, mit der empfindlichen Seite nach oben, der Film. Auf dem Film wird das zu fotografierende Objekt platziert, sprich: der Körperteil eines Menschen, der bekanntlich ein elektrischer Leiter ist. So weit ist das noch ungefährlich. Anschließend legt der Kirlianfotograf allerdings eine Hochspannung von rund 20 000 Volt an die Metallplatte mit dem Körperteil darauf – je nach Belichtungsdauer für bis zu mehreren Bruchteilen von Sekunden. Rund um das ‹Objekt› entsteht daraufhin eine Koronaentladung, die auf den Film gebannt wird.

Es fließen 20 000 Volt durch den Körper – das birgt Gefahren Da bei einer Koronaentladung nur schwache elektrische Ströme fließen, ist die Aufnahme des Fotos selbst grundsätzlich ungefährlich. Allerdings: Bei Experimenten mit elektrischer Hochspannung kann es beispielsweise durch falsche Bedienung der Apparatur zu schweren Stromunfällen kommen. Besonders gefährdet sind außerdem Menschen mit Herzschrittmachern, bei denen schon geringe Ströme genügen, damit ihre lebenswichtigen Geräte aus dem Takt geraten. Eher eine Randnotiz ist deshalb, dass es dabei auch zu Gasentladungen kommen kann, die gesundheitsschädliche Gase wie Stickstoffdioxid oder Ozon im Untersuchungsraum entstehen lassen.

Mikrobiologische Therapie

Wer im Biologieunterricht in der Schule aufgepasst hat, kann diese Fakten sicher noch herbeten: Die rund 100 Billionen Mikroorganismen, die in unserem Darm in friedlicher Symbiose mit uns Menschen leben, schaden uns nicht. Sie helfen bei der Verdauung und sorgen auf diese Weise für ein kräftiges Immunsystem. Die Darmbakterien, die vor allem auf Namen wie Enterokokken und Escherichia coli hören, trainieren unsere Immunabwehr sozusagen vom ersten Tag unseres Lebens, damit sie nicht den zahlreichen Keimen schutzlos ausgeliefert ist, die tagein tagaus unseren Körper entern wollen. So aber sorgen unsere freundlichen Darmbewohner dafür, dass ihre bösen Kollegen nicht an der Darmschleimhaut andocken und danach den Körper überfallen – sondern mit dem Stuhlgang wieder ausgeschieden werden. Im Detail ist das natürlich viel komplizierter, aber im Grunde ist es genial einfach – so funktioniert unser Körper in vielen Bereichen.

Der Ansatz entspricht noch der Schulmedizin Verfechter der mikrobiologischen Therapie gehen nun allerdings davon aus, dass das Miteinander von Darm und freundlichen Darmbakterien gestört sein kann, wenn sich die bösen Keime stark vermehren oder die guten Keime in der Zahl abnehmen. Aus schulmedizinischer Sicht ist das sogar korrekt. In der Vorstellung der Anhänger der mikrobiologischen Therapie soll das Ungleichgewicht zwischen guten und bösen Keimen jedoch Ursache diverser Erkrankungen wie Magen-Darm-Störungen, Haut- und Atemwegsleiden, Allergien und Harnwegsinfekte sein – oder diese zumindest verschlimmern. Auslöser einer solchen Dysbiose können nach dieser Theorie unter anderem Darmkrankheiten, einseitige Ernährung, Antibiotika, Immunschwäche, häufige Infekte, Rheuma, Neurodermitis und Gallensteine sein.

Vollwertkost soll die Wirkung der Therapie beschleunigen Die auch als Symbioselenkung bezeichnete mikrobiologische Therapie soll nun die Zusammensetzung der Darmflora posi-

tiv beeinflussen, das Gleichgewicht aus guten und bösen Darmbakterien wieder herstellen und folglich die Ursache der
Erkrankung beseitigen. Umgangssprachlich wird diese Methode
häufig auch als Darmsanierung bezeichnet. Besonders erfolgreich
soll das Verfahren sein, wenn der Patient seine Ernährung außerdem auf Vollwertkost umstellt und fortan auf industriell verarbei-
tete Produkte, Zucker und auf Schweinefleisch verzichtet.

Bei der Darmsanierung werden nun lebende oder abgetötete
Darmbakterien wie Enterokokken und Escherichia coli als Kapseln, Tabletten, Dragees oder Tropfen eingenommen oder als Autovakzine dem Patienten injiziert. Autovakzine sind Mittel, für die
Bakterien aus einer eigenen Stuhlprobe gewonnen, im Labor ange-
züchtet und mit einer tragenden Flüssigkeit versehen werden. Vor
einigen Jahren wurde auch die ‹Fiebertherapie› praktiziert, bei der
mit Hilfe spezieller Keime ein künstliches Fieber ausgelöst wurde.
Wegen starker Nebenwirkungen sind die entsprechenden Präparate seit den 1990er-Jahren in Deutschland aber nicht mehr erlaubt.

Die Injektion von Bakterien in den Körper birgt Gefahren
Verfechter der Mikrobiologischen Therapie folgern aus der Bedeutung des Darms für das Immunsystem, dass es kaum Beschwerden
gibt, für die eine Mikrobiologische Therapie nicht geeignet sei.
Wer bei dieser selbstbewussten Behauptung Belege für die Wirksamkeit der Therapie erwartet, wird enttäuscht. Dass Bakterien-
präparate im Körper des Menschen wirken können, wurde wissenschaftlich nicht nachgewiesen. Es ist auch nicht belegt, dass die
Qualität der Darmflora Einfluss auf die Entstehung von Allergien
hat. Die im Rahmen der Mikrobiologischen Behandlung verab-
reichten Mengen an Keimen sind zudem viel zu klein, um die
Darmflora positiv verändern zu können. Die in gleich welcher
Form geschluckten Bakterien werden zum größten Teil schon von
der Magensäure abgetötet. Im Darm landen sie deshalb nicht – und
können dort folglich auch nicht wirken.

Die möglichen Nebenwirkungen sind grundsätzlich eher
harmlos Ernsthafter Unsinn lässt sich mit der Mikrobiologi-
schen Therapie grundsätzlich also nicht anstellen. Nur die Auto-

vakzine dürfen nicht bei Tuberkulose, Leberschäden und Leukämie sowie Kindern unter sieben Jahren injiziert werden. Grundsätzlich besteht bei der Injektion von Bakterienpräparaten aber noch das Risiko eines potentiell tödlichen allergischen Schocks. Der Rest sind eher Harmlosigkeiten: Hautreaktionen an der Einstichstelle, Fieber, Gelenkschmerzen, Durchfall, Schnupfen, Blähungen und Verstopfung.

❶ Das sollten Sie über Antibiotika wissen

Antibiotika können Bakterien abtöten oder ihre Vermehrung im Organismus hemmen. Aktuell hört man jedoch immer häufiger, dass einige bisher sehr wirksame Antibiotika ihre Kraft verlieren. Dieser Wirkungsverlust – Ärzte nennen das Resistenz – beruht auf der Fähigkeit von Bakterien, Antibiotika auszutricksen. Den Schlüssel zum Knacken eines Antibiotikums speichern die Bakterien dann im Erbmaterial und geben ihn an ihre Nachkommen weiter. Ganze Stämme von Bakterien werden mit der Zeit deshalb gegen Antibiotika unempfindlich und können sich im Organismus ausbreiten. In der Praxis weichen Ärzte in solchen Fällen auf sogenannte Reserveantibiotika aus. Doch in einigen Krankenhäusern tauchen bereits sogenannte Problemkeime auf, die sich nur mit größter Mühe bekämpfen lassen.

❶ Antibiotika wirken nur gegen Bakterien, nicht gegen Viren

Antibiotika sollten deshalb niemals ‹einfach mal so› eingesetzt werden. Antibiotika wirken nur gegen Bakterien und nicht gegen die Erreger von Erkältungskrankheiten, die Viren. Zwar müssen Ärzte bei besonders schweren Erkältungen hin und wieder Antibiotika wie zum Beispiel Penicillin verordnen – doch das ist nur der Fall, wenn sich zu den Erkältungsviren noch Bakterien gesellt haben.

Nehmen Sie deshalb keine übrig gebliebenen Penicillintabletten ohne Absprache mit Ihrem Arzt ein. Nur ein Arzt kann beurteilen, ob Sie bei zum Beispiel einer Erkältung ein Antibiotikum benötigen oder nicht. Möglicherweise wird er dazu vor Beginn einer Antibiotikatherapie genau untersuchen, welche Bakterien die Infektion verursachen. Bei einer Mandelentzündung zum Beispiel geschieht das durch den

Rachenabstrich. Die mikrobiologische Untersuchung des Abstrichs fördert dann das genau auf diesen Erreger passende Antibiotikum zutage. Allerdings muss das vom Arzt verschriebene Medikament auch für die vorgeschriebene Zeit eingenommen werden. Andernfalls werden die Bakterien nicht besiegt, und eine gerade mal abgeschwächte Infektion kann leicht wieder aufflammen. In einem solchen Fall wäre die Behandlung dann deutlich schwieriger und langwieriger.

Blutegeltherapie

Es klingt zwar ein wenig nach Dschungelabenteuer, aber es ist tatsächlich Medizin: Schwarz-glitschige und für gewöhnlich in dunklen stillen Gewässern auf Badende lauernde Blutegel werden je nach gesundheitlichem Problem auf ganz bestimmte Regionen des Körpers losgelassen – und zwar nur aus einem Grund: Die Blutegel sollen sich mit ihren Saugnäpfen auf der Haut festsaugen und das tun, wonach sie benannt sind: sich reichlich mit Blut vollsaugen. Etwa zwei Stunden dürfen die im Fachjargon Hirudo medicinalis genanten Tierchen sich satt saugen, dann haben sie ihre Schuldigkeit getan. Derart vollgefressen mit Blut fallen sie schließlich von selbst wieder ab.

Im Speichel von Blutegeln sind bis zu 40 wirksame Stoffe enthalten Warum Menschen sich freiwillig glitschige, stäbchenförmige Tierchen auf den Körper setzen und von ihnen wie das Opfer eines Vampirs anzapfen lassen, hat mehrere Gründe. Zum einen wird die Blutegeltherapie schon seit mehreren Jahrtausenden eingesetzt, weil sie schon immer als blutreinigend und entgiftend galt und bei vielen Anhängern der Methode bis heute gilt. Zum anderen wird sie gerade wiederentdeckt, und zwar von der modernen Alternativmedizin. Möglicherweise spielt dabei der kleine Ekelschauer eine Rolle, der einem schon beim Anblick der Egel über den Rücken laufen mag – möglicherweise hat die Renaissance der Blutegeltherapie aber auch etwas mit der tatsächlichen Wirksamkeit der Therapie zu tun.

Paradox: Der Biss eines Blutegels kann Schmerzen lindern
Denn dass Blutegel eine medizinische Wirkung entfalten können, gilt als belegt. Ihr Speichel enthält etwa 40 Stoffe, die die Blutgefäße erweitern, die Blutgerinnung hemmen, Entzündungen eindämmen und einiges mehr können. Beißt ein Blutegel zu, bringt der Schmerzreiz auch die körpereigene Schmerzbekämpfung in Schwung, die zugleich die Weiterleitung von Schmerzsignalen ins Gehirn blockiert. So erklärt sich die Wirksamkeit einer Blutegeltherapie bei Schmerzerkrankungen.

Eingesetzt wird die Blutegeltherapie hauptsächlich von Ärzten und Heilpraktikern bei verschiedenen Krankheiten: Schmerzen bei Arthrose, Rheuma, Migräne, Thrombose und Krampfadern sind nur einige Beispiele. Studien haben gezeigt, dass die Egel vor allem bei Kniegelenksverschleiß und nach Operationen erfolgreich Blut saugen.

Ein Egel-Biss schmerzt in etwa wie ein Insektenstich Bei der Behandlung selbst werden etwa ein Dutzend Egel am Patienten angesetzt. Dort haben sie maximal zwei Stunden Zeit, Blut zu saugen – wobei so bis zu einem halben Liter zusammenkommen kann. Ansonsten gibt es kaum Nebenwirkungen: Der Biss eines Egels entspricht dem Schmerz nach einem Insektenstich. Die histaminähnlichen Stoffe im Speichel können zu Juckreiz führen. Nachdem der Blutegel abgefallen ist, blutet die Bissstelle meist noch etwas und hinterlässt mitunter einen leichten Bluterguss. Auch eine Allergie auf die Egel ist möglich.

Nicht jeder Egel darf auch Blut saugen Weil eine Blutegeltherapie mit der Gefahr verbunden ist, dass dabei Krankheitskeime auf den Patienten übertragen werden, hat das Bundesinstitut für Arzneimittel und Medizinprodukte (BfArM) eine ‹Leitlinie zur Sicherung von Qualität und Unbedenklichkeit bei Therapie mit Blutegeln› herausgegeben. Wer Blutegel für medizinische Zwecke züchten will, muss danach Bestimmungen einhalten. Die Egel dürfen zudem wie Kanülen, Spritzen und Skalpelle nur einmal verwendet werden. Was mit den Einmal-Blutegeln nach der Therapie passiert, schreibt das BfArM auch vor: Die Tierchen dürfen nicht etwa in der freien Natur ausgesetzt, sondern müssen nach den ‹Regeln des Bundes und der Länder bei der Abfallversorgung› entsorgt werden.

Farbtherapie

Dass Farben auf Menschen wirken können, ist bekannt: Farbiges Licht beeinflusst unter anderem unsere innere Uhr und bringt uns dadurch dazu, nachts zu schlafen und tagsüber wach zu sein. Grund sind sogenannte Melanopsinhaltige Rezeptoren in den Augen, die vor allem ‹blaues› Licht aufnehmen. Da wir tagsüber blaustichigem Licht ausgesetzt sind, produziert unser Körper weniger schlafförderndes Melatonin. Rotes Licht, wie es natürlicherweise am Abend vorherrscht, macht dagegen eher müde.

Die Werbung macht sich die Wirkung von Farben zunutze, um die Einstellung ihrer Zielgruppen zu Produkten zu manipulieren. So gilt beispielsweise ein dunkles Blau als kühl und emotionslos, ein knalliges Rot als dynamisch, die Farbe Weiß gilt als rein und sachlich und grün als beruhigend. Kein Wunder also, dass Farben auch für die medizinische Behandlung von Menschen eingesetzt werden.

Farben sollen die Selbstheilungskräfte wecken Farbtherapie nennt sich das, und gemeint ist der gezielte Einsatz anregender und beruhigender Farben in Form von Licht bei diversen Beschwerden. Die Anhänger der Methode glauben, dass Farben über die Augen auch andere Vorgänge als den Tag-Nacht-Rhythmus beeinflussen. So soll beispielsweise das vegetative Nervensystem auf farbiges Licht reagieren, wobei sich die Schwingungen der einzelnen Farben auf den Körper übertragen sollen. Was ein wenig zauberhaft klingt, soll allerdings nur einen bereits bekannten Mechanismus der Alternativmedizin bedienen: Die Farben sollen die Selbstheilungskräfte wecken und sie mit Nachdruck zum Arbeiten bringen.

Wie bei vielen alternativmedizinischen Methoden, gibt es auch bei der Farbtherapie mehrere spezielle Anwendungsformen. Zum Beispiel die Farbpunktur, bei der stark gebündeltes farbiges Licht auf verschiedene aus der sogenannten Traditionellen Chinesischen Medizin bekannte Akupunkturpunkte gestrahlt wird. Auf diese Weise soll der Körper Energie (in welcher Form auch immer) erhalten und den Energiefluss (wie immer dieser aussehen mag) im Körper anschließend wieder besser regulieren können.

Eine weitere Sonderform ist die Aura-Soma-Therapie. Dabei wählt der Patient aus einer Reihe von Fläschchen, die mit farbigen Flüssigkeiten gefüllt sind, jene aus, die ihn spontan am meisten ansprechen. Aus den gewählten Farben will der Therapeut Beschwerden und Erkrankungen herauslesen. Nachdem die ‹Diagnose› feststeht, wird der Patient durch das Auftragen der von ihm bevorzugten farbigen Flüssigkeiten auf die Haut behandelt.

Seriöse Farbtherapeuten weisen ihre Patienten auf die Grenzen der Behandlung hin Die Farbtherapie kann Anwendern zufolge vor allem bei Angst, Schlafstörungen, Erschöpfung, Rheuma und Schmerzen eingesetzt werden. Sie ist sicherlich bunt und schön und irgendwie plausibel, denn wer hat nicht das Gefühl, dass Farben Stimmungen auslösen können? Doch ernsthafte Belege, dass eine der geschilderten Farbtherapien medizinisch wirksam ist, gibt es nicht. Seriöse Therapeuten weisen deshalb ihre Patienten darauf, dass die Farbtherapie bei akuten Beschwerden nur begleitend eingesetzt werden sollte.

❶ Licht hilft bei Schwermut im Winter

Wenn die Tage kürzer werden, man morgens im Dunkeln zur Arbeit geht und abends erst nach Hause kommt, wenn die Straßenlaternen schon leuchten, dann macht sich bei vielen Menschen ein vermehrtes Schlafbedürfnis bemerkbar. Kommen noch Heißhunger auf Süßes und Schwermütigkeit hinzu, dann könnte es sich um eine sogenannte Winterdepression handeln.

Keine Sorge, eine Winterdepression ist keine schwerwiegende Erkrankung, und sie lässt sich auch gut von einer echten Depression unterscheiden. Bei einer echten Depression schläft der Kranke oft schlecht, während bei der Winterdepression das Schlafbedürfnis erhöht ist. Winterdepressive haben außerdem oft einen sehr guten Appetit und nehmen auch entsprechend zu, echte Depressive dagegen verlieren im Verlauf Ihrer Erkrankung oft mehrere Kilo an Körpergewicht.

ⓘ   Bei Winterdepression helfen oft schon einfache Mittel

Die Ursache der Winterdepression liegt buchstäblich im Dunkeln: Durch Lichtmangel kommt es zu einer Störung im Serotonin-Stoffwechsel. Serotonin ist eine Substanz, die für die Übertragung von Nervenimpulsen im Gehirn benötigt wird. Sogenannte Antidepressiva greifen genau in diesen Serotonin-Stoffwechsel ein. Doch diese Medikamente sind bei Winterdepression oft gar nicht erforderlich – es geht viel einfacher.

Wenn Sie von einer winterlichen Schwermütigkeit betroffen sind, dann gönnen Sie sich zunächst mal wieder etwas besonders Angenehmes. Gehen Sie zum Beispiel ins Kino, essen Sie mit Freunden oder machen Sie mit der Familie einen Ausflug in ein Schwimmbad. Hilft Ihnen das noch nicht, dann sollte die Devise heißen: Sonnenstrahlen ausnutzen! Gehen Sie so oft wie möglich tagsüber raus an die frische Luft und machen Sie einen Spaziergang. Gehen Sie zum Beispiel in Ihrer Mittagspause statt in die Kantine in ein Bistro ein paar Straßen weiter. Apropos essen: Die Ernährung spielt bei der Winterdepression auch eine gewisse Rolle. Essen Sie besonders in der dunklen Jahreszeit bewusst viel Obst und Gemüse.

ⓘ   Eine wirkungsvolle Alternative ist Lichttherapie

Fehlen Ihnen die Zeit oder die Möglichkeiten, diese Vorschläge umzusetzen, dann können Sie das fehlende Sonnenlicht auch mit technischen Hilfsmitteln ersetzen. Theoretisch kommt dafür die Sonnenbank infrage. Allerdings könnten dann auch die bekannten Nebenwirkungen eines zu häufigen Besuchs auf der Sonnenbank für die Haut zum Tragen kommen. Und das sollten Sie lieber nicht riskieren.
Aus diesem Grund kann bei Winterdepressionen eine Lichttherapie eine Alternative sein. Die «Lichtdosis» liegt dabei deutlich unter der des natürlichen Sonnenlichts im Sommer, die Lichttherapie hat deshalb auch keine schädigenden Auswirkungen auf die Haut, und man wird dadurch nicht braun. An Nebenwirkungen können in sehr seltenen Fällen Unruhe, Schlafstörungen, Kopfschmerzen und Übelkeit auftreten.

Bei der Lichttherapie setzen Sie sich einmal am Tag für rund zwei Stunden im Abstand von einem Meter vor ein Lichttherapiegerät. Während der Lichttherapie selbst können Sie lesen oder am Schreibtisch arbeiten – nur rund einmal pro Minute sollten Sie kurz direkt in das Licht schauen. Meist kommt es schon in der zweiten Woche zu einer deutlichen Besserung der Winterdepressionen.

Die Lichttherapie wird zum Beispiel von Hautärzten durchgeführt. Sie wird nicht von den Krankenkassen bezahlt und kostet pro Sitzung etwas mehr als ein Aufenthalt im Sonnenstudio. Ein Gerät für den Einsatz zuhause kostet im Fachhandel je nach Stärke ab etwa 100 Euro.

Musiktherapie

Der dreijährige Junge – nennen wir ihn Benny – sitzt auf dem Boden und brüllt aus vollem Halse. Er ist zum ersten Mal in der Musiktherapie und macht keinen Hehl daraus, dass er die ungewohnte Umgebung nicht mag. Sein Körper wirkt trotz der Brüllerei schlaff und fast wie ohne Kontrolle. Das hat einen Grund: Bennys Gehirn erhielt während seiner Geburt für mehrere Minuten keinen Sauerstoff. Weil dadurch manche Teile seines Gehirns als geschädigt gelten, kann Benny nur schwer laufen und nur mit Mühe wenige Worte sprechen. Benny zeigt außerdem wenig Interesse für seine Umwelt.

Musiktherapie kann zu unerwarteten Fortschritten führen   Doch plötzlich scheint Benny etwas zu bemerken und hört auf zu schreien: Aus dem Klavier einige Meter neben ihm erklingen Töne, die seine Schreie nachahmen. Nach einer Weile versteht er das Spiel: Jedesmal wenn der Mann am Klavier mit Tasten Bennys Schreie imitiert, kontert der eben noch unglückliche Junge mit einer anderen Tonlage. Zehn Minuten schafft es Benny, sich auf die Klaviertöne zu konzentrieren und versucht dabei immer wieder aufs Neue, sie nachzuahmen. Für die Eltern von Benny ist das ein Fortschritt, den sie nicht erwartet hatten.

Musiktherapie, wie Benny sie erhält, gilt als eigenständige Heilmethode. Meist gut ausgebildete Musiktherapeuten setzen dabei

Musik gezielt ein, um Beschwerden zu lindern beziehungsweise seelische, körperliche und geistige Defizite auszugleichen. Angeboten wird Musiktherapie in Einzelsitzungen oder als Gruppentherapie.

Grundsätzlich gibt es zwei verschiedene Richtungen der Musiktherapie: In der sogenannten rezeptiven Musiktherapie hören Patienten wie Benny Musik und werden dadurch ‹behandelt›. In der aktiven Musiktherapie werden die Patienten dagegen von ihrem Therapeuten motiviert, selbst Musik zu machen.

Musik wirkt direkt auf das Nervensystem Die Erfahrung zeigt, dass Musiktherapie vor allem bei Kindern mit körperlichen und geistigen Behinderungen zu erstaunlichen Fortschritten führen kann. Musiktherapeuten gehen davon aus, dass Klänge, Melodien und Rhythmen direkt auf das Nervensystem wirken. Auch wenn das noch nicht die Erfolge bei Behinderungen wie in Bennys Fall erklärt, belegen wissenschaftliche Untersuchungen, dass Musik akute Schmerzen lindern, Ängste verringern und selbst vor Operationen oder Entbindungen für Entspannung sorgen kann.

Der Einsatz von Musik bei Erkrankungen, so argumentieren viele Musiktherapeuten, könnte sogar helfen, Beruhigungsmittel und andere Medikamente einzusparen. So treffen zum Beispiel bei chronischen Schmerzen körperliche und seelische Faktoren oft zusammen. Neben Medikamenten können Entspannungsmethoden, Gespräche und die Musiktherapie hilfreich sein. Damit wird es Patienten möglich, ihre Passivität zu überwinden und aktiv an ihrer Genesung mitzuarbeiten. Musik kann zudem den Puls und den Blutdruck senken. Deshalb wird die Musiktherapie mitunter auch bei Herzkreislauferkrankungen eingesetzt.

Viele Krankenkassen verweigern die Übernahme der Kosten Trotz nachweislicher Erfolge zählt die Musiktherapie zu den Außenseitermethoden in der Medizin. Krankenkassen verweigern deshalb meist die Kostenübernahme. Doch es lohnt sich zu kämpfen: Das Bundessozialgericht hat grundsätzlich entschieden: Krankenkassen müssen auch die Kosten für Außenseitermethoden erstatten, wenn es bei weitgehend unerforschten Erkrankungen keine andere allgemein anerkannte Methode der Behandlung gibt und viele Ärzte die Außenseitermethode bereits anwenden.

Zahlt die Versicherung nicht, muss der Patient Musiktherapeuten in eigener Praxis aus eigener Tasche bezahlen. Je nach Bundesland kann die Kostenübernahme durch die Regierungsbezirke möglich sein, etwa im Rahmen der Eingliederungshilfe für behinderte Kinder und Erwachsene. Eine Voraussetzung dafür ist allerdings oft, dass Musiktherapeuten eine Approbation in der Psychotherapie nach dem Heilpraktikergesetz nachweisen können.

ⓘ Eine Musiktherapie eignet sich unter anderem bei:

- ► körperlichen und geistigen Behinderungen
- ► chronischen Schmerzen
- ► Ängsten
- ► Stresserkrankungen

- ► Herzkreislauferkrankungen
- ► Tinnitus (Ohrgeräuschen)
- ► Krebs
- ► Essstörungen
- ► Depressionen

Sauerstofftherapie

Ohne Sauerstoff können Menschen nicht leben – das ist eine Binsenweisheit. Das Gas mit der chemischen Formel O_2 ist Bestandteil unserer Atemluft. Über die Lunge wird der Sauerstoff ins Blut aufgenommen. Dort binden sich die O_2-Moleküle an das Hämoglobin, das der Grund für die rote Farbe der Blutkörperchen ist. Das Blut transportiert den Sauerstoff von der Lunge in alle Winkel des Körpers, zu den Organen und bis in die letzte Zelle. Soweit die unbestrittenen und teilweise schon in der Grundschule gelehrten Fakten.

Ist mehr Sauerstoff automatisch besser? Findige Menschen sind nun auf die Idee gekommen, dass Sauerstoff wegen seiner allesentscheidenden Bedeutung für das Leben Erkrankungen heilen und obendrein das Altern von Zellen aufhalten können müsste. Nach dem Prinzip: Sauerstoff ist gut, mehr Sauerstoff ist besser. Die Folge dieser Überlegungen ist, dass heute neben dem Sauerstoff mit der Formel o_2 vor allem der ‹Supersauerstoff› Ozon von manchen Ärzten und Heilpraktikern für Heilzwecke genutzt wird.

Ozon besteht aus drei Sauerstoffatomen, hat also die Formel o_3. Weil Ozon Keime töten und Atemwege reizen kann, erhalten Patienten in der Ozontherapie meist ein Gemisch aus 90 Prozent o_2 und 10 Prozent o_3. Anzumerken ist, dass Ozon in der Luft bei intensiver Sonneneinstrahlung zusammen mit der Luftverschmutzung zunimmt. Das sind die Tage, an denen im Sommer in der Wettervorhersage vor allzu großer Aktivität im Freien gewarnt wird – wegen des die Atemwege reizenden Ozons.

Es gibt viele Varianten mit dem gleichen Zweck: mehr Sauerstoff in die Zellen zu bekommen Sauerstofftherapien verfolgen vor allem ein Ziel: die Sauerstoffversorgung der Zellen des Körpers zu verbessern. Mittlerweile gibt es mehrere Varianten von medizinischen Sauerstoff, beispielsweise Ozon – eine kleine Übersicht:

► *Sauerstoff-Langzeittherapie* Dabei handelt es sich um die dauernde Sauerstoff-Versorgung von Patienten, bei denen die Lungenfunktion stark eingeschränkt ist. Meist erhalten die Patienten den Sauerstoff über eine Nasensonde. Die Sauerstoff-Langzeittherapie ist bei entsprechender Indikation ein Verfahren der Schulmedizin.

► *Hämatogene Oxidationstherapie (HOT)* Dem Patienten wird 50 bis 80 ml Blut abgenommen, das anschließend mit Sauerstoff aufgeschäumt und mitunter UV-bestrahlt wird. Danach bekommt der Patient sein Blut über die Vene oder den Muskel zurück in den Körper injiziert. Die HOT gilt auch als eine Form der Eigenbluttherapie.

► *Oxygenierungstherapie nach Regelsberger* In einer Art Kurmaßnahme erhalten die Patienten über mehrere Wochen täglich bis zu 50 ml Sauerstoff in eine Vene injiziert.

► *Ozontherapie* In einer Konzentration von bis zu 10 Prozent wird Ozon in sehr unterschiedlicher Weise eingesetzt: Sogenannte Begasungen, Spülungen von Wunden, Injektion in die Vene und Eigenblutbehandlungen mit ozonversetztem Blut sind die bekanntesten Anwendungen.

► *Sauerstoff-Mehrschritt-Therapie* Dabei atmen die Patien-

ten etwa eine dreiviertel Stunde lang Extra-Portionen Sauerstoff über eine Maske oder Nasensonde ein. Oft wird die Prozedur durch Vitamin- und Mineralstoffpräparate ergänzt.

Die Wirksamkeit der Methoden ist nicht bewiesen Wie viele
alternative Methoden sollen auch alternative Sauerstoff-Therapien
den Körper dazu überreden, seine Selbstheilungskräfte zu wecken
und dem Immunsystem einen Stoß zu geben. Nur bei der Sauerstoff-Mehrschritt-Therapie soll laut ihrem Erfinder, dem Physiker
Manfred von Ardenne, die Sauerstoffkonzentration des Blutes für
Monate nach der Behandlung noch auf einem höheren Niveau
bleiben. Dadurch sollen die Alterungsvorgänge des Körpers langsamer ablaufen. Wissenschaftlich bewiesen sind diese Wirkungen
der Sauerstofftherapie jedoch nicht. In wissenschaftlichen Studien
liess sich die von Ardenne behauptete höhere Sauerstoffkonzentration im Blut noch Monate nach der Behandlung nicht belegen.

*Um mehr Sauerstoff zu bekommen, muss man nicht unbe-
dingt viel tun* Die beschriebenen Sauerstofftherapien eignen
sich nicht für die Selbstbehandlung. Einfache Möglichkeiten, die
Sauerstoffversorgung des Körpers zu verbessern, sind aber sogar
kostenlos zu haben: Lüften Sie regelmäßig Ihre Räume durch,
schlafen Sie nachts mit geöffnetem Fenster und bewegen Sie sich
öfter mal an der frischen Luft. Durch tiefes Einatmen in aufrechter
Körperhaltung können Sie die Aufnahme von Sauerstoff in die tiefen Lungenabschnitte optimieren.

Schröpfen

Wenn mich ein alternativmedizinisches Verfahren von der Optik
her beeindruckt, dann ist es das Schröpfen. Allein diese Gläser!
   Beim Schröpfen wird auf der Haut des Patienten mit Hilfe eines
Schröpfglases ein Unterdruck erzeugt. In modernen Schröpfglä-
sern geschieht das durch eine kleine Absaugvorrichtung. Beim traditionellen Schröpfen erhitzt der Therapeut die Luft im Schröpfglas durch das Anzünden eines alkoholisierten Wattebauschs. Da-

nach setzt er das Glas (oder mehrere Gläser) je nach Beschwerden in der entsprechenden Region auf die Haut. Wo genau die Gläser aufgesetzt werden, hängt vom Ergebnis der Untersuchungen ab, die ein seriöser Schröpfer natürlich zuvor durchgeführt hat.

Schröpfen nutzt eine alte schulmedizinische Erkenntnis Schröpfen wird seit alters her von Medizinern und Heilern weltweit bei Beschwerden eingesetzt – zum Beispiel bei Migräne, Hexenschuss, Ischias, Knieschmerzen, Bluthochdruck, Bronchitis, Müdigkeit, Depressionen, Fieber, Schwäche und Grippe. Nachgewiesen, dass die beeindruckende Prozedur auch einen medizinischen Sinn erfüllt, wurde bisher aber nicht. Man geht allerdings davon aus, dass dort, wo sich Muskelverhärtungen mit den Fingern spüren lassen, Schröpfen einen sogenannten Haut-Organreflex auslöst, der dann ein ‹belastetes› Organ positiv beeinflusst. An dieser Stelle bedient sich das Schröpfen einer Erkenntnis aus der Schulmedizin: Die Zuordnung von Organen zu Hautregionen ist durch die schulmedizinischen ‹Head-Zonen› bekannt.

Schröpfen verursacht einen Saugeffekt auf der Haut, der angeblich ‹entschlackt› Über den Haut-Organreflex hinaus verursacht der Unterdruck im Schröpfglas einen Saugeffekt auf der Haut, der wiederum zu einem Bluterguss unter dem Glas führt. Soweit ist das noch korrekte Physiologie, doch dann wird es leider fantastisch: Der Saugeffekt soll eine ‹Entschlackung› bewirken, die wiederum das misslaunige Organ positiv stimmt – mit natürlich positiven Folgen für das allgemeine Wohlbefinden des Patienten. Dass schon dem Konzept der ‹Entschlackung› der seriöse medizinische Hintergrund fehlt, soll an dieser Stelle mal unter den Schreibtisch fallen – lesen Sie dazu auch das Kapitel Entschlackung.

Es kann blutig oder unblutig geschröpft werden Patienten können grundsätzlich blutig oder unblutig geschröpft werden oder eine Schröpfkopfmassage erhalten. Beim blutigen Schröpfen ritzt der Heiler die Haut zuvor mit einer Lanzette an. Der Unterdruck im Glas saugt das Blut aus verletzten oberflächlichen Venen stärker an – entsprechend ausgeprägter ist der Bluterguss durch das Schröpfen. Außerdem landet etwas Blut im Schröpfglas.

Beim blutfreien Schröpfen dagegen wird das Schröpfglas auf unversehrte Hautstellen gesetzt – was nur einen kleinen Bluterguss hinterlässt. Bei der Schröpfkopfmassage wird das Schröpfglas ebenfalls auf unversehrt aber zuvor eingeölte Hautstellen gesetzt und dann hin- und hergeschoben. Angeblich soll das die Durchblutung der Haut sogar stärker fördern als eine klassische Massage mit den Händen.

Schröpfen ist nicht frei von Nebenwirkungen Was ein wenig wie zauberhafte Alchemie aus einer längst vergangenen Zeit wirkt, ist nicht ganz frei von Nebenwirkungen. Vor allem bei allzu starkem Unterdruck oder zu langem Einsatz des Schröpfglases können Blasen auf der Haut entstehen. Und wer kein Blut sehen mag, könnte beim blutigem Schröpfen in Ohnmacht fallen. Trockenes Schröpfen und Schwangerschaft bis zum vierten Monat vertragen sich ebenfalls nicht. Schröpfköpfe sollten zudem nicht bei Tumoren, Sonnenbrand oder frischen Verletzungen gesetzt werden. Ebenso tabu ist blutiges Schröpfen natürlich bei Blutgerinnungsstörungen und Blutarmut sowie bei Herzerkrankungen.

Softlasertherapie

Der Einsatz von Lasern in der Medizin ist grundsätzlich eine seriöse Sache – nicht wegzudenken ist der Laser etwa aus der Dermatologie, wenn Tattoos narbenfrei entfernt werden sollen. Allerdings kommt es darauf an, um welchen Laser es sich handelt – und was der Therapeut vorgibt, damit tun zu können.

Bei der Low-Level-Lasertherapie mit dem ‹Softlaser› versucht der Therapeut, mit Hilfe von Laserlicht, Zahnschmerzen zu nehmen, Wunden zu heilen und Entzündungen zu lindern – um nur Beispiele für den Einsatz des Softlasers zu nennen.

Doch auch wenn medizinische Laser vieles leisten können: Wissenschaftlich belegt wurde die Wirksamkeit der Low-Level-Lasertherapie bei diesen Anwendungen noch nicht. Es gibt nur Hinweise darauf, dass die Methode bei Nackenschmerzen und bei Tinnitus (Ohrgeräusche) helfen könne. Teilweise widersprechen sich die Ergebnisse von Studien auch. Die Deutsche Gesellschaft für Zahn- Mund- und Kieferheilkunde beispielsweise sagt über den Softlaser, er sei wegen der niedrigen Leistungsdichte mit Laserpointern vergleichbar und habe mit hoher Gewissheit keine substanzielle Wirkung. Seine therapeutischen Effekte würden demnach auf dem Placeboeffekt beruhen.

Was bei rasierten Mäusen klappt, muss auch bei Menschen funktionieren! Das ändert allerdings nichts daran, dass die Low-Level-Lasertherapie – mitunter als Laser-Photo-Therapie, Softlasertherapie, Kaltlichtlasertherapie, Laser-Biostimulation, Laser-Biomodulation bezeichnet – gut im Geschäft ist. Und das etwa seit 1963, als der Softlaser an der Budapester Semmelweis-Universität erstmals getestet wurde – und zwar an Mäusen.

Die Labortiere waren erst an rasierten Hautstellen bestrahlt worden. Anschließend bemerkte man, dass die Haare der laser-malträtierten Mäuse deutlich schneller nachwuchsen als die Haare der Mäuse, die kein Laserlicht abbekommen hatten. Was bei Mäusen geht, muss auch bei Menschen klappen, so folgerte man damals aus dem Experiment. Eine Softlaser-Behandlung müsse auch die Zellregeneration bei Menschen voranbringen können, wenn sie Mäusehaarzellen zum Nachwachsen antreiben kann. Diese grundsätzlich interessanten Ergebnisse wurden bislang jedoch nicht wieder wissenschaftlich überprüft. Und so kann nur weiter darüber spekuliert werden, ob der Softlaser mit Menschenzellen das machen kann, was er mit Mäusezellen kann. Verfechter der Therapie behaupten, Softlaser beeinflussten die Energiekraftwerke in den Zellen, die Mitochondrien, in positiver Weise. Der Strahl des Softlasers durchdringe angeblich die Unterhautschichten und wirke als heilsame ‹Biostimulation› auf den Stoffwechsel des Bindegewebes. Dieses regeneriere dann schneller. Wissenschaftliche Nachweise für diese Behauptungen würde man sich natürlich wünschen – sie existieren allerdings nicht.

Es wird weiter softgelasert Und so werden Softlaser weiterhin vorzugsweise von Heilpraktikern, Orthopäden und HNO-Ärzten eingesetzt. Mal um Entzündungen von Haut und Schleimhaut zu lindern, mal um Gelenkentzündungen zu behandeln oder Allergien. Je nach Fachgebiet und Vorliebe des Therapeuten werden dabei größere Körperareale oder einzelne Punkte gelasert – letzteres heißt dann Laserakupunktur. Auch eine Variante der Softlaserei ist die Laserblutbestrahlung – genannt Blutakupunktur. Über einen Venenkatheter wird dabei das Blut mit einem grünen Licht bestrahlt. Für die Wirksamkeit fehlen aber ebenfalls wissenschaftliche Belege.

Chelat-Therapie

Ablagerungen in den Blutgefäßen, im Volksmund häufig Arterienverkalkung oder Arteriosklerose genannt, sind ein Hauptgrund dafür, dass Menschen mit steigendem Alter unter allerlei potentiell tödlichen Erkrankungen zu leiden haben. Medizinisch ausgedrückt handelt es sich dabei um durch Arteriosklerose-Plaques, die sich unter anderem aus abgelagerten Kalzium-Salzen und Cholesterin bilden. Die Plaques verengen mit der Zeit nicht nur die Blutgefäße, sie nehmen ihnen auch die Elastizität. Die Folge sind Durchblutungsstörungen, die buchstäblich von Kopf bis Fuß reichen können.

Es gibt kein Medikament, das Blutgefäße von Arteriosklerose befreien kann Arteriosklerose erschwert dadurch den Nieren die Arbeit, lässt den Blutdruck steigen und kann so Schlaganfälle und Herzinfarkte verursachen. Auch das ‹Raucherbein› ist eine Folge der Arteriosklerose, ebenso wie manche Formen der Demenz. Man kann es sich leicht vorstellen: Wenn das Gehirn nicht mehr besonders gut durchblutet wird, kann es auch nicht mehr besonders gut funktionieren. Unzählige ältere Menschen hören von ihrem Arzt, dass sie Arteriosklerose hätten und deswegen so vergesslich wären. Verständlich, dass viele dieser Menschen gerne bereit sind, alles Mögliche an Medikamenten einzunehmen, um ihren Zustand zu bessern. Doch leider ist bis heute kein Medikament erfunden worden, das die Blutgefäße in Hirn, Herz, Beinen und Co. von Arteriosklerose befreien kann. Auch ich höre öfter mal den Satz: «Herr Doktor, gibt es denn nicht irgendwas gegen den Kalk in meinem Kopf?» Viele Betroffene sind regelrecht verzweifelt.

Chelate sollen unlösliches Kalzium einhüllen Wenn diese verzweifelten Menschen dann plötzlich hören oder lesen, dass sich mit einer sogenannten Chelat-Therapie die Ablagerungen in den Blutgefäßen auflösen lassen, sind viele verständlicherweise bereit, diese vermeintlich sensationelle Therapie auszuprobieren.

Chelat-Therapeuten behaupten, dass sie mit ihrer Methode die arteriosklerotischen Ablagerungen in den Blutgefäßen auflösen und deshalb sogar Bypass-Operationen am Herzen überflüssig machen. Die Chelat-Therapie könne das Kalzium aus den Arteriosklerose-Plaques herauslösen und so das verkalkte enge Gefäß wieder frei machen.

Um das zu erreichen, injiziert der Therapeut den Patienten den Wirkstoff EDTA (Ethylen-Diamin-Tetraacetat) in eine Vene. EDTA ist ein sogenannter Chelat-Bildner, was dem Stoff die Eigenschaft gibt, chemisch unlösliche Stoffe einzuhüllen und dadurch löslich zu machen, so dass sie mit Hilfe der Nieren aus dem Körper entfernt werden können. Das macht EDTA zu einem Mittel, das die Schulmedizin zum Beispiel bei Bleivergiftungen einsetzt. Nach Auffassung der Chelat-Therapeuten funktioniert das Einhüllen und Ausscheiden aber auch mit dem unlöslichen Kalzium in den Arteriosklerose-Plaques. In den USA sollen sich über 100 000 Menschen den meist langdauernden Infusionstherapien unterziehen – illegal allerdings, denn der Stoff EDTA ist in den USA als Arzneimittel nicht zugelassen. Für Deutschland gibt es keine Zahlen, wie oft die Chelat-Therapie praktiziert wird.

Die Versprechungen der Chelat-Therapeuten bewahrheiten sich nicht Was sensationell und eines Nobelpreises würdig klingt, weil es eine Geisel der Zivilisationsgesellschaft in den Griff bekommen würde, ist allerdings Humbug. Die Versprechungen der Chelat-Therapeuten konnten bisher in keiner unabhängigen wissenschaftlichen Untersuchung belegt werden. Die von den Chelat-Therapeuten angenommene Wirkung des EDTA gegen Arteriosklerose gilt als unwahrscheinlich, weil die Entstehung von Plaques in den Blutgefäßen nur in geringem Maße von ihrem Kalzium-Gehalt abhängt. Andere Faktoren, zum Beispiel die ständig erhöhten Blutfettwerte, spielen eine wesentlich wichtigere Rolle für die Entstehung der Arteriosklerose. Chelat-Therapeuten versuchen oft, diesen klaren Widerspruch aufzulösen, indem sie dem EDTA eine Wirkung gegen die sogenannten freien Radikale – das sind besonders reaktionsfreudige Sauerstoffverbindungen – andichten. Doch auch diese Theorie konnte bisher nicht wissenschaftlich nachgewiesen werden.

Die Chelat-Therapie kann der Gesundheit schaden   Die Therapie ist aber nicht nur wegen ihrer Wirkungslosigkeit umstritten, sondern auch wegen vieler möglicher Nebenwirkungen. EDTA schwemmt Mineralstoffe und Spurenelemente aus dem Körper – was lebensbedrohliche Herzrhythmusstörungen und Nierenschädigungen nach sich ziehen kann. Auch Todesfälle sind im Zusammenhang mit der Chelat-Therapie bereits aufgetreten.

ⓘ So beugen Sie Arteriosklerose wirklich vor

Die beste Möglichkeit, tatsächlich erfolgreich gegen Arteriosklerose vorzugehen, ist Vorbeugung: Sprechen Sie mit Ihrem Arzt, wenn Sie unter einer Krankheit leiden, die zu Arteriosklerose führen kann, wie zum Beispiel Bluthochdruck, erhöhte Fettwerte und Diabetes. Eine gesunde Ernährung, die wenig tierische Fette und dafür viel Obst und Gemüse beinhaltet, verringert Ihr Arterioskleroserisiko ebenfalls deutlich. Das Gleiche gilt für regelmäßige Bewegung und den Verzicht auf Nikotin.

Kinesiologie

Bewegung ist Leben! Aus dieser simplen aber stimmigen Erkenntnis leitet die Kinesiologie ein ganzes alternativmedizinisches Konzept ab. Der Begriff stammt von den griechischen Worten Kinesis (für Bewegung) und Logos (für Lehre) ab.

Erfunden hat die Kinesiologie um 1964 der US-amerikanische Chiropraktiker George Goodheart. Er wollte seinen Patienten mit der Methode ihre körperliche, energetische und geistige Beweglichkeit zurückgeben.

Kinesiologie nutzt Versatzstücke der Traditionellen Chinesischen Medizin (TCM) Die Kinesiologen glauben, dass Muskeln körperlichen und seelischen Stress anzeigen. Stress schwäche die Muskeln und blockiere den Bewegungsapparat. Da Muskeln in der Vorstellungswelt der Kinesiologen über die aus der Traditionellen Chinesischen Medizin (TCM) bekannten Meridiane mit den Organen in Verbindung stünden, sei mit der Stärkung von geschwächten Muskeln die Heilung des Organs möglich. Vitamine, diverse Pflanzenarzneien und homöopathische Mittel ergänzen die Behandlung.

Während einer kinesiologischen Sprechstunde wird der Körper mit Hilfe spezieller Muskeltests ‹befragt›, was ihn belastet und blockiert. Beispielsweise soll der Patient seinen Arm gegen den Druck des Therapeuten in einer bestimmten Position halten. Klappt das nicht so wie gewünscht, liege eine energetische Blockade des Muskels vor, die sich aber durch eine Massage der Meridianpunkte auflösen lasse. Neben Asthma, Schmerzen, Migräne, Allergien, Schlafstörungen und Verletzungen sollen unter anderem Angst vor geschlossenen Räumen und Spinnen, Lernprobleme und weitere persönliche Problemlagen positiv auf die Kinesiologie reagieren.

Ernsthafte Erkrankungen gehören nicht in die Hände von Kinesiologen Wissenschaftlich gesehen ist die kinesiologische Vorstellung von der Entstehung von Krankheiten samt ihrer Heilung jedoch unhaltbar. Das Konzept der Kinesiologie steht im Gegensatz zu den belegten Fakten über die Funktionsweise des Körpers. Weder Meridiane noch die sie durchfließende Körperenergie konnten jemals nachgewiesen werden. Auch der Muskeltest konnte in keiner Studie zeigen, dass sich von seinen Ergebnissen auf innere Krankheiten und seelische Probleme schließen ließe. Die medizinischen Erfolge von kinesiologischen Therapien, die es in einigen Fällen gibt, sind deshalb mit einiger Wahrscheinlichkeit auf den Placeboeffekt zurückzuführen.

Trotzdem: Solange keine ernsthaften Erkrankungen behandelt werden und der Therapeut die Möglichkeiten und Grenzen seiner Methode klar benennt, spricht nicht wirklich etwas gegen einen Besuch bei einem Kinesiologen. Die Muskeltests gelten als frei von Nebenwirkungen.

Eigenbluttherapie

Das Prinzip der Eigenbluttherapie ist simpel: Der Therapeut nimmt einige Milliliter Blut aus einer Vene des Patienten ab. Kurz danach injiziert er ihm das Blut wieder zurück, meist in einen Muskel am Po oder am Oberarm.

► Bei der Basisvariante wird das Blut wieder unbehandelt in den Körper injiziert.

► Bei anderen Varianten der Eigenbluttherapie werden dem entnommenen Blut wahlweise Sauerstoff, pflanzliche oder homöopathische Präparate zugesetzt. Oder das Blut wird nach homöopathischen Vorschriften verdünnt.

► Kinder erhalten eine abgespeckte Form der Eigenbluttherapie. Das Kind muss nur einen Stich in den Finger ertragen. Nach ‹Behandlung› des Bluttropfens erhält das Kind den Tropfen in den Mund, das Blut wird über die Mundschleimhaut wieder in den Körper aufgenommen. Dem Kind bleibt die Injektion erspart, allerdings tut ein Stich in die Fingerbeere auch weh.

Das eigene Blut soll das Immunsystem stärken und die Fließfähigkeit des Blutes verbessern können Eine komplette Eigenblutbehandlung beläuft sich in der Regel auf zehn Injektionen. Eigenbluttherapeuten glauben, dass die Methode vor allem bei langwierigen Infekten, Allergien, Asthma, Rheuma, Neurodermitis und Durchblutungsstörungen helfen kann. In ihrer Vorstellung stellt die Behandlung eine ‹unspezifische Reiztherapie› für den Körper dar. Wie beispielsweise bei kalten Güssen und Saunabesuchen, soll der ‹Reiz› den Organismus zum forschen Einsatz seiner Selbstheilungskräfte veranlassen. Das in die Muskeln injizierte Blut soll unter anderem auch die Abwehrkräfte anschubsen, die sich fortan wieder verstärkt schädliche Viren oder Bakterien vornehmen. Bei Krankheiten, die beim besten Willen nichts mit dem Immunsystem zu tun haben, soll das Eigenblut allerdings auch die Fließfähigkeit des Blutes verbessern.

Die Eigenbluttherapie scheint schulmedizinisch zu sein, ist es aber nicht Die Eigenbluttherapie klingt sympathisch, hat der Patient doch das Gefühl, er würde mit seinem Blut und etwas Hilfestellung aus dem Kabinett der Naturheilkunde Großes leisten und so wieder gesund werden. Die Schmerzen bei Entnahme und Injektion des Blutes sind auszuhalten und wirken irgendwie sogar schulmedizinisch. Wobei erwähnt werden soll, dass Blutentnahmen und Injektionen in Deutschland nur Ärzte und Heilpraktiker vornehmen dürfen.

Jede Injektion einer körperfremden Substanz in den Körper beinhaltet Risiken Doch die angenommene Wirkweise der Eigenbluttherapie ist aus wissenschaftlicher Sicht nicht plausibel. Sie konnte auch nicht durch Studien belegt werden. Das macht die Eigenbluttherapie nicht unbedingt gefährlich, trotzdem sollte bedacht werden: Bei der Injektion körperfremder Stoffe besteht immer das Risiko eines potentiell tödlichen allergischen Schocks, auch Infektionen und Blutungen in den tiefen Muskelschichten kommen vor. Die anderen Nebenwirkungen sind Harmlosigkeiten wie Hautreaktionen an der Entnahme- und Injektionsstelle. Außerdem mag nicht jeder Blut sehen oder Injektionen bekommen – und fällt deshalb mitunter für kurze Zeit in Ohnmacht.

Enzymtherapie

Wer sich verletzt, möchte schnell wieder einsatzbereit sein. Bei der Therapie geht es deshalb darum, die Verletzung so rasch wie möglich auszuheilen. Eine ergänzende Methode, die dafür von Profisportlern und bei Alltagsverletzungen eingesetzt wird, ist die Enzymtherapie. Neben der Akupunktur ist sie vermutlich das am besten erforschte Naturheilverfahren. Studien, unter anderem mit Eishockeyspielern, haben gezeigt, dass viele Verletzungen schneller heilen, wenn Enzyme eingenommen werden. Auch deshalb gehört die Enzymtherapie mittlerweile zum Repertoire von vielen Schulmedizinern.

Ohne Enzyme würde der Mensch selbst im größten Super-
markt verhungern Enzyme sind Eiweißstoffe, die aus sogenannten Aminosäuren bestehen. Sie machen wie Katalysatoren die
unzähligen biochemischen Vorgänge im Körper entweder erst
möglich oder bringen sie schneller voran. Es gibt kaum einen
Stoffwechselvorgang, der ohne ganz Enzyme auskommt.

Die Enzyme des Magen-Darm-Traktes zum Beispiel zerlegen
die Nahrung präzise in jene Bruchstücke, die der Körper dann ins
Blut aufnimmt, um daraus später Energie zu produzieren, Zellen
aufzubauen oder Hormone herzustellen. Es gibt Enzyme, die das
Eiweiß aus der Nahrung in Aminosäuren spalten, es gibt solche,
die Fett spalten und solche, die Zucker und Stärke ‹zerkleinern›.
Ohne Enzyme könnten weder Fette noch Eiweiße oder Zucker
und Stärke aus dem Darm ins Blut aufgenommen werden. Oder
anders gesagt: Ohne Enzyme würde der Mensch selbst im größten
Supermarkt der Welt verhungern.

Enzyme helfen auch bei der Diagnose von Krankheiten
Dass Enzyme wegen ihrer vielschichtigen Aufgaben im Stoffwechsel in jeder Zelle des Körpers vorkommen, nutzt auch die
Schulmedizin. Um zum Beispiel einen Herzinfarkt oder eine Leberentzündung feststellen zu können, wird die Enzym-Konzent-
ration im Blut analysiert. Das klappt zuverlässig, weil beim In-
farkt die mangels ausreichender Blutversorgung untergehenden
Herzmuskelzellen in großen Mengen ein spezielles Enzym freilas-
sen. Und auch bei der Leberentzündung produziert der Körper
vermehrt ein charakteristisches Enzym, das sich im Blut anrei-
chert. Die Enzym-Bestimmung in Blut, Rückenmarksflüssigkeit,
Speichel, Magensaft, Urin und Fruchtwasser ist heute fester Bestandteil des diagnostischen Potpourris. Der Gedanke, dass sich
Enzyme auch als Therapiemaßnahme einsetzen lassen, ist deshalb
nur konsequent.

Es gibt umfangreiche Einsatzmöglichkeiten für Enzyme
Tatsächlich werden Enzyme heute bei vielen Erkrankungen eingesetzt. Bei Zerrungen und Verstauchungen trägt die Enzymtherapie
dazu bei, dass die Schwellung schneller zurückgeht. Auch Au-

toimmunerkrankungen wie manche Rheumaformen bessern sich unter Enzymtherapie. Die Enzyme spalten jene Immunverbindungen, die sonst die Entzündungsreaktionen auslösen und sich zudem im Körper ablagern würden. Nach der Spaltung durch Enzyme kann der Körper sie schneller abbauen.

Auch Zahnärzte setzen häufig auf die Wirkung von Enzymen. Beliebt ist vor allem die Einnahme von Enzymen im Zusammenhang mit dem Ziehen von Weisheitszähnen. Mit Enzymen heilt die Wunde oft besser, und die Patienten klagen über weniger Schwellungen in der Wange und Schmerzen als Patienten, die keine Enzyme bekommen. Als Nebeneffekt sinkt die Gefahr einer Wundinfektion, so dass der Einsatz von Enzymen oft auch den Einsatz von Antibiotika senkt.

Enzym sind gut verträglich, aber nicht frei von Risiken Zusätzlich eingenommene Enzyme können der Gesundheit dienen, weil sie eine über den Placeboeffekt hinausgehende eigene Wirkung haben. Trotzdem sind sie nicht nebenwirkungsfrei. Bekannt sind unter anderem allergische Reaktionen auf Enzyme. Vorsicht geboten ist auch bei Blutgerinnungsstörungen, Leberschäden, Eiweißallergie und in der Schwangerschaft.

❶ Auch in der Natur sind Enzyme aktiv, zum Beispiel

- ► *in Äpfeln* Nach einem Biss in einen Apfel bildet sich eine bräunliche Schutzschicht an der Bissstelle, wodurch Bakterien am Eindringen in den Apfel gehindert werden sollen.
- ► *in Glühwürmchen* Das Licht der Glühwürmchen kommt ohne zusätzliche Energiequelle aus, weil es von Enzymen ausgelöst wird (Biolumiszenz).
- ► *im Käse* Ohne die Aktivität von eiweißspaltenden Enzyme funktioniert die Herstellung von Käse nicht.
- ► *im Wein* Für die Alkoholgärung bei der Weinproduktion sind ebenfalls Enzyme verantwortlich.

Fußreflexzonenmassage

Eines der angenehmsten Dinge, die einem Menschen widerfahren können, ist wohl eine Fußmassage vom Partner. Auf den ersten Blick nicht weit davon entfernt ist die Fußreflexzonenmassage: Dabei übt der Masseur mit Daumen und Zeigefinger Druck auf festgelegte Punkte am Fuß aus. So will er bestimmte Veränderungen im Körper auslösen und dadurch dessen Selbstheilungskräfte in Gang bringen.

Die Methode macht Anleihen bei der Schulmedizin Reflexzonen sind schulmedizinisch gesehen jene Bereiche der Haut, in denen sich Erkrankungen durch eine gewisse Überempfindlichkeit bemerkbar machen können. Die Ursache dafür hat sozusagen Hand und Fuß und liegt im Rückenmark.

Von jedem Abschnitt des Rückenmarks gehen Nerven aus, die jeweils innere Organe, Hautzonen und Muskeln versorgen. Kommen die Nervenendungen für ein Organ und eine Hautzone aus demselben Rückenmarksabschnitt, können die Nerven Probleme des Organs auf dem dazugehörigen Teil der Haut anzeigen. So ist es unter anderem zu erklären, das sich ein Herzinfarkt durch Schmerzen im linken Arm bemerkbar machen kann.

Die Fußreflexzonenmasseure sehen nun den Fuß bis oberhalb des Knöchels als eine einzige Reflexionsebene für den gesamten menschlichen Körper an. Die Reflexzonen von Kopf und Hals entsprechen ihrer Meinung nach den Zehen, die Zonen von Brust und Oberbauch befinden sich im Mittelfußraum. Zwischen den Fußwurzelknochen bis zum Knöchel liegen die Reflexzonen von Bauchraum und Becken, und in den unteren Abschnitten der Unterschenkel reflektieren sich die Beine. Die Reflexzonen der Front des Menschen liegen auf dem Fußrücken und die der Hinterseite auf der Fußsohle.

Zusätzlich zu den Reflexzonen wird der Körper in zwei mal fünf Längskörperzonen eingeteilt, die jeweils vom Scheitel des Kopfes bis zu den Zehen und den Fingern reichen.

Es geht wieder mal um ‹Energie› Wie bei vielen alternativen Methoden, geht es bei der Fußreflexzonenmassage nun vor allem darum, die Balance eines ‹energetisches Gleichgewichts› im Körper wiederherzustellen. Die Fußmasseure glauben, dass die einer Körperzone zugeordneten Körperteile durch den ‹Energiestrom› zwischen den Körperzonen verbunden sind und sich deshalb gegenseitig beeinflussen können. Von jeder Stelle einer Zone aus sollen alle Organe der Zone erreichbar sein. Schmerz beim Massieren einer bestimmten Stelle der Fußsohle soll ein Zeichen sein, dass das dazugehörige Organ krank ist – und durch Massieren wieder gesund werden kann. Konkret soll die Massagetechnik Blockaden und Spannungen lösen, die das ‹energetische Gleichgewicht› stören. Wissenschaftliche Beweise, dass das Konzept Hand und Fuß hat, gibt es allerdings bis heute nicht.

Nebenwirkungen gibt es leider auch Fußreflexzonenmassagen werden trotzdem bei Muskelverspannungen, Allergien, Schmerzen, Verdauungsproblemen, Kreislaufbeschwerden und etlichen anderen Befindlichkeitsstörungen eingesetzt. Nebenwirkungen gibt es allerdings auch. Bei Entzündungen, Fieber, Blutdruckproblemen, Rheuma, offenen Beinen sowie bei psychischen Erkrankungen sollten die massierenden Finger von den Fußsohlen gelassen werden. Auch für die Fußsohlen von Schwangeren gilt: Finger weg!

Moxibustion

Auf meiner persönlichen Liste der augenscheinlich seltsamen, aber irgendwie doch interessanten alternativen Methoden steht Moxibustion weit oben. Gemeint ist damit das Erwärmen von Akupunkturpunkten durch das Abbrennen von pulverförmig aufgearbeiteten Blättern des Beifußkrautes, genannt Moxa. Welche Akupunkturpunkte erwärmt werden, hängt von den Beschwerden des Patienten ab.

Wärme ist Wärme – oder vielleicht doch nicht? Wer nun fragt, warum es gerade Beifuß sein muss, mit dem die Akupunkturpunkte erwärmt werden, stellt die erste berechtigte Überlegung an. Wärme ist Wärme, will man meinen, und einem Akupunkturpunkt dürfte egal sein, ob zündelndes Moxa der Ursprung der Wärme ist oder eine Taschenlampenbatterie. Nein, so ist es nicht, wird der gemeine Moxatherapeut sagen. Die Moxibustion hat geschichtliche Wurzeln, die das Brennkraut vorgeben.

Stammt Moxibustion von der Akupunktur ab – oder ist es umgekehrt? Nachdem das geklärt ist, könnte die zweite Frage lauten, ob die Moxibustion bei der Akupunktur abgeguckt hat oder ob es eher umgekehrt war. Die Überraschung lautet: Moxibustion ist wahrscheinlich älter als Akupunktur. Vermutlich haben die Menschen in der Steinzeit bereits warme Kräuter genutzt, um ihre Schmerzen zu lindern. Nach Europa kam die Moxibustion allerdings erst in der zweiten Hälfte des 17. Jahrhunderts.

Eingesetzt wird die Moxibustion wie viele alternativmedizinische Methoden bei allerlei Beschwerden, unter anderem bei

► Schmerzen in Kopf, Schultern, Rücken und Wirbelsäule
► Nervenschmerzen
► Phantomschmerzen
► stumpfen Verletzungen
► Burnout
► Bronchitis und Asthma
► Erkältungen
► Blasenentzündung
► Nierenerkrankungen
► Magen-Darm-Erkrankungen
► Depression
► Schlafstörungen
► Unterleibsschmerzen
► Ohrenerkrankungen wie Tinnitus
► Nasennebenhöhlenentzündungen

Auch wenn es die Moxibustion möglicherweise schon vor der Akupunktur gab, folgt die Methode der in der TCM verankerten Vorstellung, dass alle Energie des Körpers in Meridianen fließt. Stört also beispielsweise Stress das Gleichgewicht der fließenden Energien, erkrankt der Mensch. Moxibustion soll schließlich durch die Erwärmung von Akupunkturpunkten entlang der Meridiane das Gleichgewicht wiederherstellen – was auch die Energie wieder fließen lässt. Das zumindest ist die Erklärung der Moxatherapeuten.

Die Wissenschaft erklärt die positive Wirkung, die die Moxibustion bei den oben beschriebenen Beschwerden tatsächlich haben kann, allerdings so: Die Wärme aus den Moxakerzen stimuliert die Nerven in der Haut. Was zuerst die Hirnanhangsdrüse und dadurch auch die Nebennieren veranlasst, vermehrt Hormone zu produzieren. Außerdem fördert die Wärme des Moxa die Durchblutung im Gewebe und regt damit den Stoffwechsel an. Beides würde die Effekte der Moxibustion erklären.

In China sind Verbrennungen einkalkuliert Nebenwirkungen der Moxibustion können vor allem Verbrennungen sein. In China werden Brandblasen sogar einkalkuliert, wenn direkte Moxibustion eingesetzt wird. Dabei setzt der Therapeut einen Kegel aus Moxa direkt auf die Haut über den Akupunkturpunkt und brennt ihn an. In Deutschland wird dagegen meist die indirekte Form der Moxibustion praktiziert. Dabei wird als Hautschutz Ingwer oder Knoblauch zwischen die Haut und den Moxakegel gelegt. Spürt der Patient die Hitze, schiebt der Therapeut die Scheibe mit dem Moxakegel zum nächsten Punkt. Sind alle Punkte behandelt, beginnt das Spiel von vorne – so lange, bis jeder Punkt 5 bis 10 Mal erhitzt wurde.

Neben dem Moxakegel gibt es Moxazigarren, dünne Stangen gerollten Beifußes, der an der Spitze entzündet wird. Mit Moxanadeln lässt sich die Akupunktur durch das Erhitzen bei Bedarf noch verstärken, indem die mit einer Vorrichtung zum Befestigen von Moxa versehenen Nadeln die Hitze besser in die Akupunkturpunkte leiten. Und nicht zuletzt gibt es Moxapflaster. Es enthält an der Klebeseite Heilkräuter, die auf der Haut Wärme erzeugen – natürlich ohne dass sie dafür angezündet werden müssen.

Homöopathie

Die Forschung entwickelt permanent neue Ansätze für eine bessere Diagnostik und Therapie von Erkrankungen. Je mehr Neues, desto mehr Überholtes verschwindet automatisch aus der aktuellen Praxis. Eine Ausnahme ist die Alternativmedizin: Viele ihrer Methoden werden unverändert über Jahrzehnte und Jahrhunderte auf gleiche Weise praktiziert. Ein Beispiel dafür ist die fast 220 Jahre alte Homöopathie, bei der auch heute noch gilt, was ihr Erfinder seinerzeit festgelegt hat.

Keine alternative Methode wird so oft und so kontrovers diskutiert wie die Homöopathie. Kein Magazin, kein Verlag, der noch nicht ausführlich und zum Teil wiederholt zu diesem Thema publiziert hätte – und sich dabei pro oder kontra zur Homöopathie positioniert hat.

Der Grund für dieses enorme Engagement liegt fast auf der Hand: Im Jahre 2011 betrug allein der Umsatz mit homöopathischen Mitteln in Deutschland 400 Millionen Euro. Das Interesse der Menschen in Deutschland an dieser Methode ist riesig – auch der Autor dieses Buches hat seine Erfahrungen damit gemacht. Das Problem dabei: Die angebliche Wirkung der Homöopathie beruht auf Vorstellungen, die nicht nur aus wissenschaftlicher Sicht absurd erscheinen.

Der Ursprung der Homöopathie ist eine selbstbewusste Schlussfolgerung nach einer Selbsterfahrung Ihren Ursprung hat die Homöopathie in einer Selbsterfahrung ihres Erfinders, des Arztes Samuel Hahnemann, der 1755–1843 in Deutschland lebte. Hahnemann hatte bei einem Selbstversuch mit Chinarinde gegen Malaria Fieber bekommen, ohne jedoch an Malaria gelitten zu haben. Er folgerte aus dieser Selbsterfahrung, dass ein wirksames Mittel bei Gesunden ähnliche Symptome auslöst wie die Krankheit, gegen die es gedacht ist. Sodann schuf Hahnemann das bis heute gültige, allerdings mit den Naturgesetzen nicht vereinbare Credo der Homöopathie: «Ähnliches kann durch Ähnliches geheilt werden.» Davon abgeleitet entstand auch der Name ‹Homöopathie›, was übersetzt aus dem Griechischen etwa «ähnliches Leiden» bedeutet.

Homöopathische Arzneien eignen sich höchstens zum Blumengießen Doch was vor 200 Jahren mangels genauerer Kenntnisse in Anatomie, Physiologie und Co. noch plausibel geklungen haben mag, gilt heute als vollständig widerlegt: Unter wissenschaftlich kontrollierten Bedingungen konnte der Chinarinden-Versuch nicht erfolgreich wiederholt werden. Was bedeutet: Das Credo der Homöopathie, «Ähnliches kann durch Ähnliches geheilt werden», entbehrt einer wissenschaftlichen Basis. Homöopathische Arzneien sind aus dieser Perspektive betrachtet höchstens als Wasser zum Blumengießen geeignet. Denn dass ein Stoff, der so lange immer wieder mit Wasser verdünnt wird, bis kein Molekül mehr nachweisbar ist, Krankheiten heilen oder lindern können soll, ist schon mit gesundem Menschenverstand nicht vorstellbar. Selbst viele Naturheilkundler halten die mitunter zu beobachtenden Wirkungen homöopathischer Mittel deshalb für einen Placebo-Effekt.

Jeder Mensch ist eine unverwechselbare Persönlichkeit
Trotz der wissenschaftlichen Ohrfeige wächst die Zahl der Homöopathie-Anhänger. Und das hat seinen Grund: Homöopathie wird zwar von Ärzten ausgeübt, die aber verschreiben weder die üblichen synthetischen Medikamente noch benutzen sie die gängigen technischen Apparate für die Behandlung. Die Homöopathie basiert auf der Überzeugung, dass jeder Mensch eine unverwechselbare Persönlichkeit ist und auch so behandelt werden muss. Das ist zwar reichlich banal und nicht neu, allerdings hat die Schulmedizin bekanntlich mitunter ihre Probleme damit.

Anders als Schulmediziner deuten Homöopathen Symptome einer Erkrankung als Ausdruck des Körpers, sich selbst heilen zu wollen. Homöopathische Heilmittel sollen die Selbstheilungskräfte anregen und unterstützen. Was nach dem Ähnlichkeitsprinzip angeblich auch möglich sein soll: «Zur Therapie eines Leidens eignet sich eine Substanz aus der Natur, die bei Gesunden ähnliche Symptome hervorruft wie bei dem Patienten», erklären Homöopathen ihren Kunden.

Die richtige Dosis vorausgesetzt, würde diese Substanz also den Organismus dazu bringen, sich selbst zu heilen. Um die richtige Dosis zu finden, gehen Homöopathen nach dem Prinzip der kleinsten Menge vor. Dabei vertreten sie wiederum eine absurd anmutende Auffassung: Erst die extreme Verdünnung einer Substanz bringe ihre heilenden Eigenschaften hervor und verhindere dabei zugleich ihre Nebenwirkungen.

Zur Herstellung homöopathischer Mittel gehört das Klopfen auf Lederkissen Homöopathische Mittel werden aus pflanzlichen, tierischen und mineralischen Stoffen gewonnen. Die im ersten Schritt hergestellte sogenannte Urtinktur, die beispielsweise aus Pflanzensaft besteht, wird im zweiten Schritt mit neun Teilen eines Lösungsmittels verdünnt. Aus dieser ‹D1-Verdünnung› wird im dritten Schritt erneut ein Teil entnommen, der mit neun Teilen eines Lösungsmittel zur ‹D2-Verdünnung› verdünnt wird – und so weiter. Nach 30 Schritten wäre die Stufe D30 erreicht. Da fragt es sich natürlich, ob nach 30 Verdünnungsschritten überhaupt noch etwas vom Ausgangsstoff enthalten sein kann? Eher nicht, denn bereits eine Verdünnung von D24 enthält der Statistik nach kein Molekül mehr aus der ursprünglichen Tinktur. Und das ist nur die Reihe der D-Verdünnungen. C-Verdünnungen haben ein Verhältnis von Grundstoff/Tinktur und Lösungsmittel von 1 : 100. Bleibt noch zu erwähnen, dass zwischen jedem Verdünnungsschritt die Tinktur zum Verschütteln zehnmal auf ein Lederkissen – nicht Stoff – geklopft wird.

Es ist wohl ‹nur› der Placeboeffekt Obwohl die Grundstoffe bis hinter die Nachweisgrenze verdünnt werden, glauben Homöopathen, dass diese Mittel wirksamer seien als die Urtinktur. Ihrer Meinung nach machten ohnehin nicht die Bestandteile der Urtinktur die Wirkung aus, sondern die Informationen, die diese Bestandteile während der Verdünnung an das jeweilige Lösungsmittel übergeben haben. Und mehr noch: Das x-malige Verdünnen und das Klopfen auf das Lederkissen soll die Information von Schritt zu Schritt verstärkt haben. Weil das alles wissenschaftlich nicht einmal ansatzweise haltbar ist, die Homöopathie aber trotzdem enormen Zulauf hat, muss ihr Zauber also etwas anderes sein.

Homöopathen haben sehr viel Zeit für ihre Patienten Was Schulmediziner oft viel zu wenig haben, besitzen Homöopathen reichlich: Zeit. Ein Besuch bei einem Homöopathen beginnt mit einem Gespräch, das bis zu zwei Stunden dauert und alle Bereiche des Patientenlebens abklopft. In der Homöopathie setzt die Wahl des richtigen Mittels eine vorangehende Diagnose durch den Behandler voraus. Gründlich und einfühlsam beschäftigt sich der Homöopath deshalb mit einem Patienten, um ein möglichst vollständiges Bild von ihm zu erhalten. Unter anderem werden Charakter, Interessen und der Allgemeinzustand des Patienten ausgelotet, um anschließend zu entscheiden, welches Mittel das geeignete für ihn und sein Problem ist.

Bei so viel Empathie wäre ein normaler Hausarzt längst bankrott Homöopathen wollen zum Beispiel wissen, wie ihr Patient mit Herausforderungen umgeht oder ob er sich im Dunkeln fürchtet. Steht die Diagnose des Homöopathen fest, hängt es schließlich von seiner Erfahrung ab, die richtige Substanz für das Patienten-Problem-Gespann zu finden. Was allerdings auch schon mal ein paar Wochen oder bei Allergien auch zwei Jahre dauern kann. Es kann zudem sein, dass zwei Patienten mit derselben Erkrankung, aber verschiedenen Beschwerden, verschiedene homöopathische Mittel bekommen. Derart individuelles Kümmern um die Belange des Patienten sind mit ein Grund dafür, warum die Homöopathie ungebrochenen Zulauf hat. Wie der Autor selbst erlebt hat, kann kein noch so bemühter Hausarzt sich derart zeitaufwendig mit einem Patienten beschäftigen – er wäre sonst in kürzester Zeit bankrott.

Wann sollten Sie zum Homöopathen gehen? Typischerweise nutzen Menschen die Homöopathie, denen die Schulmedizin wenig helfen konnte. Das Interesse vieler Menschen an der betont menschenfreundlich auftretenden Homöopathie ist geradezu ein Gegenentwurf zur sich schematisch an Krankheiten abarbeitenden Schulmedizin. Neurodermitis, Asthma, Rheuma, Migräne, Schlafstörungen, Depressionen, aber auch der banale Schnupfen sind Krankheiten, die bei Homöopathen zumindest probeweise gut aufgehoben sind. Bis zu 70 Prozent ihrer Patienten kann angeblich geholfen werden. Kaum erfolgreich ist Homöopathie bei Erkrankungen, die mit Organveränderungen einhergehen, wie zum Beispiel Leberzirrhose oder Krebs.

Homöopathie kann auch erheblichen Schaden anrichten
Soweit die harmlose Homöopathie. Was die Homöopathie allerdings in den Bereich kriminellen Handels rückt, ist diese Tatsache: Viele Homöopathen raten vom Impfen ab. Sie verweisen auf die zwar seltenen, aber durchaus vorhandenen Nebenwirkungen des Impfens und empfehlen stattdessen homöopathische Mittel, die angeblich ohne Nebenwirkungen mindestens ebenso effektiv wirken könnten: Homöoprophylaxe heißt das dann, und viele Hersteller homöopathischer Arzneimittel bieten homöopathische Impfstoffe zur Vorbeugung von Mumps, Malaria, Grippe, Röteln und Hepatitis an. Die Mittel sollen nach Meinung vieler Homöopathen das herkömmliche Impfen überflüssig machen.

Allerdings entbehrt die Behauptung, die möglichen Nebenwirkungen des Impfens würden ihren Nutzen überwiegen, jeder wissenschaftlichen Grundlage. Es gibt keine einzige aussagekräftige Untersuchung, die zeigt, dass homöopathisches Impfen seinen Zweck erfüllt. Im Gegenteil: Es gibt gute Gründe für die Annahme, dass es enormen Schaden anrichten kann.

Auch die hemmungslose Vermarktung bringt die Homöopathie in die Kritik Was die Homöopathie trotz ihrer – wenn auch nicht erklärbaren – Erfolge ebenfalls in die Kritik gebracht hat, ist das enorme Selbstbewusstsein mancher ihrer Vertreter, mit dem die unbelegte Vorstellung vom Wirkmechanismus der Homöopathie als Wahrheit dargestellt, Kritiker schon mal von gekauften Journalisten diffamiert und die Produkte möglichst einträglich vermarktet werden. Ein Beispiel für die Hemmungslosigkeit bei der Vermarktung sind die Komplexmittel. Entgegen dem Konzept der Homöopathie enthalten sie einen Mix diverser homöopathischer Substanzen und kommen dabei ganz ohne die angeblich so wichtige individuelle Diagnose aus. Sie sind zudem rezeptfrei in der Apotheke und mitunter auch in Supermarktregalen oder an Tankstellen erhältlich.

Wann sollten Sie zum Homöopathen gehen? Doch ganz egal, ob Sie der Philosophie der Homöopathie etwas abgewinnen können oder nicht: Ein Besuch bei einem Homöopathen kann eine gute Idee sein, wenn Sie auch nur das Gefühl haben, sich bei einem Arzt die Dinge von der Seele reden zu müssen. Das lange Erstgespräch kostet Sie um die 150 Euro aus eigener Tasche. Manche Krankenkassen übernehmen die Kosten der Behandlung oder zahlen etwas dazu.

Biochemie nach Schüßler

Meine erste Begegnung mit Schüßler-Salzen hatte etwas Skurriles: Im Haus einer Patientin, die ich vor einigen Jahren besuchte, standen von der Terrasse bis zum Bad auf Regalen, Anrichten und Tischchen Schalen mit braunen kristallinen Brocken. Meine Schätzung ergab zwei Dutzend solcher Depots. Die Patientin, eine ehemalige Lehrerin, erklärte mir, dass es sich dabei um naturbelassene Schüßler-Salze handle. Und sie schwörte, dass ihr noch kein ‹Medikament› so gut geholfen hätte wie diese Salze. Die Brocken seien nur Dekoration: Schüßler-Salze gebe es auch in Form von Tabletten, Salben und Lotionen.

Verdünnte Salze sollen Mineralstoffe in die Zellen bugsieren
Wilhelm Schüßler (1821–1898) hätte sich über die Begeisterung für seine Erfindung sicher gefreut. Der deutsche Homöopath hatte vor 140 Jahren den Gedanken, dass Krankheiten auf Störungen im Mineralstoffwechsel zurückzuführen seien. Schüßler glaubte außerdem, dass die Zellen des Körpers im Laufe ihres Lebens immer mehr Mineralstoffe verlieren. Das Ziel seiner Therapie, die er ‹Biochemie› nannte, ist es, den angeblichen Mineralstoffmangel durch Einnahme homöopathisch verdünnter Salze auszugleichen. Nicht allerdings, um den Mangel zu beheben. Vielmehr sollen die Zellen auf diese Weise dazu angeregt werden, Mineralstoffe besser aufzunehmen. Eine wissenschaftliche Begründung für seine Behauptung lieferte Schüßler nicht – und vermutlich konnte er es auch nicht: Die ‹Biochemie nach Schüßler› hat mit der naturwissenschaftlichen Disziplin der Biochemie nichts zu tun. Sie steht im Gegensatz zu den gesicherten wissenschaftlichen Erkenntnissen über die physiologischen Abläufe in Organismen und die Entstehung von Krankheiten.

Zwölf Salze, die Krankheiten heilen können? Betriebswirtschaftlich gesehen ist das in der Alternativmedizin oft benutzte ‹Konzept des Mangels› allerdings recht einträchtig: Man behauptet, Beschwerden seien darauf zurückzuführen, dass es im Körper von einem bestimmten Stoff zu wenig gibt. Dann bietet man eine simple Lösung dafür an und vertreibt diese selbst. Auch Schüßler erfand zwölf ‹biochemische Mittel›, die den darbenden Mineralstoffwechsel wieder ausgleichen und so Krankheiten heilen sollten: die Schüßler-Salze. Zu den 12 Mitteln sind noch 15 weitere dazugekommen. Von den insgesamt 27 Mitteln sind 26 Salze, darunter Natriumchlorid – auch Kochsalz genannt – und Kaliumchlorid, das als Geschmacksverstärker in Fertiggerichten verwendet wird. Das 27. ‹Biochemische Mittel› ist Selen, also kein Salz, sondern ein chemisches Element.

Schüßler, der selbst Homöopath war, hatte das Konzept der ‹Biochemie› von der Homöopathie abgeleitet. Schüßler-Salze werden wie die Substanzen in der Homöopathie so lange verdünnt – Homöopathen sagen: potenziert –, bis darin nichts mehr enthalten ist, was im Körper wirken könnte. Trotzdem unterscheidet sich Schüßlers ‹Biochemie› von der Homöopathie, weil sie nicht von deren Ähnlichkeitsregel ausgeht: Nach dieser kann eine Substanz, die bei Gesunden bestimmte Symptome hervorruft, ähnliche Symptome bei Kranken heilen. Grundlage der ‹Biochemie nach Schüßler› sollen laut ihrem Erfinder stattdessen physiologisch-biochemische Vorgänge im Organismus sein.

Der ‹Reichsärzteführer› hilft bei der Vermarktung Homöopathen standen Schüßlers Konzept anfangs skeptisch gegenüber. Schüßler verbreitete seine Methode deshalb mit Hilfe von Laienvereinen, die er ‹Biochemische Gesundheitsvereine› taufte und die seinerzeit in jeder größeren Stadt zu finden waren. Schützenhilfe für die Vermarktung der Salze kam zudem vom ‹Reichsärzteführer› Dr. med. Gerhard Wagner. Wagner hatte 1933 die ‹Neue Deutsche Heilkunde› verkündet und dabei behauptet, dass diese «niemals die exakte Naturwissenschaft sein» könne. Womit 1933 Beweise der Wirksamkeit für medizinische Verfahren offiziell überflüssig geworden waren.

Die Wirksamkeit der Schüßler-Salze ist nicht belegt Nach Ende des Zweiten Weltkrieges gerieten Schüßler-Salze weitgehend in Vergessenheit, sie wurden erst in den 1980er-Jahren durch das steigende Interesse an alternativen Heilmethoden wiederentdeckt. Bis heute werden Schüßler-Salze zur Vorbeugung und Behandlung diverser Krankheiten eingesetzt. Und obwohl sie aus wissenschaftlicher Sicht keine wirksamen Stoffe enthalten, berichten viele Anwender von Heilerfolgen.

Allerdings gibt es keine Studie, die die Wirksamkeit der Schüßler-Salze belegt. Wie auch! Die Annahme, Krankheiten würden nur durch Störungen im Mineralstoffwechsel zustande kommen, ist absurd. Der Mineralstoffwechsel im menschlichen Organismus ist ein extrem komplexes Zusammenspiel von etlichen Stoffen, darunter Mineralien, Spurenelemente, Hormone und sehr vieles mehr. Mit der gleichen Logik ließe sich auch behaupten, schlechtes Wetter würde durch den Wasserverbrauch der Menschen zustande kommen. Möglich ist allerdings, dass Hersteller und Vertreiber der Schüßler-Salze Studien durchgeführt, diese aber wegen der ernüchternden Resultate bisher nicht veröffentlicht haben. Oder man ist der Auffassung: Warum Geld ausgeben, wenn sich die Salze auch so gut verkaufen?

Wirksamkeit hin oder her: Von manchen Ärzten und Heilpraktikern werden Schüßler-Salze trotzdem zur Selbstbehandlung empfohlen. Immerhin: Schüßler-Salze gelten als nebenwirkungsfrei. Eine einseitige Behandlung damit ist aber nicht zu empfehlen, weil dadurch Krankheiten zu spät festgestellt und schulmedizinisch behandelt werden könnten. Der Placeboeffekt ist wie bei allen alternativmedizinischen Verfahren aber auch bei Schüßler-Salzen wirksam.

Mistel-Therapie

Denke ich an Misteln, fallen mir sofort zwei Berühmtheiten ein: Die erste ist Bob Marley. Die Reggae-Legende befand sich 1980 im Endstadium von Hautkrebs, war von seinen Ärzten in den USA aufgegeben worden und ließ sich deshalb von dem Arzt Josef Issels unter anderem mit Mistelpräparaten behandeln. Bob Marley starb dennoch am 11. Mai 1981 in Miami.

Die zweite Berühmtheit ist Miraculix. Der Druide braut seit 50 vor Christus in einem Küstendorf in der Bretagne einen Zaubertrank, der seinem Mitbürger Asterix Riesenkräfte verleiht. Die Mistel ist Miraculix zufolge ein sehr wichtiger Bestandteil des Zaubertrankes.

Unnatürliches Wachstum als Qualifikation für Anti-Krebs-Mittel Beide Berühmtheiten haben mit ihren Lebensgeschichten die Mistel zur bekanntesten Heilpflanze der Alternativmedizin gemacht, besser: der anthroposophischen Medizin. Anthroposophen schreiben der Mistel vor allem eine heilende Wirkung bei Krebs zu. Nicht wegen der vielen Stoffe darin, sondern weil Misteln nicht in der Erde wurzeln und im Winter blühen und damit angeblich die Gesetzmäßigkeiten des natürlichen Wachstums ignorieren. Weil auch Krebszellen, so die Folgerung der Anthroposophen, unnatürlich wachsen, könne die Mistel das Wachstum von Krebszellen stoppen.

Entwickelt haben die Misteltherapie bei Krebs etwa um das Jahr 1920 der Philosoph und Esoteriker Rudolf Steiner und die Ärztin Ita Wegman. Wissenschaftliche Fakten dazu lieferten die Begründer der Anthroposophischen Medizin zwar nicht. Aber die Philosophie hinter der Therapie hat einen gewissen naiven Charme – was zur anhaltenden Popularität der Misteltherapie beigetragen haben dürfte. Mistelextrakte gehören heute zu den häufigsten ergänzenden Krebstherapien in Deutschland.

Können Mistelextrakte wirklich Tumore stoppen? Auch wegen der enormen Popularität wurde bis heute in vielen Studien untersucht, ob die Stoffe in der Mistel tatsächlich Tumore am Wachsen hindern können. Gefunden wurden dabei mehrere wirksame Substanzen. Nur: Ein wissenschaftlich anerkannter Beleg für ihren konkreten Nutzen in der Krebstherapie existiert trotzdem nicht. Nach wie vor ist sich die Gemeinde der Krebsforscher uneinig, ob die Mistel Krebs heilen kann oder nicht. Die Leitlinien für die schulmedizinische Krebstherapie in Deutschland jedenfalls empfehlen Mistelpräparate nicht.

Nebenwirkungen sind vermutlich selten Mistelpräparate können als Tablette, Spritze in die Haut, Infusion in die Vene, in den Tumor oder in Körperhöhlen wie die Blase gegeben werden. Die Dauer der Therapie kann von einigen wenigen Wochen bis zu mehreren Jahren variieren. Wie genau Mistelextrakte letztendlich im menschlichen Körper wirken, ist jedoch kaum bekannt. Nebenwirkungen sind vor allem grippeähnliche Beschwerden sowie allergische Reaktionen, die vereinzelt durchaus schwerwiegend verlaufen können. Ansonsten gelten Mistelpräparate überwiegend als gut verträglich.

Die anthroposophische Medizin ist eine Kombination aus Philosophie, Mystik, Religion und Naturwissenschaft. Krankheiten entstehen in der Vorstellung der Anthroposophen aus dem Ungleichgewicht der prägenden Wesenseigenschaften des Menschen.

Anthroposophen setzen bei ihren Patienten tierische, pflanzliche und mineralische Substanzen ein, die durch ihre ureigene Dynamik wirken sollen. So soll zum Beispiel der Extrakt der Weidenrinde antientzündlich wirken, da sich die Weide in feuchten Regionen findet: Das ‹Wasser› soll dabei die Entzündung im Körper ‹löschen›.

Eine vegetarische Ernährung, künstlerische Interessen wie Musizieren, Malen und Modellieren sowie eine spezielle Bewegungstherapie gehören ebenfalls zur anthroposophischen Medizin.

Akupunktur

Mein erster Kontakt mit dem Thema Akupunktur fand schon einige Jahre vor meinem Medizinstudium, ungefähr im Jahr 1978 statt. Damals las ich täglich in einem Buch von Volkward E. Strauß, das den Titel «Gesundheit von A bis Z» trägt und noch heute in meinem Arbeitszimmer im Bücherregal steht. Auf Seite 19 findet sich ein von der Decke eines OP-Saales aufgenommenes Foto von einer Magenkrebs-Operation samt wachem Patienten an der Pekinger Universitätsklinik unter der sogenannten Akupunktur-Anästhesie. Die Bildunterschrift lautet:

«Durch die Wirkung der u. a. im Ohrläppchen eingestochenen

und stetig gedrehten Nadeln empfindet der Patient kaum
Schmerzen und bleibt bei vollem Bewusstsein. Inzwischen wird
die Akupunktur-Anästhesie auch im Westen vermehrt und mit
Erfolg eingesetzt.»

Ich fand die Möglichkeit, mit dem bloßen Stechen von Nadeln eine
derart wirksame Schmerzbefreiung zu erreichen, außergewöhnlich – auch, wenn hierzulande heute wohl niemand nur unter Akupunktur-Anästhesie operieren würde. Das Potenzial der Akupunktur zeigte mir das Bild damals allemal.

Neben der klassischen Homöopathie ist die Akupunktur nicht
nur das am häufigsten eingesetzte alternativmedizinische Verfahren – es ist auch das Verfahren, welches neben der Enzymtherapie
und der Homöopathie am gründlichsten wissenschaftlich untersucht wurde. Wobei nach einer Untersuchung der Techniker-Kran-
kenkasse unter den eigenen Versicherten Frauen die Akupunktur
doppelt so häufig in Anspruch nehmen wie Männer. Der Grund:
Frauen gingen häufiger zum Arzt und stünden alternativen Methoden ohnehin offener gegenüber als Männer.

**Die Akupunktur ist Teil der Traditionellen Chinesischen Medi-
zin (TCM)** Der Name Akupunktur ist lateinischen Ursprungs:
Acus bedeutet Nadel, und pungere ist das Verb für stechen. Akupunktur meint demnach: Stechen mit einer Nadel. Streng genommen ist Akupunktur aber kein eigenes alternatives Verfahren, sondern Teil eines eigenen Medizinsystems. Neben Kräuterheilkunde,
Ernährungslehre, speziellen Massagetechniken und Bewegungs-
therapien ist die Akupunktur eine Säule der Traditionellen Chinesischen Medizin (TCM). Die TCM, die naturwissenschaftlich nicht
erklärbar ist, beruht im Kern auf der rund 5000 Jahre alten Vorstellung, dass die Urkraft des Lebens mit dem Namen Qi den Körper
auf Leitungsbahnen durchfließt, den Meridianen. Die Meridiane
sind in der TCM-Vorstellung gedachte Linien, die von der Kopf-
mitte zu den Fingern beziehungsweise den Zehenspitzen verlaufen.

Für jedes Organ gibt es einen Meridian Fast jedem Meridian
ist ein Organ mit seiner Aufgabe im Körper zugeordnet. Krank-

heiten entstehen im System der TCM durch blockiertes Qi. Durch präzise Nadelstiche in festgelegte Akupunkturpunkte entlang der Meridiane wird das Qi so entblockiert, dass es wieder fließt – womit auch die Ursache der Krankheit beseitigt ist. Eine Akupunkturbehandlung dauert etwa 30 Minuten, wobei der Akupunkteur zwischen 5 und 20 Nadeln entlang der Meridiane setzt. Meist muss der Patient 10 bis 15 solcher Sitzungen ertragen. Dass das Stechen der Akupunkturnadeln, wie häufig behauptet, nicht schmerzhaft sei, kann der Autor aus eigener Erfahrung übrigens nicht bestätigen.

Die Wirksamkeit der Akupunktur bei Schmerzen hat nichts mit den Meridianen zu tun Dass die Akupunktur bei Kopf-, Schulter- und Knieschmerzen helfen kann, gilt heute als gesichert. Studien wie die weltweit größte Akupunktur-Studie (GERAC) sowie eine Studie am Memorial Sloan-Kettering Cancer Center in New York, bei der Daten von 29 Studien mit knapp 18 000 Patienten mit chronischen Schmerzen in Rücken, Schultern, Knie sowie mit chronischen Kopfschmerzen ausgewertet wurden, haben dazu beigetragen. Dabei hat sich gezeigt, dass Akupunktur in den genannten Fällen oft sogar besser wirkt als Arzneimittel oder Krankengymnastik.

Allerdings ist die Wirkung der Akupunktur bei Schmerzen nicht durch die Existenz von Meridianen erklärbar. Es wird vermutet, dass der schmerzlindernde Effekt die Summe einzelner Effekte ist: Dazu zählt die Wahl der optimalen Akupunkturpunkte ebenso wie der psychologische Effekt des Nadelsetzens sowie der Placeboeffekt. Außerdem regt der Akupunkturnadelstich das körpereigene Schmerzbekämpfungssystem an. Endorphine, das sind körpereigene Schmerzmittel, werden dadurch vermehrt im Körper ausgeschüttet, was im Rückenmark die Weiterleitung von Schmerzimpulsen aus dem Körper zum Gehirn hemmt.

Krankenkassen übernehmen die Kosten der Akupunktur teilweise Wegen dieser Erfolge bezahlen die gesetzlichen Krankenkassen derzeit bei chronischen Schmerzen in der Lendenwirbelsäule und am Knie bis zu zehn Sitzungen bei einem Aku-

153

punkteur. Ärzte, die Akupunkturnadeln auf Kassenkosten setzen wollen, müssen allerdings eine hochwertige Ausbildung als Akupunkteur, Schmerztherapeut sowie in der Psychosomatik nachweisen. Wochenendkurse in Akupunktur genügen nicht.

Bei vielen anderen Problemen wie Nikotinabhängigkeit, Tinnitus und Allergien konnte die Wirksamkeit der Akupunktur noch nicht wissenschaftlich belegt werden. Auch die Existenz von Meridianen war bisher nicht nachzuweisen. Das allerdings hält die Akupunktur nicht davon ab, sich auch jenseits aller gebotenen Seriosität als pekunär einträchtige Behandlungsmethode zu verbreiten. Dazu tragen leider auch jene Ärzte und Heilpraktiker bei, die das Akupunktieren in wenigen Tagen – die Rede ist von Wochenendkursen – gelernt haben wollen und nun bei allen möglichen Problemen ihren Patienten anbieten. Selbstverständlich auf eigene Kosten.

Auch die Akupunktur kann Nebenwirkungen haben   Wen es aber nicht stört, dass er möglicherweise für sinnlose Nadelstiche viel Geld bezahlt, muss sich zumindest keine allzu großen Gedanken über Nebenwirkungen machen. Bekannt sind Schwindelanfälle, mitunter verloren Patienten sogar das Bewusstsein, oder die Akupunkteure ließen Nadeln aus Versehen stecken. Schwere Nebenwirkungen wie Infektionen mit Viren – zu denken ist an Hepatitis B, C und HIV – sind dagegen sehr selten und bei der Verwendung steriler Nadeln ausgeschlossen. Nadelschmerzen, Blutungen an der Einstichstelle treten bei etwa 7 Prozent der Patienten auf.

ⓘ   Akupressur

Auch die Akupressur gründet wie die Akupunktur auf den unbelegten Vorstellungen der TCM. Dass Akupressur trotzdem wirkt, gilt ebenfalls als anerkannt. Statt mit den Nadeln, wird bei der Akupressur mit Daumen und Zeigefinger Druck auf die Punkte entlang der angenommenen Meridiane ausgeübt. Bei Gelenk- und Muskelbeschwerden, Kreislaufproblemen, Erkrankungen der Atemwege sowie bei Kopf-, Rücken- und Gelenkschmerzen soll Akupressur sehr gut wirken – Beweise im wissenschaftlichen Sinne gibt es dafür nicht. Von kundigen Akupresseuren wird aber vor einer Selbstanwendung ohne fachliche Beratung und Betreuung abgeraten. Denn zum einen ist es mit ein wenig Rumdrückerei auf der Haut nicht getan. Und zum anderen lassen sich über die Manipulation bestimmter Akupressurpunkte reichlich unangenehme Körperreaktionen wie Blutdruckabfall und Schwindel auslösen.

ⓘ **Laien sollten Akupressur erst nach professioneller Anleitung selbst einsetzen**

Empfehlenswert ist es deshalb, sich für die Akupressur einen gut ausgebildeten Therapeuten zu suchen. Der wird zunächst eine Diagnose stellen und dann mit verschiedenen Techniken die Meridianpunkte akupressieren. Dazu benutzt der Therapeut entweder seinen Daumen, seine Fingerkuppe, Hand oder Ellenbogen. Mitunter setzt er sogar sein Körpergewicht ein. Paradoxerweise sollen gerade diese Techniken beruhigen, während sanfte Massagen den Organismus eher anregen. Wundern Sie sich auch nicht, wenn Sie wegen Magenbeschwerden gekommen sind und der Therapeut am Unterschenkel drückt. Oft liegen nämlich die angenommenen Akupressurpunkte weit weg von der Region, wo es eigentlich weh tut.

Akupressur hat, richtig angewandt, kaum Nebenwirkungen. Das ermöglicht auch Laien, Akupressur – nach vorheriger Anleitung – an sich selbst tätig zu werden. Durch Drücken des sogenannten Hegu-Punktes lassen sich zum Beispiel Kopf- und Zahnschmerzen lindern. Der Hegu-Punkt liegt zwischen gespreiztem Daumen und Zeigefinger der rechten Hand. Bei Schnupfen kann der Druck auf Punkte im Gesicht helfen. Und Lampenfieber reagiert auf Druck auf einen Punkt an den Handknöcheln.

Ayurveda

Wer Ayurveda-Werbe-Fotos betrachtet, kann schon mal ins Grübeln kommen: Sind die attraktiven Menschen, die da auf einer Liege ruhen, während ebenso attraktive Helferinnen mit leicht entrücktem Lächeln Öl aus formschönen Karaffen über ihre Stirn gießen, wirklich krank? Wohl nicht. Und sie sollen auch nicht krank werden: Ayurveda, die «Wissenschaft vom gesunden und langen Leben», will Krankheiten nicht nur lindern, sondern ihnen auch vorbeugen können.

Fünf Elemente und drei Lebensenergien bestimmen über Gesundheit und Krankheit Ayurveda ist keine alternative Einzelmethode, sondern ein System, das seit über 3000 Jahren eine ureigene Medizin und Philosophie miteinander kombiniert und daraus ebenso ureigene Vorstellungen von Gesundheit und Krankheit meißelt – ähnlich wie die TCM, und doch ganz anders.

Im sogenannten Ayurveda besteht der Mensch wie alle Dinge im Kosmos aus den fünf Elementen Raum, Luft, Feuer, Wasser und Erde. Zudem unterliegt er dem Einfluss der drei Lebensenergien Vata (Äther und Luft), Pitta (Feuer und Wasser) und Kapha (Wasser und Erde). Stehen die drei «Doshas» nicht ausgeglichen zueinander, verursacht das Dosha mit dem überwiegenden Einfluss Beschwerden:

► Das *Dosha Vata* bereitet Schmerzen und diverse Probleme mit verschiedenen Organen.
► Das *Dosha Pitta* löst hauptsächlich Hunger, Durst, Fieber, Schwindel und Aggressivität aus.
► Das *Dosha Kapha* verursacht Blässe, Appetitverlust, Husten und Konzentrationsprobleme.

Stehen die Doshas nicht im Gleichgewicht, wird der Mensch krank Allerdings wird im Ayurveda jeder Mensch von mindestens einer Dosha dominiert, so dass er individuelle körperliche und charakterliche Eigenschaften hat, die ihn gesund und oder krank machen. So bildet beispielsweise der Kapha-Typ eher einen rundlichen und kräftigen Körperbau aus, weshalb dieser Typ im Leben alles langsam, aber sehr gründlich angeht.

Krankheiten entstehen im Ayurveda, wenn das Gleichgewicht der Doshas über längere Zeit gestört ist, zum Beispiel durch Umwelteinflüsse, schlechte Ernährung oder ‹Genussgifte› wie Nikotin und Alkohol. Nach ayurvedischer Überzeugung gibt es zudem

keine körperliche Störung, die sich nicht auch auf die Psyche aus-
wirke und umgekehrt.

Es gibt einige Hundert ayurvedische Behandlungen Ein ayurvedisch arbeitender Arzt stellt zunächst fest, was die drei Doshas
aus dem Gleichgewicht gebracht hat. Dafür schlüpft er auch in die
Rolle eines Schulmediziners: Nach einem ausführlichen Gespräch
folgt eine körperliche Untersuchung mit einer Pulsdiagnose. Die
Therapie wird nach der Grundkonstitution und der festgestellten
Abweichung maßgeschneidert. Häufig erhalten Patienten mit gleichen Erkrankungen deshalb unterschiedliche Therapien. Was übrigens nicht schwer fällt, denn es gibt bei Ayurveda nicht nur zahlreiche eigenständige Medizinbereiche wie Chirurgie, Innere Medizin,
Augenheilkunde, Ernährungslehre und Entspannungsverfahren,
sondern auch einige Hundert rein ayurvedische Behandlungen,
von der Synchronmassage bei Spannungen über Darmeinläufe bei
Impotenz bis hin zum Stirnölguss, der den Schlaf fördern soll.

Ayurveda ist nicht nur sanft Ayurveda ist allerdings nicht nur
sanfte Medizin. Ein künstlich erzeugter Brechreiz gehört genauso
zum Therapieportfolio wie blutige Aderlässe. Während in Indien
fast zwei Drittel der Bevölkerung noch auf diese, dem traditionellen Ayurveda zugehörigen Anwendungen vertraut, kommt in
Deutschland hauptsächlich der traditionelle Öl-Guß zur Anwendung. Er soll dazu dienen, der Haut Giftstoffe zu entziehen. Dass
ein solches reduziertes Mode-Ayurveda nichts mit dem ursprünglichen Medizinsystem Indiens zu tun hat, scheint niemanden zu
stören. Ob es in irgendeiner Weise medizinisch wirkt, auch nicht.
Traditionelles Ayurveda ist seit mehreren Jahrtausenden in der indischen Lebenshaltung verankert, und es ist fraglich, ob sich diese
auf westliches Krankheits- und Gesundheitsempfinden übertragen
lässt. Nachweise der Wirksamkeit im wissenschaftlichen Sinne
sind jedenfalls spärlich bis gar nicht vorhanden.

Wann Sie zu einem Ayurveda-Arzt gehen sollten Wann immer Sie das Gefühl haben, ein Rückzug vom Alltag würde Ihnen

gut tun, kann Ayurveda ein solcher Rückzugsort sein. Außer bei konkreten Erkrankungen buchen viele gesunde, aber gestresste Menschen einen mehrtägigen Aufenthalt in einer Ayurvedaklinik. Da Ayurveda ein in sich komplettes Medizinsystem darstellt, gibt es auch fast nichts, was sich damit nicht behandeln ließe: Hoher Blutdruck, Asthma, Darmbeschwerden, Depressionen sind nur einige Beispiele. Bei akuten Erkrankungen sowie bei Tumoren wird Ayurveda nicht oder nur als Ergänzung zu einer schulmedizinischen Behandlung eingesetzt.

Wer sich nicht gleich reif für die Klinik fühlt, kann sich – eingeschränkt – auch selbst ayurvedisch behandeln. Einfach durchführen lässt sich das Ölziehen. Dazu nehmen Sie morgens vor dem Zähneputzen einen Esslöffel Sonnenblumenöl ein und spülen das Öl ohne Hast etwa zehn Minuten im Mund und zwischen den Zähnen hin und her. Danach spucken Sie das Öl aus. Helfen soll das Ölziehen vor allem bei Kopf- und Zahnschmerzen.

Traditionelle Chinesische Medizin (TCM)

Als der chinesische Parteivorsitzende Mao Tse-Tung 1975 an Grauem Star erkrankte und von seinen Leibärzten aufgegeben wurde, operierte ihn ein Arzt nach einer Methode der Traditionellen Chinesischen Medizin (TCM). Anschließend behandelte er ihn mit Akupunktur-Nadeln. Sein Glück: Der Eingriff brachte Mao das Augenlicht zurück, und der Arzt wurde nicht wie zahlreiche erfolglose Kollegen zuvor in die Verbannung geschickt.

Basis der TCM ist ein anderes Menschenbild Der entscheidende Unterschied zwischen der TCM und der westlichen Medizin ist das Menschenbild. Schulmediziner gehen bei ihrer Diagnose meist wissenschaftlich vor, schreiben zum Beispiel EKG's, machen Röntgenbilder und untersuchen Blutwerte.

Die TCM hat dagegen eine eher philosophische Vorstellung von ihren Patienten. Sie erachtet den Menschen als Abbild der Harmonie zwischen Himmel und Erde. Seine beiden Urkräfte Ying und Yang befinden sich im Gleichgewicht, solange er gesund ist. Bei Krankheit ist die Balance zwischen beiden durcheinander geraten.

Mit der Folge, dass die ‹Lebensenergie› Qi nicht mehr ungehindert durch das Netzwerk seiner Körperbahnen, die Meridiane, fließen kann.

Wie konnten die Kräfte in den Meridianen entgleisen? Das wichtigste Instrument der TCM ist die richtige Diagnose. Ein Arzt, der TCM praktiziert, versucht deshalb zunächst herauszufinden, wie es zu der Entgleisung der Kräfte in den Körperbahnen seines Patienten gekommen ist. Dazu muss er sein soziales Umfeld und seine Lebensweise kennen. Danach muss entschieden werden, wo angesetzt werden sollte, um das gestaute Qi wieder in Fluss zu bringen. Dafür begutachtet der Arzt zum Beispiel die Zunge und fühlt den Puls. Über 30 verschiedene Pulsbilder sind bekannt. Nach der Diagnose beginnt auch in der TCM die Therapie. Die allerdings erfordert viel Erfahrung, denn es gibt allein über 2000 Wirksubstanzen und über 360 Akupunktur-Stellen. Rund 90 Prozent der Patienten eines TCM-Arztes wird angeblich mit Hilfe von Kräutern und Akupunktur-Nadeln geholfen.

Chinesische TCM entspricht nicht unbedingt der deutschen TCM Soweit die Philosophie der TCM. Dass die in Deutschland praktizierte Traditionelle Chinesische Medizin jedoch kaum etwas mit der chinesischen Tradition zu tun hat, das berichtet der Medizinhistoriker Paul Unschuld in einem Interview mit SPIEGEL-Online. Demnach ist das, was «den Patienten hierzulande als TCM angeboten wird, (...) ein in China am grünen Tisch geschaffenes Konstrukt.» Die westliche TCM sei nur ein Filtrat aus der ursprünglichen Medizintradition, geschaffen in den 1950er- und 1960er-Jahren als Kompromiss zwischen dem alten und dem neuen China, das sich immer mehr der wissenschaftlichen Medizin zuwandte.

Speisedampf statt Lebensenergie In der TCM sahen Paul Unschuld zufolge viele westliche Ärzte zwar die Defizite der westlichen Medizin ins Gegenteil verkehrt, verbrämten mit ihren Unkenntnissen aber die TCM. So heiße beispielsweise ‹Qi› wörtlich übersetzt nicht etwa ‹Lebensenergie›, sondern ‹Speisedampf›. Womit das sogenannte Pneuma der antiken Medizin gemeint war, das zusammen mit dem Blut den Körper durchströmt haben soll und mit diesem die Lebensgrundlage bildete. Erst ab den 1920er-Jahren wurde ‹Qi› als ‹Energie› gedeutet. Im Jahr 2007 machte die chinesische Regierung allerdings klar: Die Zukunft der TCM liegt in der Molekularbiologie und nicht im Speisedampf.

Wann Sie zu einem TCM-Arzt gehen sollten Trotzdem: Vorausgesetzt, Sie sind nicht an Krebs erkrankt, haben einen Unfall oder benötigen eine Operation, gibt es für die TCM kaum Einschränkungen. Denn die alte Regel, dass die Methoden der TCM nur bei leichten Erkrankungen helfen, gilt nicht. Behandelt werden nicht nur Schmerzen und Ohrgeräusche mit Erfolg, sondern sogar chronische Leberentzündungen. Zudem geht der Trend in westlichen Ländern eher zur wissenschaftlichen TCM. Diese wissenschaftliche Ausbildung zum TCM-Therapeuten dauert mehrere Jahre und blickt auch hinter den Mechanismus der zahlreichen Anwendungen. Die TCM ist weder Hokuspokus noch ein Allheilmittel. Mittlerweile gibt es deshalb auch zahlreiche Berührungspunkte, an denen sich westliche Schulmedizin und TCM sinnvoll ergänzen.

Massagetherapie

«Massagen entspannen, sie beleben Körper und Geist!» So verspricht es die Werbung entsprechender Einrichtungen. Im Grunde genommen ist das nicht falsch, aber was können Massagen aus *medizinischer* Sicht leisten? Immerhin werden sie von Ärzten wie Heilpraktikern derart oft verordnet, dass das Geschäft mit Massagen seit Jahren boomt: Wie eine Studie der Barmer GEK ergeben hat, gehören klassische Massagen in Deutschland zu den umsatzstärksten Hilfsmitteln.

Klassische Massagen dienen offiziell «der mechanischen Beeinflussung von Haut, Bindegewebe und Muskulatur durch Dehnungs-, Zug- und Druckreiz». Sie wirken von der massierten Körperstelle über den gesamten Organismus auch auf die Seele. So wie man nach einem unfreiwilligen Überraschungskontakt mit einer Tischkante versucht, den Schmerz am Oberschenkel durch Reiben und Drücken zu lindern, so wirkt vom Prinzip her auch eine Massage. Nur wesentlich intensiver.

An einen verspannten Nacken sollte man nur ausgebildete Masseure lassen Bei der klassischen, schulmedizinisch voll anerkannten Massage werden Haut und Muskulatur dort behandelt, wo massiert wird. Sie wird vor allem von ausgebildeten Masseuren und Physiotherapeuten durchgeführt. Massagen verschreiben kann jeder Arzt, aber natürlich kann man auch selbst dafür bezahlen. Die klassischen, ärztlich verordneten Massagen, die von ausgebildeten und offiziell anerkannten Masseuren durchgeführt werden, bezahlen meist die Krankenkassen oder Versicherungen.

Alle anderen Formen von Massagen werden dagegen nur selten von Krankenkassen und Versicherungen bezahlt, weil es keine wissenschaftlich ausreichenden Belege ihrer Wirksamkeit gibt. Hinzu kommt, dass die Ausbildung der Masseure nicht immer solide oder nachvollziehbar ist. Mit den Händen über Haut und Muskeln streichen kann jeder, und eine exotisch klingende Massage-Philosophie mag so manchen beeindrucken – eine Garantie für Qualität und Wirksamkeit ist das aber nicht. Was halten Sie beispielsweise von der Jiliang-Jiliang-Somi-Massage? Hoffentlich nichts, denn diesen Massagenamen habe ich mir gerade ausgedacht.

Eine fachlich nicht korrekt ausgeführte Massage kann erheblichen Schaden anrichten Verspannungen, Verhärtungen und eine Reihe orthopädischer und neurologischer Erkrankungen lassen sich mit Hilfe einer fachgerechten Massage oft erfolgreich behandeln. Als gesichert gilt außerdem, dass sich Erkrankungen der inneren Organe an der Haut oder den Muskeln zeigen können und deshalb die sogenannte Reflexzonenmassage hier helfen kann.

Eine fachlich nicht korrekt ausgeführte Massage kann dagegen erheblichen Schaden anrichten. «Wohlfühlmassagen» sind für Gesunde grundsätzlich unbedenklich, an einen verspannten Nacken sollten man jedoch nur ausgebildete Masseure lassen. Bei Fieber und Erkrankungen von Gefäßen und Haut besteht absolutes Massageverbot. Gleiches gilt grundsätzlich für Verletzungen – zumindest muss hier der Masseur genau wissen, was er tut.

Gute Massagen müssen nicht teuer sein Eine dauerhafte Lösung für Gesundheitsprobleme sind Massagen allein meist nicht. Chronische Verspannungen zum Beispiel entstehen häufig durch Fehlhaltungen. Massagen können dann zwar die Beschwerden lindern, die eigentliche Ursache aber bleibt. Wirkungsvoll kann eine Kombination aus Massage, Wärme, Bewegung und Gymnastik sein.

Natürlich kann man auch ohne ärztliches Rezept zu einem Masseur gehen – am besten natürlich zu einem nachweislich solide ausgebildeten. Die Preise für eine klassische Massage von 20 bis 30 Minuten liegen meist zwischen 15 und 30 Euro. Zusatzleistungen wie Fangopackungen oder Rotlichtbestrahlungen kosten extra, können aber sinnvoll sein, um die kalte Muskulatur vorher aufzuwärmen. Bei Preisen von 100 Euro und mehr pro halbe Massagestunde, wie sie manche Luxushotels und Fitnessstudios verlangen, zahlt man das meiste Geld für den Namen und das Ambiente und nicht für die Massageleistung.

Fragen nach der Ausbildung des Masseurs müssen gestattet sein Einen guten Masseur erkennt man zunächst an seiner soliden Ausbildung – und man sollte sich nicht scheuen, danach zu fragen – und dann natürlich an seinem Können. Spätestens jedoch, wenn ein guter Masseur nicht das bewirkt, was man erwartet hatte, ist es Zeit zum Arzt zu gehen. Massagen beleben wohl Körper und Geist – aber natürlich sollen sie bei Problemen auch helfen.

Low-Carb-Diät

Diät-Tipps gibt es fast wie Muscheln im Meer. Jede Woche haben die einschlägigen Magazine scheinbar neue grandiose Ideen, wie die Leserinnen und Leser ihr Wunschgewicht erreichen können. Aber schon die Tatsache, dass es diese Diät-Tipps seit vielen Jahrzehnten gibt und sie immer wieder in ähnlichen Varianten auftauchen, besagt: Sie taugen langfristig nichts. Eine Diät, die auf diese Weise schon seit Anfang der 1970er-Jahre immer mal wieder Furore macht und wegen ihres grundsätzlichen Konzeptes einen alternativmedizinischen Anstrich hat, ist die «Low-Carb-Diät». «Low Carb» kommt aus dem Englischen und bedeutet sinngemäß: wenig Kohlenhydrate.

Bei der Low-Carb-Diät sollen also wenig Kohlenhydrate verspeist und stattdessen mehr Eiweiß und Fette gegessen werden. Auf diese Weise soll nach und nach das Gewicht sinken. Auf den ersten Blick scheint das durchaus Sinn zu machen, denn kohlenhydratreiche Nahrungsmittel sind zum Beispiel Nudeln, Kartoffeln und Zucker – und die gelten in größeren Mengen als «Dickmacher».

Der Körper denkt, er verhungert Doch die Low-Carb-Diät ist gefährlicher Unsinn. Nicht nur, dass eine vermehrte Fettaufnahme den Cholesterinspiegel und damit das Herzinfarktrisiko erhöhen kann. Auch kann die hohe Konzentration der Harnsäure als Folge der Low-Carb-Diät die Gefahr von Gichtanfällen erhöhen und mitunter sogar zu Nierensteinen führen. Zudem kommt es bei der Low-Carb-Diät im Körper reihenweise zu Stoffwechselumstellungen.

Etwas vereinfacht gesagt, würde der Körper wegen der ausbleibenden Kohlenhydrate glauben, er sei am Verhungern und ein Not-Programm starten. Der Not-Stoffwechsel wiederum veranlasst den Körper, mehr sogenannte Ketonkörper (Aceton) zu bilden. Die Folgen können schließlich Müdigkeit, Kopfschmerzen, Bauchweh, Übelkeit, Erbrechen, Muskelkrämpfe und Verstopfung sein. Außerdem entsteht ein acetonartiger Mundgeruch – aber das ist noch das geringste Problem.

Die Low-Carb-Diät widerspricht den Prinzipien einer gesunden Ernährung, die aus einem Mix aus Kohlenhydraten, Eiweiß und Fetten besteht. Unbestritten ist, dass ein Zuviel an Kohlenhydraten (zum Beispiel durch Süßigkeiten) schnell zu Übergewicht führen kann. Ganz auf Kohlenhydrate in der Ernährung zu verzichten ist jedoch der falsche Weg. Abgesehen von den schon beschriebenen Gefahren für die Gesundheit würde passieren, was nach dem Ende einer jeden unvernünftigen Diät passiert, wenn man wieder normal isst: Man würde unweigerlich wieder zunehmen.

So entsteht der Jojo-Effekt Dieser Jojo-Effekt ist das Ergebnis der Vorsichtsmaßnahme des Körpers, die gegen das Verhungern schützen soll. Während der Diät hat der Körper nämlich gelernt, mit weniger Kalorien auszukommen. Dabei versucht er, aus den wenigen Kalorien mehr herauszuholen, und benötigt deshalb auch noch nach der Diät weniger Energie. Sobald wieder normal gegessen wird, nimmt der Körper dies aber dankbar an und füllt damit die Fettdepots rasch wieder auf. Ganz schnell sind deshalb die mühsam abgehungerten Pfunde wieder drauf. Und dann folgt oft die nächste Diät.

Das ständige Auf und Ab des Gewichts macht dem Körper und der Psyche allerdings schwer zu schaffen. Die Gewichtsabnahme wird dadurch mit jeder Diät schwieriger. Der Ausweg aus diesem Dilemma ist die konsequente Umstellung auf eine gesunde Ernährung und regelmäßiger Sport.

> ❶   So vermeiden Sie die klassischen Diätfehler
>
> Abspecken ist mühsam und leider oft erfolglos. Wenn Sie jedoch beherzigen, worauf es dabei wirklich ankommt, werden Sie Ihr Wunschgewicht tatsächlich erreichen.
>
> ► *Je ehrgeiziger das Gewichtsziel, desto mehr nimmt man auch ab. Falsch.*   Eine Figur wie ein Topmodel erreichen normale Menschen, wenn überhaupt, nur unter großen Entbehrungen; und mitunter wird dabei noch die Gesundheit ruiniert. Bei einem unrealistischen Wunschgewicht ist deshalb jede Diät zum Scheitern verurteilt. Das führt zu Frust, aber nicht zur Gewichtsabnahme. Versuchen Sie, Ihr Gewichtsziel realistisch einzuschätzen. Als Orientierung für gesundes Abnehmen gelten 15 Prozent vom Übergewicht pro Jahr. Lassen Sie sich gegebenenfalls von einem Arzt oder einer Ernährungsberaterin Ihrer Krankenkasse beraten.
>
> ► *Eine Nulldiät ist hart, aber wirkungsvoll.*   Sicher nicht. Wer sich per Nulldiät mühsam ein paar Pfund herunterhungert, hat sie leider auch genauso schnell wieder drauf. In neun von zehn Fällen steigt das Gewicht nach der Diät sofort wieder – und zwar mindestens auf den Ausgangswert. Vernünftig ist dagegen, pro Woche maximal etwa ein Pfund abzunehmen. Zu Beginn einer Ernährungsumstel-

lung können die Pfunde schneller purzeln, weil der Körper durch die veränderte Ernährung vermehrt Wasser ausscheidet.

► *Einseitige Diäten sind leichter durchzuhalten.* Auch falsch. Es reicht nicht, nur einfach weniger zu essen. Je geringer die Nahrungszufuhr, desto wichtiger ist die Auswahl der Lebensmittel. Einseitigen Diäten mangelt es oft an lebenswichtigen Vitaminen, Mineralstoffen und Ballaststoffen. Eine regelrechte Gefahr für die Gesundheit sind Diäten, die den Körper mit großen Mengen an Cholesterin und tierischen Fetten belasten, wie etwa Käse-, Eier- oder Fleischdiäten. Sie fördern die Arterienverkalkung und damit langfristig die Gefahr von Herz-Kreislauf-Erkrankungen.

► *Disziplin ist der Schlüssel zu erfolgreichen Diät.* Das gilt nur eingeschränkt. Verfahren Sie nicht nach dem «Alles-oder-nichts-Prinzip». Es hat keinen Sinn, wenn Sie auf Ihre Lieblingsspeisen völlig verzichten. Gönnen Sie sich auch mal eine kleine Leckerei und genießen Sie diese. Auch das hilft der Diät langfristig zum Erfolg. Den Beweis dafür lieferte eine kalifornische Studie mit 74 Frauen, die stark abgenommen hatten: Die Frauen, die nach der Diät ihr Gewicht langfristig halten konnten, hatten sich keinerlei Verboten unterworfen. Ganz anders dagegen die Frauen, die sich nach ihrer Diät nur kurz an ihrer Gewichtsabnahme erfreuten.

► *An Wunderdiäten ist immer etwas dran.* Leider stimmt das nicht. So manche Wunderdiät verspricht Gewichtsverluste mit Methoden, die in Wirklichkeit völliger Mumpitz und zudem oft Geldschneiderei sind. Niemand kann mit Hilfe von Pillen oder Kapseln zehn Pfund in zehn Tagen abnehmen. Seien Sie auch auf der Hut, wenn Ihnen jemand ein Produkt verkaufen will, mit dem man «im Schlaf abnehmen» könne. Auch das ist nicht möglich.

► *Auf Fett sollte möglichst ganz verzichtet werden.* Falsch. Wer abnehmen will, sollte Fett einsparen. Ohne Fett geht es aber auch nicht, weil der Körper sonst zu wenig lebenswichtige Fettsäuren wie Linol- und Linolensäure und die fettlöslichen Vitamine A, D, E und K bekommt. Ohne Fett in der Nahrung werden diese kaum aus dem Magen-Darm-Trakt in den Körper aufgenommen. Konzentrieren Sie sich lieber auf fettärmere Nahrungsmittel und bevorzugen Sie beim Kochen hochwertige Pflanzenöle und -fette. Wertvolle Pflanzenfette sind auch in Nüssen und Ölsaaten wie Sonnenblumenkernen und Leinsamen enthalten. Diese natürlichen Energiepakete liefern auch Vitamine, Mineralstoffe und Fettsäuren gleich mit.

► *Ab und zu eine Mahlzeit einsparen ist die beste Diät.*   Sicher nicht. Lassen Sie keine Hauptmahlzeit ausfallen. Sie haben damit nichts gewonnen. Denn der Hunger kommt garantiert. Was dann zwischendurch genascht wird, wiegt die eingesparte Mahlzeit locker auf. Auch das «Dinner Cancelling», bei dem ein paarmal pro Woche auf das Abendessen verzichtet wird, funktioniert deshalb langfristig nicht.

► *Zu fettig ist nur, was fett glänzt.*   Stimmt sicher nicht. Die tägliche Fettaufnahme einzuschränken ist zwar nicht einfach. Denn nur selten sieht man den Fettgehalt so klar wie bei Butter oder fettem Speck. Ungeahnte Fettmengen verstecken sich aber beispielsweise in Wurst und Käse. Die Devise lautet daher: Brot dick schneiden, Belag dünn. Auch bei der Herstellung von Keksen, Kuchen, Schokolade und anderen Knabbereien wird an Fett selten gespart. Tückisch sind außerdem Saucen, Gratins und all die Gerichte, die mit reichlich Käse und Sahne verfeinert werden.

► *Zur Not helfen Schlankheitspillen.*   Vorsicht: Vor allem im Internet gekaufte Appetitzügler und Abnehmpillen sind eine heikle Angelegenheit. Die Seriosität besonders ausländischer Anbieter ist kaum zu überprüfen, geschweige denn die Wirksamkeit des Präparates. Im Zweifelsfall lässt man sich auf unbekannte Nebenwirkungen ein. Auch die Sache mit dem Abnehmen per «Pille» funktioniert nicht so einfach. Die in Deutschland gelegentlich von Ärzten verschriebenen Abnehmmedikamente lassen nicht automatisch die Pfunde purzeln, nur weil man sie einnimmt. Ohne Ernährungsumstellung bleiben auch diese Medikamente wertlos. Lassen Sie sich gegebenenfalls von Ihrem Arzt dazu beraten.

► *Ernährungsumstellung ist immer hart.*   Nein, das muss nicht so sein. Stellen Sie sich doch mal vor den geöffneten Kühlschrank. Da steht literweise Coca-Cola drin? Beim nächsten Einkauf tauschen Sie diese gegen Cola-Light aus. Im Türregal lagert die Sahne-Butter? Beim nächsten Mal greifen Sie stattdessen ins Regal mit der Pflanzenmargarine. Und der Käse im oberen Fach? Den gibt es doch auch mit 40 statt mit 50 Prozent Fettgehalt. Im Eisfach liegt Schokolade, weil sie gekühlt so gut schmeckt? In Ordnung, aber im Austausch mit Gummibärchen sparen Sie eine Menge Fett ein. Wenn Sie bei allen Nahrungsmitteln nach der Austauschmethode verfahren, werden Sie schnell feststellen, dass es für fast alles eine fettärmere Alternative gibt. Mit dem ‹Kühlschrank-Check› stellen Sie Ihre Ernährung ohne große Mühe fast automatisch um.

❶ Die Leckerheiten-Austauschtabelle

Seien Sie nicht zu streng mit sich und verzeihen Sie sich bei der Ernährung ab und zu kleine Disziplinlosigkeiten. Diese kleine Austauschtabelle enthält Anregungen, wie Sie Kalorien sparen können, ohne auf allzu viel zu verzichten:

► Für ein Croissant können Sie 12 Rosinenbrötchen essen.
► Für eine Kugel Sahneeis sind drei Wassereis erlaubt.
► Vier Pralinen bringen es in etwa auf so viele Kalorien wie sechs Bananen.
► Für eine Tafel Schokolade können Sie zwei normale Ananas essen.
► Ein Stück Bienenstich entsprechen zwei Stück Apfelstrudel.
► Eine normal belegte Pizza enthält etwa so viel Kalorien wie zwei Cheeseburger.
► Ein Döner entspricht einer mittelgroßen Tüte englischen Weingummis.

❶ Das machen Mineralstoffe und Spurenelemente im Körper

► *Kalzium* ist wichtig für die Stabilität von Knochen und Zähnen, außerdem wird es für die Muskelarbeit gebraucht. Reichlich Kalzium ist in Milch und Milchprodukten enthalten.
► *Magnesium* ist ebenfalls an der Stabilität von Knochen und Zähnen beteiligt, außerdem steuert es die Aktivität von Muskeln und Nerven. Magnesiumreiche Lebensmittel sind Sonnenblumenkerne, ungeschälter Reis, Schokolade, Haferflocken und viele Mineralwasser.
► *Selen* zerstört schädliche Stoffwechselprodukte und verringert so das Krebsrisiko – statistisch zumindest. Über die Nahrung nimmt man Selen mit Fleisch, Getreiden und Hülsenfrüchten auf. Selen wird auch als freiverkäufliches Präparat angeboten, sollte aber nur eingenommen werden, wenn der Arzt dafür grünes Licht gibt.
► *Zink* hilft dem Immunsystem, Krankheiten abzuwehren. Zink ist normalerweise in ausreichender Menge in Nahrungsmitteln enthalten. Durch unausgewogene Ernährung und selenarme landwirt-

schaftliche Böden nehmen viele Menschen aber zu wenig davon zu sich.

► *Chrom* ist vor allem in Leber, Knochen und Muskeln vermehrt vorhanden, wobei im Alter die Konzentration abnimmt. Chrom ist wichtig für den Stoffwechsel von Kohlenhydraten und Fetten. Ein Chrom-Mangel spielt möglicherweise beim unstillbaren Heißhunger auf Süßes eine Rolle.

► *Eisen* bindet Sauerstoff an die roten Blutkörperchen. Ohne ausreichend Eisen kommt es zur Blutarmut, die Leistungsfähigkeit sinkt dadurch. Fleisch und Gemüse sind die wichtigsten Quellen für die Eisenversorgung. Vitamin C fördert die Eisenaufnahme.

► *Jod* wird von der Schilddrüse gebraucht, um Hormone herzustellen, die auch für die Fettverbrennung von Bedeutung sind. Ohne ausreichend Jod vergrößert sich die Schilddrüse, es kommt zum Kropf. Reichlich Jod ist vor allem in Seefisch und in Jodsalz vorhanden.

VI. Die 22 größten Irrtümer der Alternativmedizin

Jeder darf Heiler sein

Nein, das stimmt so nicht. Es mag sich jemand ungestraft als Heiler bezeichnen, denn bei dieser Bezeichnung handelt es sich nicht um einen rechtlich geschützten Beruf wie Arzt, Heilpraktiker oder Krankenschwester. Entscheidend ist aber, was dieser Heiler tut: Das Diagnostizieren von Krankheiten, das für gewöhnlich vor dem Heilen kommt, dürfen in Deutschland außer den Ärzten nur die Heilpraktiker vornehmen. Alle anderen würden sich strafbar machen. Bei Ärzten und Heilpraktikern ist es egal, ob diese mit Naturheilverfahren, Bach-Blütentherapie, Homöopathie, Ayurveda oder mit anderen Methoden arbeiten.

Heilpraktiker brauchen die staatliche Zulassung Wer Heilpraktiker werden will, muss zunächst eine dreijährige Heilpraktiker-Schule besuchen und dann die staatlichen Zulassung zum Heilpraktiker beantragen. Dazu muss der Anwärter eine amtsärztliche Prüfung vor einem Gremium aus Ärzten und Heilpraktikern ablegen. Dabei muss er nicht nur jede Menge Wissen in der Pflanzenheilkunde zeigen, sondern auch beweisen, dass er echte Krankheiten erkennen und behandeln kann und sich im Infektionsschutzgesetz auskennt. Es wird vermutet, dass in Deutschland bis zu 10000 angebliche Heiler tätig sind, die weder eine Zulassung noch das medizinische Wissen haben, um Krankheiten erkennen oder verantwortlich behandeln zu können.

Heilpraktiker sind per Gesetz verpflichtet, ihre Berufsbezeichnung zu führen, zum Beispiel auf dem Praxis-Schild. Die unberechtigte Führung der Berufsbezeichnung ist strafbar. Auskunft, ob ein bestimmter Heilpraktiker eine Zulassung hat, kann man bei einem der sechs großen Heilpraktikerverbände in Deutschland oder beim örtlichen Gesundheitsamt erfragen.

Alternativmedizin ist nur Placebo

Nein, das ist so nicht korrekt. Dass die Wirkung alternativer Methoden überhaupt nicht aus eigener Kraft wirkt, ist ein sehr verallgemeinerndes Argument. Allerdings bedeutet das umgekehrt auch nicht, dass Methoden wie Edelsteine auflegen, Homöopathie und Co. tatsächlich aus eigener Kraft wirken. Was für den einen ohne Zweifel wirkt, ist für den anderen reine Pseudomedizin, die physikalisch unmöglich ist. Die Wissenschaft ist in diesem Punkt aber sehr streng: «Wenn einige der Gebiete der alternativen Medizin richtig sind, dann muss die Physik stärker geändert werden, als sie durch Planck und Einstein geändert wurde», meint zum Beispiel Martin Lambeck, emeritierter Professor für Physik der TU Berlin. Wirksam sind für Professor Lambeck nur die Methoden, die wissenschaftlich belegt sind.

Manche homöopathischen Mittel wirken besser als Placebo

Dass manche Verfahren der Alternativmedizin auch aus eigener Kraft wirken können, das lassen Arbeiten von Harald Walach, Professor für Forschungsmethodik komplementäre Medizin und Heilkunde an der Viadrina-Universität Frankfurt/Oder vermuten. Prof. Walach konnte zeigen, dass manche homöopathischen Mittel im Vergleich zu Placebo besser wirken – auch wenn das der Homöopathie noch immer keine Eigenwirkung attestiert. «Es gibt für verschiedene Sachen Belege, aber auch Erfolge, die schwer beweisbar sind. Bei vielen Fallbeispielen weiß man nicht, worauf die Erfolge zurückzuführen sind», meint Walach. Ein wichtiger Faktor sei aber die Mobilisierung der Selbstheilungskräfte.

Teurer essen macht schlau

Warum ein teigiger Klumpen aus rund 100 Milliarden Nervenzellen, einigen Hundert Gramm Proteinen, Fetten und Kohlenhydraten sowie winzigen Mengen chemischer Botenstoffe schneller als der modernste Hightechchip der Welt zu rechnen vermag, zudem Opern komponieren, Schuhe zubinden, Angst haben und sich an das Gesicht der ersten Sandkastenliebe erinnern kann – das wird noch erforscht. Sicher ist bisher nur, was diese Skulptur mit Namen Hirn braucht, damit es das alles immer wieder zuverlässig hinbekommt: Essen! Und zwar regelmäßig und bitte ohne lange Pausen zwischen den Gängen. Was aber braucht das Gehirn? Gibt es tatsächlich ‹Brainfood›, das die Denkfähigkeit spürbar verbessert?

Wirksames ‹Brainfood› muss nicht teuer sein Nein, denn so kapriziös, wie sich das Gehirn sonst gibt – sehr anspruchsvoll bei der Auswahl seiner Nahrung ist es nicht. Und deshalb gibt es Grundzutaten für Brainfood im Supermarkt: Obst, Gemüse und Fisch liefern jenen Mix aus Vitaminen, Mineralien und hochwertigen Fettsäuren, die das Gehirn so dringend braucht wie ein Motor das Öl und die Zündfunken. Vollkornprodukte wie Brot und Müsli versorgen das Gehirn dagegen mit Kohlenhydraten, die im Körper nach und nach zu Glucose umgewandelt werden. Sie sind für das Gehirn die wichtigste Energiequelle.

Denn sobald weniger als 60 mg/dl Glucose im Blut schwimmen – das entspricht etwa einer Nadelspitze Puderzucker in einem Senfglas –, leiert das Gehirn wie ein iPod mit schwachen Batterien: Zittern, Schwitzen und Heißhunger sind Hinweise, dass das Gehirn mehr Glucose braucht. Sofort! Denn ohne genug Glucose bleiben Gehirnzellen stumm und dumm, bis sie mangels Energie schließlich absterben wie Automotoren ohne Kraftstoff (oder Strom).

Auch die Essensmenge macht einen Unterschied Getrost vergessen dagegen darf man jene Pillen und Säfte, von denen die Hersteller gerne behaupten, dass sie intelligenter und leistungsfähiger machen. Oft enthalten diese Präparate fast nur Zucker oder Vitamine. Damit haben sie auf das Gehirn in etwa den gleichen Einfluss wie ein Stück Obsttorte. Nur dass sie wesentlich teurer sind.

Wer zudem auch im hohen Alter noch schneller rechnen will als die Kassiererin im Supermarkt tippt, sollte aber nicht nur beachten, was er isst, sondern auch wie viel. Statistiken zeigen, dass in Ländern, in denen die Menschen ohne Blick auf die Kalorien drauflosfuttern, die Leistung des Durchschnittsgehirns eher niedrig ist.

❶ So essen Sie sich wirklich schlau!

► Essen Sie nicht wie ein Bauarbeiter, wenn Sie den ganzen Tag am Schreibtisch sitzen. Ihr Körper und ihr Gehirn brauchen weniger Kalorien. Alles Überflüssige an Nahrung belastet zunächst Ihren Kreislauf und erschwert damit auch das Denken.

► Essen Sie regelmäßig – ob drei große oder fünf kleine Mahlzeiten, ist egal. Entscheidend ist, dass Sie ‹langfristige Kohlenhydrate› zu sich nehmen wie sie zum Beispiel in Vollkornbrot stecken. Ohne regelmäßigen Fluss der Glucose aus diesen Kohlenhydraten schlaffen die Gehirnzellen frühzeitig ab.

► Wenn Sie naschen wollen, dann ein oder zwei Hände voll Nüsse. Sie enthalten mehrfach ungesättigte Fettsäuren sowie Vitamine E und B-Vitamine. Zwar sind Nüsse kalorienreich, doch als Snacks sind sie allemal besser geeignet als Chips oder Gummibärchen.

► Wenn Sie einen Hänger haben: Kurzfristig macht ein Täfelchen Traubenzucker das Gehirn für einige Momente leistungsfähiger. Traubenzucker gilt als ‹schnelle Glukose›, weil er direkt in die Gehirnzellen gelangt und dort wie ein biologischer Raketentreibstoff wirkt.

► Trinken Sie regelmäßig! Denn während man den Durst noch nicht spürt, kann schon ein leichter Flüssigkeitsmangel Konzentrationsprobleme bereiten. Stellen Sie sich beispielsweise eine Flasche Wasser auf Ihren Schreibtisch und trinken Sie alle 30 Minuten ein kleines Glas davon.

❶ Zusatzstoffe fürs Gehirn

Eine ausgewogene Mischung aus Kohlenhydraten, Fetten und Proteinen sind als ‹Brainfood› das eine. Damit Ihr Gehirn jederzeit optimal ‹denken› kann, sollten Ihre Nahrungsmittel aber auch die folgenden Stoffe enthalten:

► *Omega-3-Fettsäuren* spaltet der Körper in geistige Fitmacher wie dem Nervenbotenstoff Dopamin auf. Rapsöl, Lachs, Hering und Makrele enthalten besonders viel Omega-3-Fettsäuren.

► Das *Glückshormon Serotonin* stellt der Körper aus der Aminosäure Tryptophan her. Sie findet sich vermehrt in Schokolade, Bananen und Walnüssen.

► *Vitamin C* hilft dem Körper dabei, Dopamin herzustellen. Als sogenanntes Antioxidans soll es außerdem die Verbindungsstellen zwischen den Gehirnzellen vor aggressiven freien Radikalen schützen.

► *Vitamin E* fördert den Sauerstofftransport in die Gehirnzellen. Besonders viel davon enthalten zum Beispiel Weizenkeimöl, Sonnenblumenöl und Olivenöl.

► *Vitamin B1, B6, B12 und Folsäure (Vitamin B9)* beschleunigen die Übertragung der Impulse in den Nerven und fördern damit die Gedächtnisleistungen. Die B-Vitamine kommen in vielen tierischen und pflanzlichen Lebensmitteln vor, unter anderem in Broccoli, Spinat, Grünkohl, Leber und Fisch.

► *Lecithin* hilft Gehirnzellen dabei, sich zu regenerieren. Besonders viel davon steckt zum Beispiel in Soja und Eiern.

► *Polyphenole* gehören ebenfalls zu den zellschützenden Antioxidantien. Heidelbeeren, Walnüsse, Weintrauben und grüner Tee enthalten reichlich davon.

Tee ist gesund

Irgendwann einmal muss irgendjemand der Meinung gewesen sein, heißes Wasser schmecke langweilig, und deshalb einige Pflanzenblätter in den dampfenden Kessel geworfen haben. Das Resultat gefiel offensichtlich – womit eine der Entdeckungen schlechthin gemacht war: Tee. Über die Jahre wurden noch die Zubereitung verfeinert und fast so viele Sorten von Tees geschaffen, wie es Bäume mit Blättern gibt. Dass Tee je nach Pflanze und Zubereitung auch für die Gesundheit gut sein soll, ist damit zwar nicht erklärt, aber es klingt irgendwie vernünftig.

Tee schützt gegen Karies und Osteoporose Tee zaubert so manches Bauchweh weg, wärmt nach Spaziergängen in der Kälte und sorgt für Gemütlichkeit im Wohnzimmer. Außerdem hat Tee eine ganze Philosophie begründet (Japan) und feste Uhrzeiten für sich blockiert (Teatime). Dabei hatte Tee zunächst keine Chance gegen Kaffee als Lieblingsgetränk der Deutschen. Doch dann verbreitete sich das Gerücht, grüner Tee sei sogar extrem gesund.

Heute trinkt jeder Mensch in Deutschland über 25 Liter Tee pro Jahr, davon sind rund 7 Liter grüner Tee. Doch wie gesund ist Tee wirklich?

Als gesichert gilt: Regelmäßig grünen oder schwarzen Tee zu trinken beugt Karies und Osteoporose vor. Beide Sorten enthalten etwa ein Milligramm Fluor pro Liter. Weitere wichtige Mineralstoffe im Tee gibt es jedoch nicht. Auch als Vitaminlieferant schneidet Tee schlecht ab. Solange Tee in Form von Blättern an den Pflanzen hängt, enthält er relativ viele Vitamine. Nach der industriellen Aufarbeitung, der Lagerung und dem Aufguss mit heißem Wasser ist davon aber kaum noch etwas übrig.

Abnehmen und Krebsvorbeugung durch Tee sind nicht bewiesen Was Tee an Vitaminen nicht bietet, hat er an sekundären Pflanzenstoffen mehr. Diese Stoffgruppe soll Zellen vor dem Angriff durch freie Radikale schützen. Theoretisch kann regelmäßiges Teetrinken deshalb der Entstehung von Krebs, Gefäßverkalkung und einigen anderen Krankheiten vorbeugen – wissenschaftlich bewiesen, ob das auch in der Praxis funktioniert, ist es allerdings nicht. Ebensowenig ist bewiesen, dass Tee beim Abnehmen helfen kann, auch wenn in der einschlägigen Werbung mitunter etwas anderes zu lesen ist.

Schwangere sollten auf grünen Tee verzichten Schwangere sollten auf grünen Tee verzichten. Denn das Risiko für eine Fehlgeburt steigt – statistisch gesehen – mit der Menge an grünem Tee an. Der mögliche Grund: Grüner Tee hemmt ein Enzym, das die Produktion von Folsäure reguliert, die aber für das Wachstum des Embryos dringend benötigt wird.

Bleibt festzuhalten, dass Tee – sieht man von gelegentlichen Meldungen über giftige Pflanzenschutzmittel in Teepflanzen ab – nicht grundsätzlich ungesund ist. Die Frage, welche Teeform besser ist, lässt sich leicht beantworten: Stammt der Tee von einem seriösen Lieferanten – und davon darf man bei Apothekentees, Beuteltees und losen Teemischungen aus Fachgeschäften ausgehen –, besteht aus gesundheitlicher Sicht kein Unterschied. Geschmacklich kann das anders sein – aber dies haben Teetrinker auch selbst in der Hand.

ℹ️ Tee zubereiten – so geht's am besten!

Teekannen sollten nur mit heißem Wasser und nie mit Spülmittel gereinigt werden, da sonst das Aroma leidet. Tee-Eier dürfen nur locker befüllt und für einzelne Portionen genutzt werden – so werden die Teeblätter optimal umspült. Kanne und Teetassen sollten zudem gut vorgewärmt werden, außerdem sollte man zum Überbrühen nur frisches heißes Wasser verwenden. Dabei muss jeder Teetrinker seine Temperatur finden: Überbrüht man zum Beispiel grünen Tee mit kochendem Wasser, schmeckt er leicht fischig. Kocht man hingegen schwarzen Tee mit mäßig heißem Wasser, fehlt der Geschmack fast völlig.

ℹ️ Müde und munter trennen sich in der 2. Minute

Anregend wirkt Tee übrigens, wenn man ihn bis zu zwei Minuten ziehen lässt. Erst dann wird der koffeinartige Stoff frei, der den Blutkreislauf und das Nervensystem anregt. Eher beruhigend wirkt Tee, wenn er länger als zwei Minuten zieht, weil dann immer mehr beruhigende Gerbstoffe in den Aufguss übergehen.

ℹ️ Bei Mundgeruch:
Schwarztee und Gewürznelken können helfen

Mundgeruch entsteht vor allem durch Nahrungsreste, die zwischen den Zähnen, in Karieslöchern, Zahnfleischtaschen oder auf der Zunge sitzen und von Mundbakterien zu übel riechenden Stoffen zersetzt werden. Kauen, Sprechen, Schlucken und der normale Zahnbürsteneinsatz befreien den Mund nur in den vorderen zwei Dritteln von Nahrungsresten. Um den Mundgeruch loszuwerden, ist eine intensive Mundhygiene erforderlich.

Ideal wären Zahnseide, eine Zungenbürste, ein antibakterielles Mundwasser oder entsprechende Kaugummis, die täglich zum Einsatz kommen. Ob die Mühe sich lohnt, lässt sich erschnuppern: Dazu ein paarmal in eine Plastiktüte ausatmen und dann die ‹gefangene› Atemluft an der Nase vorbeiziehen lassen! Wer besonders stark unter Mundgeruch leidet, sollte Fett, Eiweiß und Süßigkeiten einschränken und lange Essenspausen vermeiden. Wie auch Alkohol und Nikotin verringern sie den Speichelfluss und fördern damit den Mundgeruch.

Als Soforthilfe bieten sich Mundspülungen mit Schwarztee an. Auch pulverisierte Gewürznelken, zweimal täglich je 1 g mit Wasser eingenommen, können helfen. Bleibt der Mundgeruch dennoch bestehen, ist es Zeit, einen Arzt zu fragen. Er wird untersuchen, ob zum Beispiel eine Entzündung im Nasen-Rachenraum, eine Stoffwechselerkrankung wie Diabetes oder eine Magenerkrankung die Ursache ist.

Heilpflanzen sind harmlos

Nein, das Gegenteil ist richtig! Heilpflanzen werden wegen ihrer speziellen Wirkungen zu Medikamenten verarbeitet. Doch die pflanzlichen Wirkstoffe bestehen ebenfalls aus chemischen Bausteinen, auch wenn diese aus der wunderschönen Natur stammen. Dass Naturheilmittel Nebenwirkungen haben, ist deshalb völlig normal – wobei manche Naturheilmittel sogar gefährlich werden können.

Pflanzliche Nebenwirkungen können lebensgefährlich sein

Johanniskraut zum Beispiel, ein rezeptfreies Mittel gegen Stimmungstiefs, erhöht die Lichtempfindlichkeit der Haut und kann deshalb schon nach kurzem Sonnenbaden einen heftigen Sonnenbrand auslösen. Oder Echinacea, ein Extrakt aus dem ‹Roten Sonnenhut›: Der Wirkstoff soll bei Erkältungen das Immunsystem stärken, kann aber auch lebensgefährliche allergische Schocks auslösen. Ein drittes Beispiel ist der Wirkstoff mit Namen Digitalis, der aus der Fingerhut-Pflanze hergestellt wird. Digitalis kann Herzkranken helfen, aber schon bei leichter Überdosierung auch gravierende Herzprobleme verursachen.

Gehen Sie deshalb mit Naturheilmitteln genauso verantwortungsvoll um wie mit allen Medikamenten. Lassen Sie sich vom Arzt oder Apotheker beraten und lesen Sie Beipackzettel stets ganz durch. Setzen Sie ein Mittel sofort wieder ab, wenn es Ihnen nicht zu bekommen scheint und informieren Sie umgehend Ihren Arzt darüber.

ⓘ Deutsche vertrauen auf pflanzliche Arzneimittel

Eine repräsentative Umfrage der GfK Marktforschung Nürnberg im Auftrag der ‹Apotheken Umschau› bei rund 2000 Männern und Frauen ergab, dass knapp 43 Prozent der Menschen in Deutschland zumindest gelegentlich pflanzliche Medikamente einsetzt.

Vor allem Frauen nutzen demnach gerne pflanzliche Mittel (54,6 Prozent) und ziehen diese wenn möglich den herkömmlichen Medikamenten vor (55,8 Prozent). Viele Frauen glauben, pflanzliche Arzneien seien viel besser verträglich als synthetisch hergestellte Medizin (76,0 Prozent) und hätten wegen ihrer natürlichen Herkunft kaum Nebenwirkungen (62,9 Prozent). Fast 85 Prozent der Frauen sind zudem überzeugt, dass die Bedeutung pflanzlicher Arzneimittel weiter zunehmen wird.

Männer sind dagegen skeptischer: Fast jeder vierte Mann (23,3 Prozent) weiß nicht, ob seine Medikamente eine pflanzliche Basis haben. Jeder Zweite (54,3 Prozent) ist der Meinung, dass bei vielen pflanzlichen Mitteln die Wirkung eher auf dem Glauben daran beruht. Ebenfalls jeder zweite Befragte (52,2 Prozent) meint, pflanzliche Medikamente würden bei weitem nicht so gut wie synthetische Medikamente wirken.

Kortison ist gefährlich

Natürlich gehört Kortison nicht zu den alternativen Medikamenten. Das Gegenteil ist sogar der Fall: Müsste man ein zum Arzneimittel gewordenes Feindbild ideologisch geprägter Freunde der Alternativmedizin benennen, es hieße vermutlich Kortison.

Dabei ist in der Schulmedizin seit Jahrzehnten unumstritten klar: Kortison ist nicht gefährlich. Von Ärzten korrekt eingesetzt, ist Kortison sogar eines der wichtigsten Medikamente, das die moderne Medizin heute zur Verfügung hat. Ohne Kortison wären die Friedhöfe auf der Welt vermutlich doppelt so groß. Um zu erklären, warum Kortison dennoch von vielen Menschen immer noch als gefährlich eingeschätzt wird, muss man etwas ausholen.

Kortison basiert auf Cortisol, einem lebenswichtigen körpereigenen Hormon, das in den Nebennierenrinden gebildet wird. Cortisol steuert unter anderem das Immunsystem und spielt bei Vorgängen in der Energieproduktion eine wichtige Rolle. Ohne Cortisol wäre der menschliche Organismus nicht lebensfähig.

Die Entdeckung des Kortisons ist eine Sternstunde der Medizin Im Jahr 1952 wurde Cortisol erstmals als Arzneimittel künstlich hergestellt und als Kortison bezeichnet – eine wahre Sternstunde für die Medizin: Ärzte konnten plötzlich bei Erkrankungen helfen, bei denen sie vorher wenig tun konnten. Während sich die Ärzte über die positiven Eigenschaften freuten, litten die Patienten allerdings unter den teilweise heftigen Nebenwirkungen des frühen Kortisons. Darunter waren so gefürchtete Phänomene wie Vollmondgesicht, Akne, Wassereinlagerungen und die Pergamenthaut. Nach und nach sagten deshalb immer mehr Menschen zu ihrem Arzt: «Alles, nur kein Kortison!» Dass Kortison als Medikament Erkrankungen wie Asthma und Allergien überhaupt erst behandelbar gemacht und als Schlüsselmedikament auf Intensivstationen ungezählte Menschenleben gerettet hat, wussten viele nicht.

Moderne Kortison-Präparate haben kaum noch Nebenwirkungen Heute sind die Kortisone ihren problematischen Kinderschuhen entwachsen und zu modernen Medikamenten herangereift. Es wurden Kortisone unterschiedlicher Stärke entwickelt und die pharmakologische Aufbereitung immer mehr verfeinert: Kortisonhaltige Asthmasprays beispielsweise wirken nur noch da, wo sie wirken sollen – in den Bronchien. Weil das Kortison nicht mehr in den Kreislauf gerät, kann es auch keinen Schaden im Körper anrichten. Schwere Kortison-Nebenwirkungen sind heute deshalb selten, höchstens treten sie noch bei langdauernder, hochdosierter Therapie auf. Von einem Arzt korrekt eingesetzt, ist Kortison grundsätzlich ungefährlich. Die Nebenwirkungen liegen häufig fast bei null – ohne, dass jedoch ihr medizinischer Nutzen geringer wäre.

Joghurt stärkt die Abwehrkräfte

Ja, das klingt lecker: Essen und dadurch gesund werden! Und genau deshalb lässt es sich auch so gewinnbringend vermarkten. Wer die Werbung im Fernsehen anschaut, konnte eine Zeit lang an Gesundheitsjoghurts kaum mehr vorbeizappen. Dort strahlten Frauen um die Wette, wie großartig Joghurt ihre blähende Verdauung gebessert hat. Selbstverständlich sei das alles wissenschaftlich belegt. Eine prima Verkaufsmasche ist das, denn wer würde es nicht gut finden, sich mit Joghurt gesund zu schlemmen? Und wenn das obendrein wissenschaftlich belegt ist, dann kann es natürlich nicht falsch sein.

Joghurt ist gesund – das stimmt Tatsache ist: Joghurt ist ein gesundes Nahrungsmittel. Er ist beispielsweise gut für Knochen und Zähne, weil er wie viele andere Milchprodukte reichlich Kalzium enthält. Und das darin enthaltene Kalium und Magnesium sorgen dafür, dass Muskeln und Nerven optimal funktionieren. Die Sauermilchbakterien des Joghurts schließlich können unserer Darmflora zumindest etwas dabei helfen, leistungsfähig zu bleiben. Bei Problemen mit der Verdauung können Joghurts den Darm deshalb tatsächlich wieder ein wenig ins Lot bringen. Ob man dafür den namenlosen Billigjoghurt für ein paar Cent kauft oder den teuren Markenjoghurt aus dem TV-Spot – Werbung kostet ja viel Geld –, das muss jeder selbst entscheiden.

Auf die Abwehrkräfte hat Joghurt kaum Einfluss Doch anders ist das mit den Abwehrkräften: Zwar befinden sich rund dreiviertel der Zellen unseres Immunsystems im Darm. Trotzdem hat Joghurt eher keinen positiven Effekt auf unser Abwehrsystem. Denn ganz gleich, ob die Milchsäure im Joghurt sich offiziell links- oder rechtsherum dreht oder die Bakterien darin einen wissenschaftlich klingenden Namen tragen: Bei einem säurebedingten pH-Wert im Magen von zwei erreichen zu wenige Bakterien im Joghurt den Darm lebend, als dass sie eine stärkere Wirkung entfalten könnten. Damit ist Joghurt für die Darmgesundheit nicht von so großer Bedeutung, wie es die Werbung oft weismachen will.

❶ Zusatzstoffe in Lebensmitteln: Erdbeeren oder Eiweißmatsch?

Ein Erdbeerjoghurt ist ein Erdbeerjoghurt ist ein Erdbeerjoghurt! Oder etwa doch nur ein Imitat aus Ersatzstoffen und chemischen Helferlein, die ihm Farbe, Geschmack und wochenlange Haltbarkeit verleihen? Nun, es kommt darauf an: Auf dem Etikett darf Erdbeerjoghurt stehen, wenn darin rund 15 Prozent Früchte enthalten sind – was bei einem 150 g-Becher gerade mal einer Erdbeere entspricht. Heißt es ‹Joghurt mit Fruchtzubereitung› reicht schon eine halbe Beere. Und für einen ‹Joghurt mit Erdbeergeschmack› genügt es, wenn ein paar Tropfen künstliches Erdbeeraroma dazugemixt sind.

❶ Gefahren für die Gesundheit sind einkalkuliert

Ein Reinheitsgebot für Lebensmittel gibt es in Deutschland nicht – mit Ausnahme für Bier. Mehr oder weniger clever im Chemielabor zusammengepanschte Lebensmittel sind deshalb Standard in vielen deutschen Supermärkten. Wie weit das gehen kann, zeigen echt aussehende Schinken, Schnitzel und Käsestücke, die in Wirklichkeit aus Stärkegel, Eiweißmatsch, Pflanzenöl und Co. bestehen.

Gesundheitsgefahren sind dabei nicht auszuschließen. Die über 300 in Deutschland erlaubten Zusatzstoffe müssen bei verpackten Lebensmitteln zwar auf dem Etikett stehen, sofern diese verwendet werden. Doch für die rund 3000 oft als ‹natürlich› oder ‹naturidentisch› etikettierten Aromastoffe gilt das nicht. Dass manche Stoffe von Bakterien, Pflanzen, Tieren oder Pilzen stammen, beziehungsweise nur bearbeitete Sägespäne sind, verrät freiwillig kein Lebensmittelhersteller.

❶ Nicht alles ist giftig

Und so steht auf Lebensmittelpackungen mitunter drauf, was nicht drin ist, und drin ist, was nicht draufsteht. Zwar gelten die Lebensmittel-Zusatzstoffe nicht als giftig. Doch Zusatzstoffe wie Schwefeldioxid und Sulfite können Durchfall und Asthma auslösen oder Allergien verursachen. Der Stoff Amaranth, auf Verpackungen E123 genannt und als roter Farbstoff unter anderem in Wein und Fischrogen enthalten, wird verdächtigt, Krebs auszulösen. Und Glutamat, als Geschmacks-verstärker in vielen Restaurant- und Fertiggerichten, kann unter an-derem zum Chinarestaurant-Syndrom führen: Etwa 20 Minuten nach dem Essen treten Mundtrockenheit, Juckreiz im Hals, Hautrötungen, Kopfschmerzen, Nackensteifheit, Gliederschmerzen und Übelkeit auf. Ursache ist vermutlich eine Vergiftung (keine Allergie) mit dem Stoff Glutamat.

Zum Glück ist aber längst nicht alles gefährlich, was nur danach klingt. Riboflavin zum Beispiel ist schlicht und einfach Vitamin B2, Al-pha-Tocopherol ist ein anderer Name für Vitamin E. Die folgenden Tipps sollen Ihnen dennoch helfen, nicht auf clevere Lebensmittel-imitate hereinzufallen oder unbewusst allergieauslösende oder an-dere gefährliche Stoffe zu sich zu nehmen:

► Besonders günstige Nahrungsmittel müssen nicht minderwertig sein. Behalten Sie beim Einkaufen dennoch im Hinterkopf, dass hochwertige Nahrungsmittel ihren Preis haben.

► Auch wenn die Zutaten-Listen auf Packungsetiketten sich wie ein Chemiebuch lesen: Nur mit Detailarbeit verschaffen Sie sich einen Durchblick. Erläuterungen zu den mit sogenannten E-Nummern codierten Lebensmittel-Zusatzstoffen finden Sie zum Beispiel unter www.krebsinformationsdienst.de.

► Scheuen Sie sich nicht, im Supermarkt oder beim Hersteller nach-zufragen, was die Stoffe bedeuten, welche Wirkungen sie haben können und ob es ‹gesündere› Alternativen gibt.

► Unverpackt verkaufte Ware wie Käse von der Frischetheke und Fleisch beim Metzger darf ohne Angaben über die Zusatzstoffe verkauft werden. Fragen Sie auch hier nach. Verzichten Sie auf den Kauf, wenn die Antwort nicht zufriedenstellend ausfällt.

► Nahrungsmittelallergien können unter anderem Erbrechen, Durch-fall, Blähungen, Magenschleimhautentzündungen, Neurodermitis, Juckreiz, Ekzeme, Migräne, Dauerschnupfen und Asthma auslösen. Besprechen Sie gegebenenfalls mit einem Arzt, ob Ihre Beschwer-den von bestimmten Nahrungsmitteln oder den darin verarbeite-ten Zusatzstoffen ausgelöst werden können.

► Fragen Sie auch in Spitzenrestaurants nach Lebensmittelzusatz-stoffen, die Sie nicht vertragen (wie etwa Glutamat). Ist das Perso-nal in dieser Frage unsicher, sollten Sie gegebenenfalls wieder ge-hen.

Vegetarier leben länger

Vegetarier leben länger, weil sie kein Fleisch essen! Das klingt beim ersten Lesen plausibel. Denn kein Fleisch zu essen bedeutet, seinem Körper kein ungesundes tierisches Eiweiß und Fett zuzumuten. Das wiederum freut Herz und Gefäße, die sich nicht mit gefährlichen Ablagerungen plagen müssen. Mit Herzinfarkt und Schlaganfall müssen Vegetarier deshalb eher selten rechnen, was sich natürlich auch verlängernd auf ihre Lebenserwartung auswirkt. Und tatsächlich: Studien zufolge leben Vegetarier zumindest statistisch gesehen länger als der fleischfressende Rest der Bevölkerung. Die Sterbequote von Vegetarierinnen ist um rund 30 Prozent niedriger, bei den männlichen Vegetariern sind es sogar 50 Prozent.

Vegetarier führen einen gesünderen Lebensstil Doch mit dem Fleischverzicht allein lässt sich die längere Lebenserwartung nicht begründen. Studien zeigen auch, dass Vegetarier möglicherweise nicht wegen des Verzichts auf tierisches Eiweiß und Fett gesünder und damit länger leben, sondern weil sie meist insgesamt bewusster leben. Vegetarier rauchen seltener, trinken weniger Alkohol und treiben öfter Sport. Sie leiden dadurch fast automatisch seltener an Krankheiten wie Bluthochdruck, Fettstoffwechselstörungen und Altersdiabetes.

Am gesündesten ist nach Studien mit über 76 000 Männern und Frauen, wer dem Fleisch von Säugetieren abgeschworen hat, nicht aber dem Verzehr von Fisch. Der konsequente Verzicht auf alle tierischen Produkte, auch auf Milch, Milchprodukte und Eier, verringert das Risiko, an Herzinfarkt und Schlaganfall zu erkranken, um 26 Prozent. Vegetarische Kost allgemein senkt dagegen das Erkrankungsrisiko für Herz-Kreislauf-Erkrankungen um 24 Prozent. Und wer gelegentlich Fleisch verzehrt, kann sein persönliches Risiko noch um 20 Prozent senken. Wie gesagt: statistisch betrachtet.

Wer auf Fleisch verzichtet, lebt nicht automatisch gesund
Allerdings ist es ratsam, nicht auf alle tierischen Lebensmittel zu verzichten. Denn zumindest Fisch, Milchprodukte und Eier

braucht der Körper, damit er jene wichtigen Nährstoffe bekommt, die sonst im Fleisch enthalten wären. Wer auf alle tierischen Lebensmittel verzichtet, riskiert Krankheiten, die durch einen Mangel an lebensnotwendigen Nährstoffen ausgelöst werden.

Besonders für Kinder und Schwangere ist der konsequente Verzicht auf tierische Lebensmittel ungünstig, weil sie so nicht genug Eisen, Kalzium, Jod und B-Vitamine bekommen. Im Wachstum sind diese Bestandteile der Nahrung allerdings besonders wichtig. Aus diesem Grund sollten Eier, Fisch und Milchprodukte mehrmals in der Woche auf dem Tisch stehen. Sie enthalten wichtige Nährstoffe wie etwa Vitamin B12, Jod, Eisen, Kalzium und Zink.

Wer sich konsequent vegetarisch ernähren will, sollte sich deshalb zuvor mit einem Arzt beraten, um Mangelerscheinungen durch Fehlernährung vorzubeugen. Dies gilt insbesondere für Kinder und schwangere Frauen.

❶ Die ‹Geheimnisse› eines langen Lebens

Die richtigen Gene sind von Vorteil, wenn man sehr alt werden will. Doch wissen Sie, wie Ihr genetischer Bauplan aussieht? Und was ist, wenn FOXO3A, ein Gen, das Hundertjährigkeit so gut wie garantieren soll, nicht dabei sein sollte? Doch zum Glück gibt es ja noch andere Dinge, die Ihre Lebenserwartung bestimmen – und die Sie selbst in der Hand haben.

Wenn Sie in Deutschland, der Schweiz, den Benelux-Ländern oder einem anderen ‹reichen› Land wohnen, haben Sie schon mal eine gute Ausgangsposition für ein langes Leben. Etwa den unbegrenzten Zugang zu gesunden Lebensmitteln und guter Medizin. Jetzt müssen Sie allerdings noch das Beste daraus machen und Ihrem Herzen und Kreislauf helfen, so reibungslos wie möglich zu funktionieren:

► *‹Ausgewogene› Ernährung* Damit Ihr Herz das Blut auch mit 100 Jahren noch durch den Körper pumpen kann, ohne sich durch verkalkte Gefäße zu quälen, müssen Sie nur wenig tun. Machen Sie einfach den Begriff ‹ausgewogen› zu Ihrem Ernährungsmotto – und Sie liegen stets richtig. Dass gelegentliches Schlemmen genauso dazu gehört wie reichlich Obst und Gemüse, ist klar. Der reichliche Verzehr von Obst und Gemüse kann zumindest das statistische Risiko verringern, an Krebs zu erkranken. Falls Ihnen aber Feldsalat, Kiwi und Co. zu eintönig werden: Auch Fisch, Nüsse und grüner Tee gelten in dieser Hinsicht als sehr gesund.

► *Regelmäßiger Ausdauersport*   Sie müssen weder Marathon laufen noch täglich im Fitnessstudio schwitzen, wenn Sie sehr alt werden wollen. Wenn Sie aber ab und zu Ihre Hausschuhe gegen Sportschuhe tauschen, macht das Ihr Herz stärker und Ihren Kreislauf widerstandsfähiger gegen Bluthochdruck. Ein gewisser Trainingseffekt fürs Herz ergibt sich schon bei vier Stunden Sport in der Woche. Die Sportart können Sie nach dem Motto ‹Spaß muss sein!› aussuchen: Langzeitstudien zeigen, dass Ausdauersportler eine höhere Lebenserwartung haben als Nichtsportler. Mit Joggen, Walken, Schwimmen, Radfahren oder zum Beispiel Wandern liegen Sie also richtig.

► *Denken und Nachdenken*   Ob Sie täglich Kreuzworträtsel lösen, im Supermarkt die Preise mitrechnen oder Mathematik studieren: Wenn Sie Ihr Leben lang Ihre Gehirnzellen regelmäßig zu Höchstleistungen fordern, werden Sie auch körperlich lange fit bleiben. Wenn man das Gehirn dazu anregt, kann es sehr viel leisten. Und mit einem leistungsfähigen Gehirn bleiben im Alter auch Körperkoordination und Muskelbeweglichkeit länger jung.

► *Anspannung & Entspannung*   Wer Stress hat, wird nicht alt? Glauben Sie das nicht! Sicher, Dauerstress soll die Chromosomen in den Zellen altern und so das Leben um rund zehn Jahre verkürzen. Zu wenig Stress könnte aber auch falsch sein. Weil den Zellen dann sozusagen der ‹regelmäßige Zündfunke› fehlt, altern Sie dadurch schneller. Oft haben wir Stress außerdem auch ganz gern, weil es Teil unseres Berufslebens oder unserer Lebensart ist. Würde man alle diese Aktivitäten plötzlich weglassen, ohne es wirklich zu wollen, könnte das erst recht Stress bedeuten. Finden Sie deshalb einen Mittelweg. Verschaffen Sie sich in hektischen Zeiten bewusst ruhige Momente. Legen Sie zum Beispiel einmal am Tag für zehn Minuten die Füße auf den Schreibtisch und denken an – nichts. Oder versuchen Sie es mal mit einem außergewöhnlichen Stresskiller: Bogenschießen. Falls Ihnen dafür die Zeit fehlt, tragen Sie Ihre Auszeit einfach als ‹wichtigen Termin› in Ihren Kalender ein.

ⓘ   Warum Frauen länger leben als Männer

Sechs Jahre länger als Männer leben Frauen in den wohlhabenden Industrieländern Europas. Während sie im Durchschnitt 82 Jahre alt werden, kommen Männer auf 76 Jahre. Gründe dafür gibt es viele – hier kommt eine kleine Auswahl.

► Lebenswichtige Vorgänge werden vom X-Chromosom gesteuert, von dem Frauen mit der XX Kombination bekanntlich zwei haben. Mit XY sind Männer auch sonst im Nachteil. Das Y-Chromosom sorgt für die Männlichkeit, macht aber auch mehr Lust auf Laster wie Rauchen und Trinken. Als Folge nehmen lebensverkürzende Leiden wie Lungenkrebs, Leberzirrhose und Herzinfarkt zu.
► Vor Letzterem schützt Frauen obendrein das Geschlechtshormon Östrogen, weil es das Verhältnis vom ‹guten› HDL- zum ‹bösen›, gefäßverengenden LDL-Cholesterin verbessert. Herzinfarkte treffen Frauen deshalb oft 15 Jahre später als Männer, wenn der Körper nach den Wechseljahren die Östrogenproduktion herunterfährt.
► Hinzu kommt, dass sich bei Frauen zusätzliche Pfunde eher an Oberschenkeln und Po verteilen. Als ‹Birnentyp› erkranken sie dann statistisch seltener an Diabetes mellitus als der männliche ‹Apfeltyp›. Der speichert überflüssiges Fett vermehrt am Bauch, was obendrein die Gefahr für Herzerkrankungen noch weiter erhöht.
► Schließlich verfügt das weibliche Immunsystem auch über mehr Abwehrzellen. Dadurch erkranken Frauen seltener an lebensbedrohlichen Infektionen als Männer.

Nashornpulver hilft gegen Impotenz

In jedem Mann steckt ein Hengst, wild und gierig, ausgestattet mit einem großen, mächtigen Geschlechtsorgan. Wenn Mann nur will, treibt er jede Frau in die sexuelle Ekstase.

Das Klischee hat mit der Realität nichts zu tun So zumindest beschreibt es das Klischee, das allerdings mit der Wirklichkeit so viel zu tun hat wie James Bond mit einem Sachbearbeiter beim Bundesnachrichtendienst. Das richtige Leben vieler Männern sieht trister aus: Rund sieben Millionen Männer können im Bett nicht wie sie wollen, weil ihr ‹bester Freund› sie hängen lässt. Scham hindert die meisten daran, mit ihrer Partnerin oder einem Arzt über ihre Impotenz zu sprechen und professionelle Hilfe zu suchen. Stattdessen geistert die Angst vor dem nächsten Durchhänger beim Sex durch das Schlafzimmer und ruiniert nach und nach erst das Selbstvertrauen und dann das Sexualleben.

Obwohl auch Männer das Recht haben, mal müde und lustlos zu sein, und die meisten psychischen und physischen Ursachen von Impotenz heutzutage gut behandelbar sind, greifen Betroffene mitunter zu den absurdesten scheinbaren Potenzmitteln wie zum Beispiel Nashornpulver. Dass diese Mittel weder die Potenz steigern noch gegen das häufigste Problem – ein gelegentliches Formtief im Bett – helfen, bleibt dabei unbeachtet.

Leider gibt zahlreiche angebliche Potenzhilfen, die wie Nashornpulver ihr Versprechen nicht halten, so zum Beispiel

▶ *Ginseng* Männer in Asien verwenden den Extrakt der Wurzel gegen Impotenz. Der wissenschaftliche Beweis für die Wirkung steht jedoch aus.

▶ *Yohimbe* Der Extrakt aus der Rinde des Yohimbe-Baumes kann möglicherweise tatsächlich zu mehr Potenz verhelfen – theoretisch jedenfalls. Yohimbin erweitert die Arterien und erhöht so die Blutzufuhr im Penis, was ja die Basis für eine Erektion ist. Bei zu hoher Dosierung drohen allerdings Nebenwirkungen wie Unruhe, Herzrasen, Schlafstörungen, Schwindel, Übelkeit und starker Speichelfluss. Deshalb ist Yohimbin in Deutschland verschreibungspflichtig.

▶ *Spanische Fliege* Die ‹Spanische Fliege› ist in Wirklichkeit ein Käfer, in dessen Körper Cantharidin vorkommt. Vor einigen Jahrhunderten noch wurde Cantharidin als Heilmittel und Potenzmittel eingesetzt – fand aber auch Verwendung als Gift für Hinrichtungen und Morde. Cantharidin ist deshalb in Deutschland verboten.

Natürliche Immunität ist besser als Impfen

Das Gegenteil ist der Fall: Meist führt die Impfung gegen eine Infektionskrankheit zu einer vergleichbar kräftigen Immunität wie das ‹Durchmachen› der Infektion. Obendrein ist das Risiko eines Impfschadens statistisch gesehen deutlich kleiner als das Risiko, ungeimpft und damit ungeschützt zu erkranken und schwere oder sogar lebensgefährliche Komplikationen zu erleiden. Das Beispiel Masern zeigt diese Zusammenhänge sehr eindrucksvoll.

Kinderkrankheiten können ausgewachsene Probleme bereiten Masern gelten als Kinderkrankheit, können aber wie viele Kinderkrankheiten Kindern wie Erwachsenen ausgewachsene Probleme bereiten. In den meisten Fällen ist eine Infektion mit Masernviren zwar nach einigen Tagen ausgestanden. In einigen Fällen treten jedoch lebensgefährliche Komplikationen wie Hirnhautentzündungen auf. Bei einer Masern-Epidemie in den Niederlanden in den Jahren 1999 und 2000 starben von 3000 Masernkranken drei. Schlimm genug ist allerdings schon, wenn es als Folge der Maserninfektion zu Taubheit, Blindheit oder einem lebenslangen Koma kommt.

Gegen Masern nicht zu impfen ist wie russisches Roulette zu spielen Eine vollständige Masernimpfung kann diese Leiden zuverlässig verhindern, deshalb sollte jedes Kind (und grundsätzlich jeder Erwachsene, der nicht immun ist) gegen Masern geimpft sein. Für Kinder werden von der Ständigen Impfkommission STIKO am Robert-Koch-Institut in Berlin zwei Impfungen gegen Masern, Mumps und Röteln zwischen dem 11. und 23. Lebensmonat empfohlen. Nach 1970 Geborene über 18 Jahren ohne oder mit nur einer Impfung in der Kindheit sollten eine einmalige Masernimpfung erhalten.

Manche Eltern vergessen die Impfung, andere zögern aus Angst vor Impfschäden bei ihrem Kind. Sie sind verunsichert, weil sie befürchten, der Kombinationsimpfstoff der Dreifachimpfung gegen Masern, Mumps und Röteln sei gesundheitsgefährdend und würde zum Beispiel Autismus auslösen – was mittlerweile aber durch mehrere aussagekräftige Studien eindeutig widerlegt wurde.

Andere Eltern allerdings glauben, das Immunsystem eines Kindes werde mit den Masern besser allein fertig – was ohnehin natürlicher als die Impfung sei. Doch allein darauf zu vertrauen, ist wie russisches Roulette: Es geht leider regelmäßig schief.

Wie wichtig eine Masernimpfung ist, zeigen aktuelle Daten aus Deutschland: 2013 hat es bis zum 1. September fast zehn Mal so viele gemeldete Masernfälle gegeben wie im gesamten Jahr 2012 (165 gemeldete Fälle). Allerdings schwanken diese Zahlen über die Jahre: 2011 wurden 1608 Fälle gemeldet, in 2010 waren es 780 und in 2006 mehr als 2300. Im Jahr 2001 wurden sogar mehr als 6000 Masernfälle registriert.

Zu Impfschäden kommt es selten Masern sind hochgradig ansteckend und können mit den schwersten Komplikationen verbunden sein wie lebenslange Behinderung oder gar Tod. Das Risiko eines Impfschadens ist dagegen wesentlich kleiner als die Gefahr, ungeimpft Masern mit schweren Komplikationen zu bekommen. Manchmal ist die Injektionsstelle ein wenig gerötet und geschwollen und tut etwas weh. Auch leichtes Fieber ist möglich. Diese Reaktionen sind jedoch meist harmlos und klingen schnell wieder ab. Wenn Eltern in diesen Fragen unsicher sind, dann sollten sie den Kinderarzt fragen. Er kann umfassend über Masern und Impfungen aufklären.

❶ Masernparties sind Kindesmisshandlungen

Masernparties, bei denen Eltern mit ihren gesunden Kindern an Masern erkrankte Kinder besuchen, damit die Kinder sich anstecken und auf natürliche Weise gegen Maserviren immun werden, werden heute als Kindesmisshandlung eingestuft und die Verantwortlichen entsprechend strafrechtlich verfolgt.

Ärzte, die eine Teilnahme an Masernpartys empfehlen, begehen einen Kunstfehler und machen sich unter Umständen ebenfalls strafbar. Gegen Ärzte, die damit die Weiterverbreitung von Masern zulassen, können berufsrechtliche Schritte eingeleitet werden.

Natron hilft bei Sodbrennen

Nein, das alte Hausmittel ‹Natron› ist bei Sodbrennen völlig unge-eignet und kann sogar gefährlich werden, wenn man es einnimmt. Landet ‹Natron› im Verdauungstrakt, kann es zu verstärkter Gas-bildung im Magen, vermehrter Säurebildung und in der Folge ei-ner Stoffwechselentgleisung kommen. Bei eingeschränkter Nie-renfunktion kann der hohe Natriumgehalt von ‹Natron› zur Was-sereinlagerung führen, einen Bluthochdruck verstärken und eine Herzschwäche auslösen. Von einer ‹natürlichen Wirkung›, wie es die Werbung von käuflichen Natron-Produkten oft behauptet, kann also nicht die Rede sein.

Magnesium verhindert Muskelkrämpfe

Nein, auch wenn manche Alternativmediziner und Schulmedizi-ner das immer noch behaupten und selbst viele Sportler Magne-sium futtern, als wäre es Brausepulver. Eine Schutzwirkung gegen Muskelkrämpfe hat Magnesium (genauer gesagt handelt es sich meist um Magnesiumcitrat, chemisch gesehen ein Salz) nicht. Da-für ist die üblicherweise eingenommene Menge zu gering, zumal auch nur ein Teil davon in den Muskeln ankommt und dort ver-wertet werden kann.

Damit Magnesium als Schutz vor Muskelkrämpfen wirken könnte, müsste man es über mehrere Wochen in sehr hoher Dosie-rung zu sich nehmen. Wobei hohe Dosen von Magnesium den Ver-dauungstrakt stark belasten und einen sehr heftigen Durchfall aus-lösen können.

ⓘ Erste Hilfe bei Wadenkrämpfen

Einen Wadenkrampf können Sie mit gezieltem Dehnen des Wa-denmuskels beenden: Strecken Sie dazu möglichst im Sitzen das Bein aus und ziehen Sie mit den Händen Ihren vorderen Fuß kräf-tig zu sich an den Körper. Halten Sie diese Position so lange, bis der Krampf nachlässt. Die gleiche Wirkung können Sie erzielen, wenn Sie sich mit Ihrem ganzen Gewicht hinstellen und in die Knie gehen.

ℹ Kleines Mineralstoff- und Spurenelemente-Einmaleins

Auch wenn Mineralstoffe höchstens 5 Prozent des Körpergewichts ausmachen, erfüllen sie doch viele wichtige Funktionen im Körper. Mindestens 16 Mineralstoffe und Spurenelemente sind notwendig, um den Körper gesund und funktionstüchtig zu erhalten. Da man sie meist nur in kleinsten Mengen benötigt, reicht eine Aufnahme über die Nahrungszufuhr meist aus – was bei einer ausgewogenen Ernährung kein Problem sein sollte.

Mineralstoff/ Spurenelement	Vorkommen	Funktion	Maximaler täglicher Bedarf	Zeichen bei Mangel
Calcium	Milch, Milchprodukte, Hülsenfrüchte, Vollkornprodukte	Das Mineral für Knochen und Zähne, Blutgerinnung, Nervenimpulsübertragung.	800 mg	Osteoporose, Muskelschwäche
Chlorid	Salz u. salzhaltige Lebensmittel	Das Mineral für den ausgeglichenen Wasserhaushalt.	800 mg	Kopfschmerzen, Erbrechen, Bewusstseinsstörungen, Muskelkrämpfe
Kalium	Bananen, Aprikosen, Nüsse, Kartoffeln, Trockenobst	Das Mineral für einen regelmäßigen Herzschlag. Wirkt auch blutdruckregulierend. Wichtig für den Wasserhaushalt.	2000 mg	Herzrhythmusstörungen, Durst, Teilnahmslosigkeit
Magnesium	Hülsenfrüchte, Vollkornprodukte, Nüsse, Gemüse	Das Mineral für Zähne, Knochen und Nervenimpulsübertragung.	350 mg	Muskelkrämpfe, Teilnahmslosigkeit
Natrium	Salz, Wurst, Käse	Das Mineral für den Wasserhaushalt, Nerven und Muskeln.	550 mg	Krämpfe, Verwirrung, zu niedriger Blutdruck.
Phosphor	Tierische und pflanzliche Eiweiße	Das Mineral für Zähne, Knochen und die Nährstoffverwertung.	1200 mg	Tritt sehr selten auf.
Spurenelemente				
Chrom	Rotes Fleisch, Leber, Ei, Käse, Vollkornprodukte	Das Spurenelement für einen geregelten Blutzucker- und Cholesterinspiegel.	50–200 µg	Glukoseunverträglichkeit und erhöhter Cholesterinspiegel

Mineralstoff/ Spurenelement	Vorkommen	Funktion	Maximaler täglicher Bedarf	Zeichen bei Mangel
Eisen	Rotes Fleisch, Leber, Ei, dunkelgrünes Blattgemüse	Das Spurenelement für den Blutfarbstoff und den Energiestoffwechsel.	10 mg	Blutarmut, Erschöpfung, Infektionsanfälligkeit
Fluor	Tee, Trinkwasser	Das Spurenelement für die Zähne.	1,5–4 mg	Zahnverfall
Jod	Seefisch, Meeresfrüchte, Algen, jodiertes Speisesalz	Das Spurenelement für die Schilddrüse.	0,2 mg	Kropf, Teilnahmslosigkeit, raue Haut
Kupfer	Meeresfrüchte, Leber, Nüsse	Das Spurenelement für die Knochen und das Bindegewebe.	1,5–3 mg	Tritt sehr selten auf
Mangan	Nüsse, Hülsenfrüchte, Spinat, Grünkohl, Vollkornprodukte	Das Spurenelement für die Knochen und Bindegewebe.	2–5 mg	Tritt sehr selten auf
Molybdän	Hefe, Leber, Hülsenfrüchte, Blattgemüse, Vollkornprodukte	Das Spurenelement für die Enzymbildung und gesunde Erbanlagen.	0,25 mg	Tritt sehr selten auf
Schwefel	Tierisches und pflanzliches Eiweiß	Bestandteil wichtiger Aminosäuren.	Unbestimmt	Tritt sehr selten auf
Selen	Fisch, Fleisch, Milchprodukte, Linsen	Das Spurenelement für den Zellschutz und die Entwicklung der Geschlechtsorgane.	0,1 mg	Verringertes Wachstum, verzögerte Geschlechtsreife
Zink	Austern, Getreide, Fleisch, Sonnenblumenkerne	Das Spurenelement für normales Wachstum, das Immunsystem und die Enzymwirkung.	15 mg	Infektionsanfälligkeit, Appetitlosigkeit, Wachstumsstörungen

Die richtige Nahrung verhindert Krebs

Immer mal wieder geistert durch die Medien, man müsse nur stets die richtigen Dinge essen und würde nie Krebs bekommen. Ist es wirklich so einfach? Tatsächlich gibt es Nahrungsmittel, die zumindest das statistische Krebsrisiko senken können. Und es gibt Nahrungsmittel, die es erhöhen können.

Obst und Gemüse senken das Lungenkrebsrisiko – statistisch gesehen Nach wissenschaftlichen Erkenntnissen erhöht zum Beispiel starker Alkoholkonsum bei Frauen das Brustkrebsrisiko. Und als wenn man es nicht wüsste: Regelmäßig viel Obst und Gemüse zu essen, ist auch gut gegen Krebs – es senkt die statistische Wahrscheinlichkeit, an Lungenkrebs zu erkranken. Ein hohes Gewicht kann ebenfalls das Risiko für manche Krebsarten steigern. So gibt es Forschungen zufolge einen Zusammenhang zwischen Übergewicht und Nierenkrebs bei Frauen. Bei Männern und Frauen ist Übergewicht zudem mit einem erhöhten Risiko für Dickdarmkrebs verbunden. Außerdem steigt das Risiko für Magen- und Dickdarmkrebs, wenn man viel rotes Fleisch isst.

Daumenschrauben bei der Ernährung sind nicht sinnvoll Doch lassen Sie sich nicht verwirren und geraten Sie nicht in Panik: Das alles muss nicht für jeden Menschen so sein, der sich gesundheitsmäßig ab und zu ein bisschen lockerer ernährt. Es handelt sich eben nur um die Ergebnisse statistischer Untersuchungen.

Doch bleibt natürlich die Frage: Wie geht man mit diesen Ergebnissen um? Ganz einfach, indem man seine Ernährung ein wenig anpasst. Also nur etwas an der Nahrungsschraube drehen, ohne dass es sich gleich wie Daumenschrauben anfühlt. Zum Beispiel sollte man einfach mal etwas mehr Obst und Gemüse einkaufen und dem Darm zuliebe mehr Vollkornbrot essen, wegen der Ballaststoffe. Damit hätte man dann schon viel erreicht. Statistisch gesehen.

❶ So schützen Sie sich wirklich vor Krebs

Viele Krebsleiden ließen sich möglicherweise verhindern. Statistiken zufolge geht ein Drittel der Krebserkrankungen auf eine ungesunde Ernährung zurück. Rauchen, der ständige übertriebene Genuss von Alkohol und allzu häufiges Sonnenbaden ohne Schutz sind ebenfalls Faktoren, die das Risiko einer bösartigen Krebserkrankung deutlich erhöhen. Aber es gibt noch weitere.

Die folgende Liste enthält Maßnahmen, die jede für sich dazu beiträgt, dass Sie Ihr persönliches Krebsrisiko verringern. Versuchen Sie, möglichst viele davon ganz oder teilweise umzusetzen. In vielen Fällen können Sie dabei auf die Unterstützung Ihres Hausarztes zurückgreifen.

► *Das Rauchen abgewöhnen*   Natürlich ist es ein alter Hut, dass Rauchen Krebs verursachen kann. Dennoch: Falls Sie rauchen, dann sollten Sie es so bald wie möglich aufgeben. Und falls Ihnen das beim ersten Versuch nicht gelingt, probieren Sie es einfach noch einmal. Vielleicht klappt es mit Hilfe von Nikotinpflastern oder den Nikotinentwöhnungsmedikamenten aus der Apotheke. Jeder Versuch lohnt sich, denn mit jedem Tag als Nichtraucher sinkt Ihr persönliches Krebsrisiko.

► *Wenig Alkohol trinken*   Das gilt sowohl für harte Spirituosen als auch für Bier und Wein. Alkohol begünstigt vor allem die Entstehung von Leber-, Kehlkopf- und Speiseröhrenkrebs. Es gilt deshalb eine Grenze von etwa einem großen Bier, zwei Gläsern Wein oder zwei Schnäpsen täglich für Männer. Frauen sollten von allem maximal die Hälfte trinken.

► *Täglich viel frisches Obst und Gemüse essen*   Am besten ist es, wenn Sie die Fünf-pro-Tag-Regel beherzigen: fünf Mal am Tag eine kleine Portion Obst oder Gemüse essen. Außerdem sollten auch viel ballaststoffreiche Getreideprodukte auf Ihrem Speiseplan stehen. Falls Sie kein Freund von Obst und Gemüse sind, können Sie die darin enthaltenen Vitamine und Vitalstoffe auch in Dragee- oder Kapselform zu sich nehmen. Lassen Sie sich dazu zur Sicherheit aber vorher von Ihrem Hausarzt beraten.

► *Das Wohlfühlgewicht halten*   Ein ausgewogener Speiseplan und regelmäßig etwas Bewegung sind der beste Weg dorthin. Übertriebene Diäten führen dagegen langfristig zu noch mehr Übergewicht und Gesundheitsproblemen. Sprechen Sie gegebenenfalls mit Ihrem Arzt über das Thema: Es gibt heute Medikamente, die Sie bei einem Abnehmvorhaben unterstützen können, wenn ein Arzt sie verordnet.

► *Sonnenbäder vermeiden* Versuchen Sie vor allem, Sonnenbrände zu verhindern. Denken Sie dabei auch an Ihre Kinder, denn die Basis für Hautkrebs wird meist schon in jungen Lebensjahren gelegt, wenn die Haut noch wesentlich empfindlicher ist. Hochwertige Sonnenschutzmittel, die keine allergisch wirkenden Substanzen enthalten, bekommen Sie in der Drogerie oder Apotheke.

► *Sicherheitsvorschriften beachten* Wenn Sie an Ihrem Arbeitsplatz oder im Haushalt mit gesundheitsgefährdenden Stoffen wie etwa Lösungsmitteln zu tun haben, dann befolgen Sie die Vorschriften zum Umgang mit diesen Stoffen. Gehen Sie außerdem gleich zum Arzt, wenn es Ihnen nicht gut gehen sollte.

► *Einen Abstrich machen lassen* Frauen sollten mindestens einmal jährlich einen Abstrich des Gebärmutterhalses machen und ihre Brust untersuchen lassen. Eine Selbstuntersuchung der Brust ist zwar ebenfalls sinnvoll, doch sicherer ist natürlich die gründliche Untersuchung durch den Frauenarzt. Wenn Sie über 50 Jahre alt sind, dann sollten Sie außerdem mindestens alle zwei Jahre eine Mammographie vornehmen lassen.

► *Krebsvorsorgeuntersuchung nicht verpassen* Besprechen Sie mit Ihrem Arzt, welche regelmäßigen Krebsvorsorgeuntersuchungen für Sie persönlich sinnvoll sind. Dies können beispielsweise eine Darmspiegelung oder Hautuntersuchungen sein.

► *Gleich zum Arzt gehen* Zögern Sie nicht mit einem Arztbesuch, wenn Sie eine ungewöhnliche Schwellung an Ihrem Körper bemerken oder eine Wunde mal nicht richtig abheilt. Ein Leberfleck, der sich in Form, Größe und/oder Farbe verändert oder zu jucken anfängt, sollte Sie ebenfalls sofort zum Hautarzt führen. Auch andauernde Heiserkeit, chronischer Husten, eine auffällige Veränderung des Stuhlgangs, Probleme beim Wasserlassen und unerklärlichen Gewichtsverlust dürfen Sie nicht auf die lange Bank schieben. Diese Symptome können ebenfalls ein früher Hinweis auf ein Krebsleiden sein.

► *Schutzimpfungen nutzen* Jeder zehnte Krebs wird heute von einer chronischen Infektion durch Viren, Bakterien oder Parasiten mitverursacht. Darunter ist auch der Leberkrebs, bei dessen Entstehung das Hepatitis-B-Virus eine große Rolle spielt. Eine Schutzimpfung gegen Hepatitis-B-Viren ist grundsätzlich jederzeit möglich. Sprechen Sie Ihren Arzt darauf an.

Sportler brauchen Nahrungsergänzungsmittel

Manche Sportler glauben, dass ihr Körper Zusatzstoffe braucht, damit sie trotz harten Trainings gesund bleiben. Schließlich arbeitet der trainierende Körper deutlich mehr – da kann ein wenig mehr von all den wichtigen Stoffen ja nicht schaden. Etwa so wie ein Auto, das im harten Betrieb auf der Rennstrecke stärker verschleißt als beim gemütlichen Cruisen über den Boulevard.

Otto-Normalsportler haben keinen höheren Nährstoffbedarf
Doch so eindeutig ist das mit den ‹Nahrungsergänzungsmitteln› nicht. In dieser Frage gibt es weder unter Ärzten noch unter Sportlern Einstimmigkeit, man findet beide Extreme: Die einen raten unbedingt zu bestimmten Pillen und Pülverchen, um die Leistungsfähigkeit zu erhalten. Die anderen, darunter auch Profisportler, verzichten ganz auf solche Nahrungsergänzungsmittel. Lässt man aber die Ideologie beiseite, die bei diesem Thema wohl eine Rolle spielt, bleibt das übrig: Otto-Normalsportler haben wissenschaftlich gesehen keinen höheren Nährstoffbedarf, weil sie schon bei normaler Ernährung genug Eiweiß, Vitamine und Mineralstoffe bekommen.

Leistungssportler können einen erhöhten Bedarf an Nährstoffen haben Leistungssportler können dagegen je nach Sportart und Traningsintensität einen zusätzlichen Energieverbrauch von 2000 kcal pro Woche und mehr haben. In diesem Fall benötigen sie auch mehr Nährstoffe und Spurenelemente, weil ihnen die normale Ernährung nicht genug von dem liefert, was ihr Körper zum Beispiel für die Energiegewinnung verbraucht.

Wenn Sie nicht sicher einschätzen können, ob Sie noch Freizeitsportler oder schon Leistungssportler sind und Nahrungsergänzungsmittel brauchen, dann konzentrieren Sie sich auf eine Ernährung, in der Getreide, Milchprodukte, Obst, Gemüse, Brot, Kartoffeln, Reis, Nudeln, Fleisch und Seefisch regelmäßig vorkommen. Bei einem außergewöhnlichen Verlust – etwa durch extremes Schwitzen – kann der Bedarf an Elektrolyten, Spurenelementen und Vitaminen erhöht sein. Dann sollten Sie sich aber von einem Sportmediziner oder Ernährungsexperten beraten lassen. Jeder Stoff in konzentrierter Menge – ob als Pille, Saft oder roh gegessen – kann eine Wirkung haben. Und wenn einem nur davon schlecht wird. Sie kann aber auch Leber, Niere oder Magen langfristig belasten oder verschriebene Medikamente beeinflussen. Deshalb ist es ratsam, mit dem Arzt oder dem Apotheker darüber zu sprechen.

❶ Die Grundsätze der Sporternährung

▶ *Nie mit leerem Magen starten* Ein ohnehin bereits niedriger Blutzuckerspiegel sinkt durch den Sport weiter. Die Leistungsfähigkeit und die Konzentration nehmen ab, das Verletzungsrisiko steigt.
▶ *Rechtzeitig essen* Bis spätestens zwei Stunden vor dem Sport sind leichte Reis-, Kartoffel- und Nudelgerichte erlaubt. Sie enthalten große Mengen energiereicher Kohlenhydrate. Danach sollten Sie nur noch einen Snack essen, zum Beispiel einen Joghurt oder eine Banane.
▶ *Trinken!* In den letzten zwei Stunden vor dem Sport sollten Sie alle 30 Minuten ein Glas Apfelschorle oder kohlensäurearmes Mineralwasser trinken. Das hält den Flüssigkeitshaushalt stabil.

❶ So kommt die Kraft in die Muskeln

Ohne Nahrung gibt es keine Kraft. Die Muskeln müssen – neben dem Sauerstoff aus der Atemluft – auch mit Nährstoffen versorgt sein, damit sie ihre Aufgaben bewältigen können. Erst die Energie aus der Nahrung macht es Muskeln möglich, zu ‹arbeiten› und so zum Beispiel Sport zu treiben. Doch der Weg vom Müsli zur Marathonkraft ist weit.

Als Energiequelle dienen Muskeln in erster Linie die Kohlenhydrate. Sie kommen in fast allen Nahrungsmitteln vor und halten sich in körpereigenen Speichern wie der Leber und den Muskeln selbst für den

Einsatz bereit. Über den Blutkreislauf gelangen die Kohlenhydrate dorthin, wo man sie gerade braucht – bei Sportlern vor allem in der Muskulatur. Die Muskelenergie entsteht schließlich aus der chemischen Reaktion zwischen Kohlenhydraten und Sauerstoff.

Augenschule ersetzt Brille

Auch dafür wird geworben: Ein paarmal die ‹Augenschulbank› gedrückt, und Brille, Kontaktlinsen oder LASIK-Operation sind überflüssig. Ein Besuch der Augenschule soll die Sehfähigkeit verbessern. Wer kurz- oder weitsichtig ist, könne nach der Ausbildung in der Augenschule ohne Brille wieder scharf sehen.

Augenschulen versprechen oft enorme Erfolge. Mitunter ist sogar von einer ‹besseren allgemeinen Sehqualität› mit klareren Farben und deutlicheren Kontrasten die Rede. Außerdem soll der Besuch in der Augenschule Körper und Geist beleben. Dabei ist der Sinn des ‹Unterrichts› nicht immer durchschaubar.

Für entspannte Augen müssen Sie nicht die Schulbank drücken Dass eine Augenschule die allgemeine Sehfähigkeit verbessern kann, wird von vielen Ärzten bezweifelt. Sicher ist, dass schielende Kleinkinder von einem augenärztlichen Training profitieren. Kurz- oder Weitsichtigkeit, Alterssichtigkeit und eine Hornhautverkrümmung lassen sich nur mit Hilfe von Brillen, Kontaktlinsen oder einer Operation korrigieren. Trotzdem können – und sollten Sie – natürlich etwas für Ihre Augen tun.

Augen brauchen Abwechslung 80 Prozent der Sinneseindrücke nehmen wir über die Augen auf. Und so ist es kein Wunder, dass man vor lauter Anstrengung mitunter kaum noch richtig gucken kann. Doch müde Augen bekommt man nicht durch zu viel sehen.

Vor allem einseitige Belastungen wie lange Autobahnfahrten oder viele Stunden vor dem Computerbildschirm überfordern die Augen. Denn sind die Augen zu lange Zeit im selben Abstand auf etwas gerichtet sind, ermüden sie, brennen und tränen.

Unsere Augen sind von Natur aus nicht fürs sture Geradeausgucken gemacht. Die winzigen Augenmuskeln brauchen den Wechsel zwischen nah und fern, oben und unten, rechts und links – sozusagen, damit sie stets im Training bleiben und nicht einschlafen. Auch Qualm und schlechte Lichtverhältnisse schaden den Augen.

Augentropfen sind nur eine Notlösung Um Augenproblemen vorzubeugen, sollten Sie deshalb vor allem Ihren Arbeitsplatz augenfreundlich einrichten. Steht der Computerbildschirm zu dicht vor der Nase? Sitzen Sie rückenfreundlich? Auch eine verspannte Nackenmuskulatur kann die Augen beeinträchtigen. Lichtquellen sollten zudem immer hell genug sein, aber nicht blenden. Ideal, nicht nur für die Augen, ist außerdem ein Rauchverbot in den Arbeitsräumen.

Erste Hilfe bei gereizten Augen kann eine künstliche Tränenflüssigkeit aus der Apotheke sein. Achten Sie aber darauf, dass die Tropfen keine Konservierungsstoffe enthalten, da diese Allergien auslösen können. Künstliche Tränen sind aber nur eine Notlösung und sollten ohne Empfehlung des Arztes nicht über längere Zeit eingesetzt werden.

ℹ️   **Entspannungstipps für müde Augen**

► Halten Sie einen Zeigefinger dicht vor die Nase, den anderen 20 Zentimeter dahinter, und nehmen Sie einen dritten Punkt im Raum dazu. Schauen Sie dann für zwei Minuten reihum auf diese drei Punkte.

► Reiben Sie Ihre Hände zehn Sekunden aneinander reiben und legen Sie dann Ihre warmen Handflächen auf die geschlossenen Augen.

► Linderung für gereizte Augen bringen auch Kompressen, die Sie auf die geschlossenen Augen legen. Gut dafür geeignet ist zum Beispiel Tee aus Augentrost – ein Heilkraut aus der Apotheke.

► Lassen Sie den Blick ab und zu in die Ferne schweifen – am besten ins Grüne. Diese Farbe empfinden die Augen als besonders entspannend.

Silberwasser desinfiziert von innen

Silber soll nicht nur wertvoll, sondern auch gesund sein – zumindest wird das immer wieder in Werbeanzeigen für silberhaltige Lotionen und Wässerchen behauptet. Doch die Wahrheit ist komplizierter.

Silberpflaster wirken tatsächlich antibakteriell und senken das Risiko, dass sich eine Wunde infiziert. Silberpflaster sind damit Wundabdeckung und Infektionsschutz in einem. Doch aufgepasst: Silber kann allergische Reaktionen auslösen. Außerdem sollte man bei Wunden darauf achten, dass die desinfizierende Wirkung des Silbers im Pflaster durch eine gleichzeitig durchgeführte Wundsalbentherapie verringert werden kann.

Soweit der sinnvolle Einsatz von Silber in Wundpflastern. Nun stellt sich natürlich folgende Überlegung: Wenn Silberpflaster Keime in Wunden bekämpft, dann sollte Silberwasser das Gleiche doch auch bei Infektionen im Rest des Körpers können. Silberwasser müsste also ein gutes Antibiotikum sein.

Silberwasser kann Fehlbildungen auslösen   Doch das stimmt nicht. Sogenanntes kolloidales Silber kann im Reagenzglas tatsächlich so manche Keime abtöten. Ob das auch im menschlichen Körper funktioniert, ist jedoch nicht bewiesen. Im Gegenteil sogar: Die Einnahme von Silberwasser kann zu Gangstörungen, Schwindel und Krämpfen führen. Und während der Schwangerschaft eingenommen, kann Silberwasser sogar Fehlbildungen bei Neugeborenen verursachen. Silber ist – wenn es sich nicht auf das Pflaster beschränkt – deshalb alles andere als gesund.

Butter und Mehl lindern Verbrennungen

Nein, das stimmt nicht. Auch, wenn das unsere Großmütter vielleicht noch so gemacht haben. Meine Großmutter zumindest hatte immer ein extra Glas Mehl griffbereit – falls sich jemand am mit Holzscheiten beheizten Küchenherd verbrannte. Butter, ich war in den frühen 1960er-Jahren Kind und habe die ersten Lebensjahre auf dem Land verbracht, war für uns damals noch ein exotisches Nahrungsmittel. Aber Mehl hatte man reichlich.

Auch Großmütter können sich irren Weder Butter noch Mehl gehören auf eine verbrannte Hautstelle. Diese beiden alten Hausmittel verursachen eher Probleme, als dass sie irgendeinen Nutzen haben. Im schlimmsten Fall können sie die Haut infizieren. Auch Puder und Cremes aus dem Kosmetikköfferchen sollte man nicht auf die Wunde tun.

Bei einer Verbrennung sollte stattdessen als Erstes das betroffene Hautareal von den Resten der Kleidung befreit werden, denn der Stoff speichert die Hitze. Danach muss die Brandwunde gekühlt werden. Am schnellsten geht das mit kaltem Wasser aus dem Wasserhahn, das man mit geringem Druck über die Verbrennung laufen lässt. Allerdings sollte das Wasser nicht ‹eiskalt› sein, denn Eiswasser hätte paradoxerweise einen ähnlichen zerstörerischen Effekt wie Feuer und könnte die verbrannte Haut noch zusätzlich schädigen.

Brandblasen sollten nur von einem Arzt geöffnet werden Brandblasen bleiben am besten ungeöffnet. Sie sind der natürliche Schutz der Haut vor Keimen. Nur Ärzte sollten Brandblasen öffnen, unter sterilen Bedingungen. Die Brandwunde sollte deshalb bis zum Arztbesuch noch mit einem sterilen Verband oder einem sauberen Tuch abgedeckt werden.

Atmung beobachten! Bei sehr schweren Verbrennungen muss außerdem die Atmung beobachtet werden. Auch wenn der Verletzte zunächst ansprechbar ist und scheinbar gelassen reagiert, kann es plötzlich zu einem Atemstillstand kommen. Dann muss der Verletzte sofort künstlich beatmet werden. Aus diesem Grund sollte bei größeren Verbrennungen stets ohne Zögern der Notarzt – ein Krankenwagen allein würde nicht ausreichen – gerufen werden.

Ebenfalls ein Problem bei Brandwunden ist der enorme Flüssigkeitsmangel, der bei größeren Verbrennungen auftritt. Er muss so rasch wie möglich durch eine spezielle Elektrolytlösung ausgeglichen werden. Bei starken Schmerzen ist ein Schmerzmittel erforderlich. Bei alledem handelt es sich jedoch um Maßnahmen, die ebenfalls ein Arzt durchführen muss.

Jede größere Verbrennung ist ein medizinischer Notfall
Wenn bei einem Erwachsenen über 10 Prozent (bei Kindern über 5 Prozent) der Körperoberfläche verbrannt sind, gehört der Betroffene sofort in eine Spezialklinik. Kinder sollten schon bei wesentlich geringeren Verbrennungen in einer Spezialklinik behandelt werden. Weil sie im Verhältnis zu ihrer Körpermasse eine relativ größere Hautoberfläche als Erwachsene haben, reagieren sie wesentlich empfindlicher auf den Flüssigkeitsverlust durch die Brandwunden. Es kann grundsätzlich Lebensgefahr bestehen, auch wenn die Größe der Brandwunde das zunächst nicht vermuten lässt.

Knoblauch fördert die Gesundheit

Das Gerücht hält sich hartnäckig: Knoblauch ist nicht nur eine Kochzutat, sondern macht gesund. Wahlweise soll Knoblauch einen erhöhten Blutdruck wieder ins Lot bringen, das Blut besser fließen lassen und Entzündungen vorbeugen. Im Mittelalter, so erfährt man in Berichten über Knoblauch, wurden sogar Hundebisse, eitrige Zähne und Haarverlust mit Knoblauch behandelt. Erfolgreich?

Der Effekt von Knoblauch für die Gesundheit ist nicht belegt So ist es nachvollziehbar, dass die einschlägige Industrie die angeblich gesunden Eigenschaften von Knoblauch nutzt und zum Beispiel Knoblauchpillen herstellt – und teuer verkauft. Und das, obwohl die gesundheitsfördernde Wirkung von Knoblauch nicht bewiesen ist und wir uns bekanntlich nicht mehr im Mittelalter befinden.

Tatsache ist: In Knoblauch steckt der Stoff Allicin. Der sorgt nicht nur für den starken Geruch, sondern kann Pilze und Bakterien bekämpfen – zumindest bei Pflanzen. Ob das auch für den menschlichen Organismus gilt, ist nicht wissenschaftlich belegt, aber sehr unwahrscheinlich.

Knoblauch soll auch den Cholesterinspiegel senken können. Und tatsächlich gibt es wissenschaftliche Studien, die das zeigen. Doch das ist die Krux mit Statistiken: Es gibt auch Studien, die das Gegenteil aussagen! Zum Beispiel wurde der angeblich cholesterinsenkende Effekt von Knoblauch an einer Gruppe von Menschen getestet, die nachweislich einen erhöhten Cholesterinwert hatten. Das Ergebnis nach einem halben Jahr lautete: Weder roh noch in Form von Pastillen konnte Knoblauch den Cholesterinwert der Teilnehmer senken. Zudem urteilten auch EU-Richter, dass in Knoblauchkapseln nichts stecke, was Erkrankungen beeinflussen könnte.

Knoblauch muss nicht nach Knoblauch riechen Knoblauch riecht übrigens nur unangenehm, wenn beim Zerkleinern die Häute der Knoblauchzehen beschädigt werden. Das ändert natürlich nichts daran, dass man nach einer entsprechenden Mahlzeit heftig nach Knoblauch riecht. Wobei der Geruch nicht aus dem Magen kommt, sondern aus den Lungenbläschen beziehungsweise der Atemluft. Ärzte nennen dieses Phänomen Halitosis.

❶ Wie gefährlich ist Cholesterin wirklich?

Auch, wenn Cholesterin einen Ruf als Blutgefäßverstopfer und Herzenmörder hat: Wir brauchen das Cholesterin wie die Luft zum Atmen. Denn ohne Cholesterin kann der Körper weder Zellwände bauen noch Vitamin D oder das Hormon Kortisol herstellen. Zu viel ist aber auch nicht gut: Ständig zu hohes Cholesterin lässt tatsächlich mit der Zeit Blutgefäße verkalken – das wird Arteriosklerose genannt – und kann als Folge Herzinfarkt oder Schlaganfall verursachen.

ⓘ   Ein erhöhter Cholesterinwert ist nur ein
        Risikofaktor unter mehreren

Am ‹Gesamt-Cholesterin› macht das ‹böse› LDL-Cholesterin den größten Anteil aus. Es ist der Teil des Cholesterins, der von Organen wie dem Darm in die Zellen transportiert wird. Ideal ist ein LDL-Wert von unter 130 mg/dl. Als ‹gutes› Cholesterin gilt das HDL-Cholesterin, weil es von den Zellen zur Leber transportiert und dort verarbeitet wird. Mehr als 60 mg/dl gelten für das HDL-Cholesterin als optimal. Für den ‹Gesamt-Cholesterinwert› liegt die gesunde Grenze bei 200 mg/dl.

Allerdings sollte man nicht verbissen guten Cholesterinwerten hinterherdiäten. Ein erhöhter Cholesterinwert ist nur ein Risikofaktor für Herzkreislauferkrankungen von vielen. Auch zu wenig Bewegung, Bluthochdruck, Diabetes und Rauchen spielen wichtige Rollen. Mehrere dieser Faktoren zusammen bilden schließlich in der Tat eine Kombination, die schnell erst zu Arteriosklerose und dann möglicherweise zu einem Herzinfarkt oder Schlaganfall führt.

Bei einem erhöhten Cholesterinwert sollte man deshalb neben einer gesünderen Ernährung auch an den anderen Risikofaktoren arbeiten. Dabei kann der Hausarzt einem helfen. Er weiß auch, wann zur Senkung des Cholesterinspiegels Medikamente nötig sind.

Sauerkraut und Co. ersetzen Insulin

Knoblauch, Ginseng und Sauerkraut! Alternative Mittel für die Zuckerkrankheit, von Ärzten Diabetes mellitus genannt, gibt es einige. Manche sind allerdings eher Märchen als wirksame Medizin. Denn bei Diabetes stoßen alternative Heilmittel definitiv an ihre Grenzen:

► **Zimt** beispielsweise kann möglicherweise wirklich den Blutzucker senken. In einer Studie mit jedoch gerade mal 60 Typ-2-Diabetikern wurde herausgefunden, dass die regelmäßige Einnahme von Zimt den Zuckerstoffwechsel günstig beeinflusst. Ob Zimt Insulin auch ersetzen kann, ist aber völlig unklar.

► **Ginseng,** ein Araliengewächs, das vor allem in Wald und Bergen von Nordkorea, China und Sibirien vorkommt, soll das können, was viele Wundermittel können sollen: das Wohlbefinden steigern, mehr Energie liefern und das Immunsystem stimulieren. Ginseng-Wurzeln können angeblich fast alles, und natürlich auch den Blutzucker senken. Studien sollen das belegen. Doch bei Wundermitteln ist generell Vorsicht geboten.

► *Aloe Vera* ist eine Wüstenpflanze und steckt vom Shampoo bis zur Wundcreme in fast allem, was für Menschen gut sein soll. Als Nahrungsergänzungsmittel ist es angeblich auch für Diabetiker geeignet sein und soll nebenwirkungsfrei sein. Wissenschaftliche Belege? Gibt es nicht!

► *Ayurveda* umfasst vom Ölguss bis zur Massage etliche Behandlungsverfahren, und natürlich ist auch für Zuckerkranke etwas dabei. Die Verfahren beruhen wie viele alternative Methoden aber auf Überlieferungen und nicht auf wissenschaftlichen Erkenntnissen.

► *Sauerkraut* hat schon manchem Diabetiker im Selbstversuch den Blutzucker gesenkt. Doch wissenschaftlich aussagekräftige Studien gibt es dazu nicht. Deshalb gilt: Wenn man als Diabetiker tatsächlich mit Sauerkraut Insulin einsparen kann – großartig. Die Diabetes-Therapie ganz auf Sauerkraut statt Insulin umzustellen wäre aber sehr leichtsinnig.

Chili verbrennt Fett

Immer mal wieder geistert diese Meldung durch die Presse: Wissenschaftler hätten entdeckt, dass wir Chili essen müssten, wenn wir unsere überflüssigen Fettpolster verlieren wollten. Damit sei nun endlich ein ‹leckeres› Mittel gegen Übergewicht gefunden.

Eine schöne Geschichte wäre das: Man isst, was und wie viel man will, legt sich zum Nachtisch ein bisschen Chili auf den Teller – vielleicht als Eis verpackt –, und schon nimmt man nicht mehr zu. Das alles passiert auch noch mit Hilfe der Natur. Eine tolle Geschichte.

Chili verbrennt Fett – aber nur im Labor Aber doch nur eine Geschichte. Der Stoff, der Chili so scharf macht, heißt Capsaicin. Herausgefunden haben taiwanesische Forscher zwar, dass Capsaicin Fettzellen dazu bringen kann, sich selbst zu zerstören. Für diesen Effekt seien nach Angaben der Wissenschaftler geringfügig höhere Mengen an Capsaicin nötig, als üblicherweise in echten thailändischen oder indischen Gerichten steckt. Wer allerdings schon einmal ein ‹echtes› thailändisches Gericht gegessen hat, weiß, dass diese viel schärfer und damit für westliche Erdenbürger kaum noch essbar sind, als Gerichte, die gemeinhin in thailändischen Restaurants hierzulande serviert werden.

Zudem funktioniert Chili bisher nur im Labor als Fettzellenkiller. Ob Capsaicin auch die Fettzellen im menschlichen Körper in die Selbstzerstörung treibt, konnte noch nicht geklärt werden.

Trotzdem kann es sich aus Gewichtsgründen lohnen, viel Chili zu essen: Sehr stark gewürztes Essen macht schnell satt. Ob das am Geschmack des Chili liegt oder doch eher an dessen außergewöhnlicher Schärfe, lassen wir mal dahingestellt.

Asiens Küche ist Medizin in Kochtöpfen

Die Zutaten der asiatischen Küche schmecken nicht nur gut. Ihnen haftet auch der Mythos an, besonders gesund und deshalb ‹Medizin in Kochtöpfen› zu sein. Das stimmt allerdings nur teilweise. Hier kommt eine Übersicht der bekanntesten asiatischen Kochzutaten:

► *Ingwer* regt die Verdauung an und ‹beruhigt› den Magen. Ingwer isst man in Asien deshalb oft bei Magen-Darm-Infektionen, Seekrankheit und Übelkeit. Bei Rheuma, Erkältungen und Kopfschmerzen soll Ingwer mitunter die Beschwerden lindern.

► *Curry* hat je nach Land, Region und Küchenchef unterschiedliche Bestandteile. Oft enthalten ist die gelbe Kurkumawurzel, die Curry Farbe und Geschmack gibt. Auch Pfeffer, Chili, Kardamom, Ingwer, Koriander, Kreuzkümmel, Muskat, Zimt, Bockshornkleesaat, Piment, Nelken und Muskatblüte können in Curry enthalten sein. Die Vielfalt der Bestandteile kann allerdings dazu führen, dass es nach einem leckeren Currygericht zu Magenschmerzen und Durchfall kommt.

► *Koriander* regt den Appetit und die Verdauung an und kann Magen-Darm-Krämpfe lindern. Koriander ist deshalb in einigen alternativmedizinischen Medikamenten gegen Magen- und Darm-Probleme enthalten.

► *Zitronengras* soll den Geschmack eines Gerichts verbessern. Es wird aber auch für die Zubereitung von Tees eingesetzt. Die ätherischen Öle des Zitronengrases sind auch Bestandteil von Anti-Mücken-Mitteln. Ob man nach einem Zitronengrastee weniger häufig von Mücken gestochen wird, ist unklar.

► *Kardamom* soll die Magenschleimhaut ‹schützen›. In Afghanistan beispielsweise wird Kardamom deshalb oft dem Kaffee beigemischt. Kardamom regt zudem die Verdauung an, entkrampft einen rebellierenden Magen und löst Blähungen. In Asien gilt Kardamom auch als Aphrodisiakum. Aber Vorsicht: Kardamom kann allergische Reaktionen auslösen.

► *Kurkuma* fördert die Produktion von Magensaft und Gallenflüssigkeit und dient so einer besseren Verdauung. Das Curcumin soll zudem Entzündungen bekämpfen und das Wachsen von Krebs hemmen – wissenschaftlich bewiesen ist das allerdings nicht. In Indonesien nimmt man Kurkuma, um das Immunsystem zu stärken und Infektionen und Atemwegserkrankungen vorzubeugen.

► *Sambals* sind dickflüssige Würzsaucen auf Chili-Basis. Das ‹Sambal Olek› besteht aus zerkleinerten roten Chilischoten sowie Salz und Essig. Der Stoff, der Chili die Schärfe verleiht, ist das Capsaicin. Es soll verschiedene, wissenschaftlich aber unbelegte Wirkungen haben, unter anderem soll Capsaicin Fett ‹wegschmelzen› können. Allerdings soll Capsaicin auch Durchfall und Magenschmerzen verursachen.

► *Wasabi* wird aus japanischem Wassermeerrettich hergestellt. Die Schärfe wird von flüchtigen Senfölen verursacht. Wasabi brennt nicht wie Chili schon auf der Zunge, sondern erst im Rachen und in der Nase. Die Senföle haben aber auch gute Seiten: Sie vernichten Bakterien in der Nahrung und – fördern die Verdauung.

Yoga ist sanfte Medizin

Die Popsängerin Madonna macht angeblich jeden Tag mehrere Stunden Yoga. Und wenn man ihr zuschaut, dann glaubt man das sogar. Madonna ist über 50 Jahre alt, und wie man in ihren Videos und auf ihren Konzerten sieht, ist sie ausgesprochen fit und beweglich. Was Berichten der Klatschpresse zufolge vom Yoga kommen soll. Da fragt man sich: Könnte das jeder erreichen? Im Prinzip ja, allerdings braucht man dafür sehr viel Disziplin und Zeit.

Unser Verstand ist nur unser Chauffeur   Yoga kommt aus Indien. In der Yoga-Lehre ist der Mensch nur ein Reisender. Sein Körper ist der Wagen, sein Verstand der Chauffeur. Yoga zu machen bedeutet im übertragenen Sinne, dass man mit dem Wagen vorsichtig umgeht, um möglichst viel und lange etwas von ihm zu haben. Das klingt durchaus vernünftig, denn ist es nicht tatsächlich so: Wer sein Auto (ersatzweise: sein Fahrrad, sein Skateboard) pflegt, hat länger etwas davon als jemand, der das nicht tut?

Yoga hat offensichtlich positive Wirkungen auf den Körper und die Seele. Yoga kann Erkrankungen und allerlei Beschwerden lindern. Schlafstörungen zum Beispiel, oder Kopfschmerzen oder Rückenschmerzen, die allesamt Stressfolgen sein können. Yoga ist also gut gegen Stress. Kraft, Muskelausdauer und Koordinationsvermögen werden sozusagen nebenbei trainiert.

Yoga wirkt zudem ausgleichend. Menschen, die Yoga machen, sind ihren eigenen Angaben zufolge ausgeglichener und relaxter im Umgang mit ihren Mitmenschen. Dass Yoga gut für die Gesundheit ist, haben auch die Krankenkassen entdeckt. Manche Kassen übernehmen die Kosten für Yoga-Kurse. Da spart man aber nicht nur Geld. Man kann auch sicher sein, dass in diesen Kursen die Lehrer sehr gut ausgebildet sind. Und das ist eigentlich wichtiger als alles andere beim Yoga.

Yoga kann der Gesundheit gefährlich werden   Yoga sollte man nicht nach Büchern, sondern bei einem qualifizierten Lehrer erlernen. Denn wer die Übungen mit einer falschen Technik durchführt, kann damit seiner Gesundheit reichlich schaden. Der amerikanische Wissenschaftsjournalist William Broad hat in seinem 2012 veröffentlichten Buch «The Science of Yoga» dargelegt, dass Yoga den Körper ruinieren kann. Mit einer solchen Aussage hat Broad natürlich einen Sturm der Entrüstung unter den Yoga-Anhängern ausgelöst – wer lässt sich auch schon gerne seinen Lieblingssport madig machen? Viele Leser hätten ihn deswegen sogar heftig beschimpft, erzählt Broad in seinem Blog. Vermutlich sorgt Yoga nicht bei jedem Menschen für mehr Ausgeglichenheit.

Broad zufolge hätten Untersuchungen in den USA ergeben, dass Yoga schwere Verletzungen verursachen kann. Während Statistiken des amerikanischen «National Electronic Injury Surveillance Systems» den Schluss zulassen, dass im Jahr 2000 weniger als 500 Personen nach einer Yoga-Übung ärztlich behandelt werden mussten, waren es im Jahr 2011 ungefähr 3400 Personen. Yoga-Anhänger, die Broads Ausführungen etwas abgewinnen konnten, berichteten ihm zudem von Schlaganfällen, verletzten Nerven und gerissenen Bandscheiben durch Yoga.

Wer es mit Yoga übertreibt, riskiert Verletzungen   Natürlich sind diese Zahlen noch kein Beleg für die Gefährlichkeit von Yoga, sondern möglicherweise lediglich dafür, dass Yoga von immer mehr Menschen betrieben wird. Und deshalb liegt die Wahrheit vermutlich wie so oft in der Mitte: Yoga ist alles andere als eine «sanfte Medizin». Wer es mit Yoga übertreibt, zum Beispiel ungeübt extreme Übungen macht, der riskiert wie bei jeder Sportart, sich zu verletzen. Ehrgeiz gilt unter Yoga-Experten als größte Gefahr, gefolgt von unprofessionellen Lehrern und falschen Techniken.

Unter professioneller Anleitung überwiegen jedoch die Vorteile von Yoga. Wer dann noch seine körperlichen Grenzen kennt und notfalls seinen Yoga-Lehrer bittet, ihre Einhaltung zu überwachen, sollte sich durch Yoga besser fühlen – und nicht kränker.

ⓘ   Die Drei-Minuten-Entspannung

Es ist bewundernswert, wie entspannt Katzen oft daliegen. Das tierische Geheimnis ist allerdings gar keines: Katzen strecken von Zeit zu Zeit jeden Muskel ihres Körpers kräftig durch – deshalb wirken sie in ihren Bewegungen so geschmeidig. Wenn also mal wieder Ihr Nacken drückt oder die Schultern schmerzen, dann machen Sie es doch den Katzen nach. Um sich zu entspannen, muss es also nicht immer gleich Yoga sein. Drei Übungen in drei Minuten können auch für Entspannung sorgen.

ⓘ Diese Übung entspannt Ihre
Schulter- und Nackenmuskeln

► Halten Sie sich mit einer Hand an einem Stuhlrand fest und neigen
Sie Ihren Kopf langsam zur anderen Stuhlseite. Wichtig dabei:
Schauen Sie geradeaus und drehen, beugen oder strecken Sie Ih-
ren Kopf nicht. Sie spüren dabei ein leichtes Ziehen im Schulter-Na-
cken-Bereich.
► Bleiben Sie anschließend aufrecht auf dem Stuhl sitzen. Strecken
Sie langsam, ohne den Po anzuheben, beide Arme senkrecht nach
oben, immer weiter in Richtung Decke.
► Strecken Sie zum Abschluss dieser Übung die Hände im rechten
Winkel geradeaus, immer weiter, ohne dass sich Ihre Schultern den
Ohren nähern.

ⓘ Diese Übung dehnt und kräftigt Ihre Rückenmuskulatur

► Machen Sie auf dem Boden auf allen vieren einen Katzenbuckel.
Ihre Hände müssen dabei unter den Schultern und die Knie unter
den Hüftgelenken stehen. Ihr Blick geht in Richtung Bauchnabel.
► Nachdem Sie aus dem Katzenbuckel entspannt haben, führen Sie
kreuzweise je ein Knie und einen Ellenbogen unter dem Bauch zusammen und bringen sie wieder auseinander. Ihr Körper bleibt dabei möglichst waagerecht.

ⓘ Diese Übung macht müde Beine wieder munter

► Stellen Sie sich aufrecht in Schrittstellung, die Fußspitzen zeigen
nach vorn, die Fersen stehen fest auf dem Boden. Gehen Sie nun
langsam in die Knie: Sie merken, wie die Waden ziehen.
► Verlagern Sie das Gewicht auf das hintere Bein und beugen Sie es.
Während Ihr Oberkörper aufrecht ist, gehen Sie langsam mit dem
Po nach hinten.
► Bleiben Sie in der Schrittstellung, stützen Sie mit beiden Armen Ihren Oberkörper auf einem Oberschenkel ab. Bleiben Sie dabei mit
der Ferse hinten auf dem Boden.

VII. Praktische Alternativmedizin

Hilfe bei Nackenschmerzen, Ischias und Co.

Ganz gleich, ob eine alternative Methode aus eigener Kraft wirkt oder über den Placeboeffekt beziehungsweise die Aktivierung der Selbstheilungskräfte: Es gibt Bereiche, in denen es sich grundsätzlich immer lohnen kann, die Möglichkeiten der Alternativmedizin zu kennen. Das gilt zum Beispiel bei einfachen orthopädischen Erkrankungen. Hier kommt deshalb eine Übersicht der gängigen schulmedizinischen und alternativmedizinischen Therapiemethoden für diese Fälle. Die Übergänge zur Schulmedizin sind mitunter allerdings so fließend, dass hier bewusst auf eine Einteilung verzichtet wurde.

Nackenschmerzen Ihnen tut der Nacken weh, auch Ihr Hals und Ihre Schultern schmerzen? Häufig ist eine Verspannung der Halsmuskeln der Grund.

► *Wärme* Wenn Muskelverspannungen die Ursache der Schmerzen sind, kann Wärme ein guter erster Behandlungsansatz sein. Wärme lockert die Verspannungen – ob Rotlichtlampe, Fangopackung oder eine Wärmflasche ist eigentlich zweitrangig. Wenden Sie die Wärmetherapie mehrmals am Tag an. Sollten Sie nach spätestens zwei Tagen jedoch keine wesentliche Besserung bemerken, müssen Sie einen Arzt um Rat fragen. Der Vorteil dieser Methode besteht darin, dass sie sehr leicht zugänglich ist: Eine Rotlichtlampe oder Wärmflasche hat wohl jeder im Haus.

► *Krankengymnastik* Verspannungen werden in letzter Konsequenz oft durch schwach ausgebildete Muskelpartien ausgelöst. Ursache könnte zum Beispiel eine schlechte Sitzposition am Schreibtisch sein. Mit Hilfe von Krankengymnastik kräftigen Sie vernachlässigte Muskelpartien und ‹entspannen› sie. Sehr wichtig ist dabei allerdings dieser Aspekt: Ihr Arzt verordnet Ihnen die Krankengymnastik, ein Krankengymnast zeigt Ihnen, wie Sie die Übungen korrekt machen – nur machen müssen Sie sie natürlich selbst. Je disziplinierter, desto schneller werden Sie eine Wirkung spüren. Sollten Sie aber von vornherein ahnen, dass Sie wohl keine Zeit für Krankengymnastik haben werden, dann ist diese Methode nichts für Sie.

▶ *Chirotherapie* Bei der Chirotherapie nutzen Ärzte mit entsprechender Ausbildung spezielle Grifftechniken, um Gewe베verspannungen und ‹blockierte› Gelenke zu lösen. Chirotherapie gilt bei vielen Ärzten als bewährte Methode, um zum Beispiel harmlose Rückenschmerzen zu beseitigen. Trotzdem ist die Methode in ihrer Wirksamkeit umstritten und hat durchaus ihre Grenzen: Bei einem steifem Nacken kann sie meist wenig ausrichten. Für diese Methode müssen Sie außerdem zu mehreren Besuchen beim Arzt bereit sein, da der Erfolg sich oft erst nach mehreren Behandlungen einstellt.

▶ *Akupunktur* Im Verständnis der traditionellen chinesischen Medizin fließt in gesunden Körpern die Energie Qi in Meridianen, die bisher nicht nachgewiesene Verbindungen zwischen den Organen darstellen. Die Energiepole Yin & Yang sind dabei im Gleichgewicht. Krankheit gilt als Störung dieser Balance und des Energieflusses Qi. Mit Akupunktur sollen das Qi aktiviert und Yin & Yang ausgeglichen werden. Ob sich Akupunktur wirklich für Ihre Beschwerden eignet, müssen Sie mit Ihrem Arzt ‹herausfinden›. Fragen Sie ihn gegebenenfalls, ob er eine solide Akupunkturausbildung hat und wie die aussah – Wochenendkurse reichen nicht aus. Wenn Sie Angst vor Nadeln haben, ist Akupunktur definitiv nichts für Sie.

▶ *Akupressur* Akupressur folgt dem Gedanken der Akupunktur. Statt Nadeln in Ihre Haut zu stechen, wird mit Fingerkuppen, Daumen und Handflächen gezielter Druck auf Ihre Meridiane ausgeübt. Akupressur wird von einem spezialisierten Therapeuten ausgeführt und kann nach entsprechender Schulung auch von Ihnen an sich selbst angewandt werden – ein klarer Vorteil für diese Methode, man hat sie einfach immer dabei. Als Nebenwirkung kann eine vorübergehende Verschlimmerung der Beschwerden auftreten.

▶ *Neuraltherapie* Mit Hilfe von Injektionen örtlicher Betäubungsmittel unter die Haut sollen angebliche ‹Störfelder› ausgeschaltet werden, die als die Quelle der Beschwerden gelten.

Nach Meinung der Befürworter der Methode werden ‹krankhafte Impulse› zwischen Störfeldern und kranken Regionen so blockiert, und die Heilung wird aktiviert. Vermutlich werden in Wahrheit aber Schmerzfasern blockiert und der Teufelskreis Schmerz – Verspannung – Schmerz so durchbrochen. Neuraltherapie zählt heute zum Repertoire vieler Orthopäden. Auch für die Neuraltherapie gilt: Wenn Sie Angst vor Nadeln haben, ist diese Methode nichts für Sie.

Ischiasreizung Sie haben ziehende oder reißende Schmerzen in Ihrer Pobacke oder Schmerzen vom Oberschenkel bis zum Fuß? Ausgelöst werden Ihre Schmerzen möglicherweise durch einen gereizten Ischiasnerv. Die Ursache kann unter anderem eine Bandscheibenvorwölbung sein.

▶ *Stufenbett und Medikamente* Trotz der Schmerzen sollten Sie sich versuchsweise so viel wie möglich bewegen. Nur bei stärksten Schmerzen ist die Lagerung im sogenannten Stufenbett sinnvoll: Dabei werden Ihre Ober- und Unterschenkel im Winkel von 90 Grad hoch gelagert, um die Muskeln in der Lendenwirbelsäulenregion zu entlasten. Wärme- und Kälteanwendungen, Schmerzmittel sowie antientzündliche und muskelentspannende Mittel können die Therapie ergänzen. Diese Methode hat «Selbsthilfecharakter», ihre Wirkung kann verblüffend gut sein.

▶ *Rückenschule* Sind die Schmerzen abgeklungen, soll mit Muskeltraining Ihr Rücken gekräftigt und so eine etwaige Bandscheibenvorwölbung zurückgedrängt sowie ein Rückfall verhindert werden. Außerdem gehört Ihr Arbeitsplatz auf den Prüfstand: Ihr Bürostuhl darf nicht zu weich sein und muss aufrechtes und damit rückenfreundliches Sitzen ermöglichen. Viele Krankenkassen bieten Rückenschulungen an. Allerdings müssen Sie dafür wie schon bei der Krankengymnastik mehrmals in der Woche ein wenig Zeit für die Übungen haben.

▶ *Operation* Eine Operation steht bei Ischiasbeschwerden ganz hinten auf der Liste der Möglichkeiten und kommt in erster Linie bei sehr schweren Bandscheibenvorfällen infrage. Ein solcher Fall liegt definitiv vor, wenn Lähmungen in Ihren unteren Gliedmaßen oder Störungen Ihrer Blasen- oder Darmfunktion auftreten – in solchen Fällen würde man zudem nicht mehr von einer Ischiasreizung, sondern einem Bandscheibenvorfall sprechen. Eine Operation kann aber auch erwogen werden, wenn die Schmerzen trotz regelmäßiger und disziplinierter Therapie über Wochen andauern und nicht abklingen wollen. Ob eine Operation sinnvoll ist, müssen Sie natürlich immer mit dem Arzt Ihres Vertrauens besprechen.

► *Akupunktur und Moxibustion* Aus ‹chinesischer Sicht› liegt den Ischiasbeschwerden möglicherweise eine ‹energetische Schwäche› Ihrer Nieren zugrunde. Weil angeblich oft gleichzeitig kalte Füße auftreten, wird als Ergänzung zur normalen Akupunktur mit Moxibustion behandelt. Dazu werden die Akupunktur-Punkte nicht nur ‹genadelt›, sondern die Punkte und/oder die Nadeln zusätzlich noch mit Wärme stimuliert. Eine schulmedizinische Diagnose ist vor der Akupunktur aber Pflicht, denn Lähmungen lassen sich nicht ‹wegnadeln›. Wenn Sie Angst vor Nadeln haben, ist auch diese Methode vermutlich keine gute Wahl für Sie.

► *Homöopathie* Rhus Toxicodendron bedeutet übersetzt ‹Giftbaum›. Homöopathische Zubereitungen seiner frischen Triebe sollen angeblich Ischiasbeschwerden beseitigen können. Ob das funktioniert, hängt aber vermutlich von Ihrer Einstellung zur Homöopathie ab. Denn obwohl es Erfolge gibt, fehlen wissenschaftliche Beweise. Da selbst ein erfahrener Homöopath mitunter Monate braucht, bis er seinen Patienten auf die passenden Kügelchen eingestellt hat, dürfte die Homöopathie bei einem akuten Ischiasproblem ungeeignet sein.

► *Einreibungen* Die Schmerzregionen mit Rosmarinöl, Johanniskrautöl, Franzbranntwein, Melissengeist oder Olivenöl einreiben und alles ist wie damals bei unseren Großmüttern wieder gut? Ausprobieren können Sie es, nur darf das Ihren Arztbesuch im Zweifelsfall nicht verzögern. Nach dem Muskelentspannungs-Prinzip funktioniert ein warmes Wannenbad mit einem Wacholderölzusatz. Angenehm soll zudem die Auflage von zwei Kilo heißen und mit der Gabel zuvor zerdrückten Pellkartoffeln auf die Schmerzregionen sein. Solche «Hausmittel» haben den Vorteil, dass Sie sie leicht ausprobieren können: Wenn Ihnen etwas hilft, sind Sie um eine positive Erfahrung reicher.

Verschleiß im Kniegelenk Wenn Sie anfangs ein Spannungs-gefühl und zudem Steifigkeit in Ihrem Kniegelenk verspüren, spä-ter Schmerzen bei fließenden Bewegungen hinzukommen, dann könnte ein übermäßiger Verschleiß in Ihrem Kniegelenk, also Ar-throse die Ursache sein.

► *Angepasste Schuhsohlen* Arthrose im Kniegelenk kann unter anderem als Folge langjähriger Überlastung Ihrer Ge-lenke durch Übergewicht, durch angeborene Haltungsfehler (X-Beine zum Beispiel), aber auch durch Verletzungen und Leistungssport entstehen. Die Fehlstellung der Beine durch eine Erhöhung der Innen- oder Außenseite der Schuhe auszu-gleichen ist ein sinnvoller Therapieversuch, der wenig Auf-wand braucht.

► *Iontophorese* Die Elektrotherapie soll die Durchblutung fördern und damit den Abtransport von schädlichen Stoff-wechselprodukten aus dem Kniegelenk beschleunigen. Wird dabei gleichzeitig eine schmerz- und entzündungshemmende Salbe auf die Haut über dem Gelenk aufgetragen, sprechen Ärzte von Iontophorese. Mit dieser Methode soll die Auf-nahme der Salbenwirkstoffe in das Gelenk unterstützt und eine bessere Tiefenwirkung möglich sein. Ihr Nachteil: Für die Anwendungen müssen Sie eine Arztpraxis aufsuchen.

► *Knieoperation* Wird Ihre Kniegelenksarthrose durch einen Knorpelschaden verursacht, lässt sich möglicherweise per Kniespiegelung etwas reparieren. Zudem muss auch nicht im-mer gleich ein künstliches Kniegelenk eingesetzt werden. Denkbar ist zum Beispiel auch die Implantation von Kar-bonstiften in den Bereich des Knorpelschadens. Aus dem Kno-chen sollen dann Bindegewebszellen an den Stiften emporwan-dern, sich zu Knorpel umwandeln und so den Knorpelschaden beheben. Diese Methode ist eine «ultima ratio», sie kommt – falls überhaupt – erst zum Einsatz, wenn nichts anderes mehr hilft und die Schmerzen und Bewegungseinschränkungen un-zumutbar werden. Natürlich muss der Entscheidung zu sol-chen Eingriffen ein ausführliches Gespräch mit einem Arzt Ihres Vertrauens vorangehen.

► *Hyaluronsäure ins Gelenk* Hyaluronsäure ist eine Subs-tanz, die an der Entstehung des natürlichen Knorpels beteiligt ist. Das Präparat wird direkt in das Gelenk gespritzt. Auf dem

Knorpel entsteht daraufhin ein gleichmäßiger Film, so dass die ‹schmerzhafte› Reibung zwischen den Gelenkflächen abnimmt. Zu Therapiezwecken wird Hyaluronsäure oft aus Hahnenkämmen gewonnen. Bei fast der Hälfte der Betroffenen soll die Arthrose nach den Injektionen langsamer voranschreiten, bei einem Drittel sogar zum Stillstand kommen. Der Nachteil der Methode besteht darin, dass Sie je nach Krankenkasse oder Versicherung möglicherweise selbst dafür bezahlen müssen. Außerdem birgt eine Injektion in ein Gelenk immer das – wenn auch geringe – Risiko einer Infektion.

► *Pulsierende Magnetfeldtherapie (PMT)* ‹Pulsierende› elektromagnetische Felder werden von außen an das arthrosekrankes Knie gebracht. Im Gegensatz zur ‹einfachen› Magnetfeldtherapie soll durch die pulsierenden Reize die Regenerationsfähigkeit des Knorpels gezielter wieder in Gang gebracht werden. Der Knorpel soll außerdem widerstandsfähiger gegen Verschleiß werden. Auch der Nachteil dieser Methode besteht darin, dass Sie möglicherweise selbst dafür bezahlen müssen.

► *Blutegel* Der Speichel der Tiere enthält schmerzstillende Stoffe. Eine Studie ergab, dass die mit Blutegeln behandelten Patienten dank dieser Stoffe schneller weniger Schmerzen hatten als Patienten, die nur mit Physiotherapie behandelt wurden. Die Wirkung hielt auch noch nach vier Wochen an. Nebenwirkungen traten nicht auf, nur der Biss der Blutegel war leicht schmerzhaft. Für dieser Methode gilt: Sie müssen innerlich bereit sein, sie auszuprobieren. Ekel vor Blutegeln dürfen Sie natürlich nicht haben.

Tennisellenbogen Sie haben Schmerzen über dem Knochenvorsprung an der Außenseite Ihres Ellenbogens, vor allem, wenn Sie die Hand gegen einen Widerstand nach oben drücken. Die Schmerzen können in den ganzen Arm ziehen.

► *Dehnungsübungen* Beim Tennisellenbogen treten in den Sehnen der Muskeln, die Finger und Handgelenk bewegen, durch übermäßig starke Beanspruchung mikroskopisch kleine Risse auf. Dehnungsübungen nehmen die Spannung von den Sehnen: Strecken Sie dazu den Ellbogen ganz aus und drehen

Sie die Innenseite des Unterarms nach unten. Dann ziehen Sie die hängende Hand vorsichtig an den Fingern zu sich hin. Die Spannung müssen Sie 15 Sekunden durchhalten und nach einer kurzen Pause erneut aufbauen. Diese einfache Übung können Sie mehrmals täglich machen.

► ‹Gips› Bringen Dehnübungen nichts, muss der Arm geschont werden. Dazu wird vom Ellbogen bis zum Handgelenk eine feste Verbandsschale aus Kunststoff angelegt, die meist mindestens zwei Wochen getragen werden muss – Gips wird dafür heutzutage nur noch selten eingesetzt. Auf diese Weise soll der permanente Zug von Ihren Muskeln und Sehnen genommen werden. In leichteren Fällen kommt eine Bandage infrage. Entzündungshemmende Medikamente ergänzen diese Therapie. Der Vorteil eines festen Verbandes besteht in den guten Heilungsaussichten, von Nachteil sind natürlich die Bewegungseinschränkungen.

► *Nervenblockade* Bei dieser Methode werden die Schmerzfasern derjenigen Nerven mit Betäubungsmittel umspritzt, die die Muskeln für Ihre Finger und Ihr Handgelenk versorgen. Der Vorteil dieser Methode ist, dass Sie Ihre Dehnungsübungen nun ohne Schmerzen ausführen können werden. Zusätzlich können Kortisonpräparate in die Sehnenansätze injiziert werden, um die begleitende Entzündung zu behandeln. Wenn Sie sich vor Spritzen fürchten, ist diese Methode nicht für Sie geeignet.

► *Stoßwellentherapie* Ultraschallwellen, von außen auf den Schmerzpunkt gerichtet, lähmen für kurze Zeit die Nerven am Ellenbogen. Die gereizten Sehnen können sich erholen, nach wenigen Sitzungen soll die Entzündung in den Sehnen verheilt sein. Einige Orthopäden halten die Stoßwellentherapie für eine Alternative, wenn andere Verfahren fehlschlagen. Ihr Nachteil besteht darin, dass Sie möglicherweise selbst für die Anwendungen bezahlen müssen.

► *Röntgenreizbestrahlung* Je nach Strahlendosis sollen Zellen aktiviert, Entzündungen geheilt und Schmerzen verringert werden. Der in mehreren Sitzungen eingesetzte Strahlungsreiz steigert die Durchblutung und den Stoffwechsel. Die Bestrahlung der Ellenbogensehnen müsste ungefähr zwei Mal pro Woche für insgesamt sechs Wochen durchgeführt werden. Der Nachteil dieser Methode ist die Strahlenbelastung.

► *Bach-Blütentherapie* Diese Methode wurde in den 1930er-Jahren von dem englischen Arzt Edward Bach entwickelt. Seine Therapie besteht aus einer homöopathischen Aufbereitung von über 30 Blüten wild wachsender Pflanzen. Sie wirken nicht direkt gegen bestimmte Krankheiten, sondern sollen über die ‹geistige Kraft› der Pflanzen die Selbstheilung des Körpers in Gang bringen. Dem Konzept fehlt die wissenschaftliche Grundlage – der Glaube an das Verfahren heilt aber möglicherweise auch einen Tennisarm. Bach selbst wurde übrigens nur 50 Jahre alt.

Die besten Strategien gegen Erkältungen

Nasekribbeln, Halsweh, Husten, Fieber, Gliederschmerzen – wer nicht auf Omas Hausmittel setzen will, kann eine Erkältung auch ‹strategisch› angehen. In jeden Stadium einer Erkältung lässt sich nämlich etwas tun, um die Beschwerden zu lindern.

Das Nasekribbeln-Stadium Erkältungsviren haben die Nasenschleimhaut befallen. Beim Versuch, sich zu verteidigen, schwillt die Schleimhaut an und bildet Schleim; es kribbelt und brennt deshalb. Das Niesen ist ein weiterer Versuch des Körpers, die Erkältungsviren aus der Nase zu entfernen.

► *Was tun?* Noch lassen sich die Viren aufhalten und zumindest die Erkältungsdauer abkürzen. Ziehen Sie sich warm an, lüften Sie öfter mal Ihre Wohnung, trinken Sie viel Flüssigkeit und machen Sie abends eine Schwitzkur. Nehmen Sie ein Bad bei 35 Grad Wassertemperatur, das Sie langsam auf rund 40 Grad erhöhen. Gehen Sie dann sofort ins Bett und schwitzen Sie 30 Minuten gut zugedeckt. Heißer Linden- oder Holunderblütentee unterstützt das Schwitzen. Alle Maßnahmen zusammen erschweren den Viren den Aufenthalt auf Ihren Nasenschleimhäuten und erhöht die Verteidigungskraft Ihrer Abwehrzellen. Nasenspülungen mit einer Kochsalzlösung können jetzt ebenfalls sinnvoll sein.

Das Halsweh-Stadium   Die Viren haben die Nase überwunden und sich auch auf der Rachenschleimhaut ausgebreitet. Der Rachen ist deshalb gerötet und schmerzt. Schaffen es die Viren bis zum Kehlkopf, kommen Schluckbeschwerden und Heiserkeit hinzu.

► **Was tun?**   Lutschtabletten gegen Halsweh aus der Apotheke sind die erste Hilfe. Aufwändiger aber dauerhafter in der Wirkung sind Quarkumschläge. Streichen Sie Speisequark dünn auf ein Tuch, schlagen Sie es ein paar Mal um und wärmen Sie es mit einer Wärmflasche kurz an. Legen Sie das Tuch dann für eine halbe Stunde um den Hals. Gurgellösungen aus Salbei und Myrrhe-Tinktur wirken zusätzlich gegen die Entzündung im Hals. Nachts sollten Sie ein Tuch oder einen dünnen Schal um Ihren Hals wickeln. Die Extra-Wärme fördert die Durchblutung im Rachen, löst den Schleim und räumt so mit der Halsentzündung auf.

Das Krankheitsstadium   Wenig Appetit und ein Gefühl der Zerschlagenheit sind Zeichen dafür, dass sich die Viren stark vermehren und nun immer mehr Zellen befallen. Mit dem zunehmenden Krankheitsgefühl will Ihr Körper erreichen, dass Sie Ihre Kräfte für den Heilungsprozess schonen.

► **Was tun?**   Ziehen Sie sich zurück, arbeiten Sie nicht mehr und schlafen Sie viel. So senken Sie den Energieverbrauch Ihres Körpers, und Ihr Immunsystem kann sich voll auf den Kampf gegen die Erkältungsviren konzentrieren. Wenn Sie reichlich Wasser und ungesüßte Tees trinken, tun Sie etwas gegen die Mattigkeit. Außerdem bleiben in Nase, Rachen und Bronchien die Schleimhäute gut durchblutet und können so dem Virennachschub besser trotzen.

Das Verstopfte-Nase-Stadium   Möglicherweise greifen Bakterien die Nasenschleimhaut an, weil sie in dem Schleim einen idealen Nährboden gefunden haben. Der Nasenschleim wird dadurch zäh und verstopft die Nase.

► **Was tun?**   Pflanzliche Präparate wie Myrtol, Pfefferminz-, Eukalyptus-, Anis- oder Thymian-Öl zum Inhalieren aus der

Apotheke können den Schleim verflüssigen. Auch Nasentropfen können jetzt sinnvoll sein. Alles in allem verhindern Sie damit, dass sich in der Nase und in den Nebenhöhlen Sekret staut und es zu einer Nasennebenhöhlenentzündung kommt. Setzen Sie Nasentropfen aber nicht länger als fünf Tage ein, sonst droht Dauerschnupfen. Schnäuzen Sie Ihre Nase außerdem nur mit ‹halber Kraft›. So wird das Sekret nicht in die Nasennebenhöhlen gedrückt.

Das Husten-Stadium Die Viren haben die Bronchien erreicht, der trockene Husten ist die Reaktion darauf. Besonders nachts kann das einem den Schlaf rauben und zur Qual werden.

► **Was tun?** Da Sie Ihren Schlaf für den Heilungsprozess brauchen, sollten Sie den trockenen Husten nachts unterdrücken. Pflanzliche Präparate aus Spitzwegerich, Sonnentau, Eibischwurzel, Isländisch Moos oder Huflattich aus der Apotheke reichen dazu meist aus. Nur bei einem Husten mit Auswurf darf der Hustenreflex nicht ausgeschaltet werden – der Körper will den Schleim aus den Bronchien ja schließlich loswerden. Unterstützen Sie ihn gegebenenfalls mit schleimlösenden Medikamenten und dem Trinken von viel Flüssigkeit.

► Damit Ihre Schleimhäute nicht austrocknen und den Erkältungsviren das Endringen in den Körper besonders leicht machen, sind außerdem Inhalationen mit Eibischwurzel, Isländisch Moos, Lindenblüten, Efeu oder Kamille sinnvoll. Die Inhaltsstoffe dieser Präparate wirken zugleich entzündungshemmend. Am besten ist es, wenn Sie dreimal täglich 15 Minuten lang die Dämpfe inhalieren. Achten Sie außerdem darauf, dass die Luft in Ihren Wohnräumen nicht zu trocken wird, und lüften Sie öfter mal.

Das Fieber-Stadium Der Körper fährt seine beste Verteidigungsstrategie gegen die Erkältungsviren auf: die Erhöhung der Körpertemperatur. Mit jedem Grad Celsius mehr steigt die Leistung der Abwehrzellen etwa um das Zehnfache.

► **Was tun?** Unterdrücken Sie Ihr Fieber nicht sofort. Wird das Hitzegefühl zu unangenehm, helfen Wadenwickel. Decken Sie dazu die Unterschenkel erst mit einem lauwarmen Leinentuch ab und wickeln Sie sie dann in ein Wolltuch. Nach 15 Minuten erneuern Sie die Wickel. Steigt das Fieber über 39 Grad Celsius, helfen meist fiebersenkende Medikamente wie Paracetamol oder Acetylsalicylsäure aus der Apotheke. Hält Ihr Fieber länger als zwei Tage an oder steigt noch höher, sollten Sie den Arzt rufen.

Das *Kopf-und-Gliederschmerzen-Stadium* Die Viren haben weite Teile des Körpers befallen. Die Kopf- und Gliederschmerzen werden durch Stoffe verursacht, die aus den Resten der Schlacht zwischen Viren und Abwehrzellen entstehen. Diese Stoffe können Ihre Nervenzellen derart reizen, dass Ihr Gehirn «Schmerz» meldet.

▶ *Was tun?* Einreibungen mit ätherischen Ölen (zum Beispiel Pfefferminzöl) oder einer Arnikatinktur sorgen für Linderung. Auch fiebersenkende Medikamente können die Kopf- und Gliederschmerzen lindern. Treten die Kopfschmerzen vornehmlich beim Bücken auf, könnten die Nasennebenhöhlen und/oder Ihre Stirnhöhlen voller Sekret und entzündet sein. Gegebenenfalls muss ein Arzt Ihnen deshalb Antibiotika verschreiben.

▶ Lassen die Kopf- und Gliederschmerzen nach, sind Sie endlich über den Berg – Ihr Immunsystem hat die Erkältungsviren so gut wie besiegt. Gehen Sie zum Arzt, wenn sich Ihre Erkältung mit diesen Hausmitteln nicht zügig bessert. Denn in seltenen Fällen kann eine Erkältung zu ernsteren Problemen wie einer Lungenentzündung oder einer Herzmuskelentzündung führen.

EXKURS Harmlose Erkältung? Oder gefährliche Grippe?

Wann ist man ‹nur› erkältet – und wann hat man eine ‹echte› Grippe? Für eine Erklärung muss ich etwas ausholen: Wenn im Herbst und Winter die Fälle von Schnupfen, Husten und Fieber gegenüber dem Sommer deutlich zunehmen, dann sind viele verschiedene Viren am Werk, die sich leicht von Mensch zu Mensch übertragen. Je nach Art des Virus löst dieser ‹nur› eine Erkältung aus – oder eine ‹echte› Grippe.

Bei einer Erkältung sind grundsätzlich die diversen harmlosen «Erkältungsviren» am Werk. Bei einer Grippe sind es die Viren der sogenannten Influenza-Gruppe. Das eigentliche Problem dabei ist: Eine Influenza – so wird die echte Grippe von Ärzten mitunter auch genannt – kann gerade zu Beginn der Krankheitsphase sehr ähnliche Beschwerden verursachen wie eine harmlose Erkältung. Deshalb ist eine Influenza von Ärzten wie von Laien zunächst schwer von einer Erkältung zu unterscheiden. Ein Labortest kann für Klarheit sorgen.

Die Influenza-Grippe ist ein schwere Erkrankung Harmlose Erkältungen verursachen oft nur etwas Husten, Schnupfen, Heiserkeit und mitunter Fieber, meist aber unter 39 °C. In der Regel ist man nach einer Woche der Erholung wieder fit. Die «Influenza» zeigt zwar ähnliche Beschwerden, nur dass diese mit der Zeit stärker werden. Dazu kommen oft starke Kopf- und Muskelschmerzen. Oder anders gesagt: Ein Erkälteter fühlt sich meist nur etwas angeschlagen. Ein Influenza-Kranker dagegen ist in der Regel schwer krank und körperlich über kurz oder lang völlig erschöpft.

Bei einem Verdacht auf Influenza-Grippe sollte man nicht mit einem Arztbesuch zögern Zwar ist auch die schwere Krankheitsphase einer Influenza-Grippe meist nach einer Woche überstanden, allerdings dauert die Erholungsphase wesentlich länger.

Schon wenn man wegen der Schwere der Erkrankung den Verdacht hat, Influenza-Grippe könnte der Grund sein, sollte man zum Arzt gehen – und nicht erst lange mit Naturheilmitteln oder Hausmitteln versuchen, sich selbst zu behandeln. Der Grund: Es ist lebensgefährlich, eine Grippe zu verschleppen. Es kann zu Komplikationen wie Lungenentzündung und Herzmuskelentzündung kommen, und zwar unabhängig vom Alter und vom Gesundheitszustand.

Leider kommt es zudem immer wieder vor, dass eine echte Grippe nicht auskuriert wird, weil der Job, die Arbeit, die Familie drängeln. Beschwerden werden deshalb schon mal mit Medikamenten so weit kaschiert, dass man wieder einigermaßen funktionieren kann. Dadurch wird allerdings die eigene körperliche Abwehr behindert, mit der Erkrankung auf eigene Faust fertig zu werden. Die Erreger können sich unter diesen Bedingungen besser und schneller vermehren und von Nase, Rachen oder Hals auf andere Organe übergreifen. Die Erkrankung wird nicht aufgehoben, sondern nur aufgeschoben.

Das beste Mittel gegen die Influenza ist die rechtzeitige Grippeschutzimpfung. Der optimale Termin dafür ist der Herbst eines jeden Jahres. Die Grippeschutzimpfung schützt allerdings nur gegen die Influenza-Grippe. Gegen harmlose Erkältungen bringt die Grippeschutzimpfung nichts.

❶   Erkältung oder Grippe? So finden Sie es heraus!

Und so geht's: Beantworten Sie ehrlich die folgenden Fragen und notieren Sie die Zahl der Ja- oder Nein-Antworten. Das Ergebnis finden Sie unter den Fragen.

► Ich fühle mich total erschlagen und krank.
► Mein Kopf schmerzt und in meinen Armen und Beinen zieht es schmerzhaft.
► Ich habe zusätzlich Schnupfen, Halsweh und Husten.
► Meine Temperatur liegt über 38 °C Fieber.
► Die Symptome sind fast von einem Augenblick zum nächsten aufgetreten.

Lösungsvariante 1   Wenn Sie mindestens drei Fragen mit nein beantwortet haben, könnte es sich um eine einfache Erkältung handeln. Schonen Sie sich jetzt trotzdem, verzichten Sie auf Sport und verschieben Sie anstrengende Termine. Kurieren Sie sich richtig aus! Auf diese Weise können Sie vermeiden, dass zu einer harmlosen Erkältung eine Bronchitis oder eine Entzündung von Nebenhöhlen, Mittelohren, Hals oder Lunge kommt. Wenden Sie sich an einen Arzt, wenn es Ihnen schlechter gehen sollte.
Lösungsvariante 2   Wenn Sie mindestens drei der Fragen mit Ja beantwortet haben, könnte es sich um die ‹echte› Grippe – medizinisch auch Influenza genannt – handeln. Die Influenza ist eine schwere Infektionskrankheit, die wie eine ‹normale› Erkältung mit leichtem Fieber sowie Schnupfen und Halsweh beginnen kann. Nehmen Sie diese Erkrankung ernst und wenden Sie sich an Ihren Arzt, wenn Ihre Beschwerden nicht nachlassen oder es Ihnen sehr schlecht geht.

Klassische Hausmittel

Vor allem bei Erkältungen kommen häufig die klassischen Hausmittel zum Einsatz. Doch was bringen sie wirklich? Hier kommen sechs dieser Hausmittel, und was sie möglicherweise für Dienste leisten. Wichtig: Schwere Erkältungen können auch zu schweren Problemen führen, deshalb im Zweifelsfall immer den Arzt rufen!

Kartoffelwickel bei Husten und Halsschmerzen Kartoffelwickel wirken oft erstaunlich gut, wobei der Grund nicht irgendwelche heilsamen Inhaltsstoffen der Kartoffel sind – es gibt gar keine. Vielmehr fördert die Wärme die Durchblutung und damit einen besseren Abtransport von Viren.
► Dafür vier große Kartoffeln kochen und auf ein Tuch legen. Für einen Brustwickel das Tuch so einschlagen, dass ein 20 mal 20 Zentimeter großes Päckchen übrig bleibt; für einen Halswickel die Kartoffeln im Tuch einrollen. Dann die eingeschlagenen Kartoffeln zerdrücken und das Tuch auf die Brust oder um den Hals legen.

Dampfbad zum Inhalieren bei Schnupfen Wasserdampf mit Zusätzen wie zum Beispiel Kamille oder Salz befeuchtet die Nasenschleimhäute, löst hartnäckiges Sekret und wirkt desinfizierend. Aber aufgepasst: Manche Zusätze können die Schleimhäute reizen und Husten hervorrufen.
► Drei Esslöffel Speisesalz oder drei Esslöffel Kamillenblüten in eine Schüssel geben. Zwei Liter kochendes Wasser darüber gießen und alles drei Minuten ziehen lassen – Vorsicht: heißer Wasserdampf! Dann das Gesicht in angemessenem Abstand über die Schüssel halten, den Kopf mit einem Handtuch abdecken und zehn Minuten lang durch die Nase tief ein- und ausatmen. Das Salz desinfiziert den Nasen-Rachen-Raum und löst hartnäckigen Schleim. Kamille desinfiziert ebenfalls und lindert Entzündungen.

Wadenwickel gegen hohes Fieber Wadenwickel verursachen Verdunstungskälte und gleichen damit die fiebrige Hitze im Körper aus. Während der Prozedur muss der Körper warm gehalten werden. Das Fieber sollte innerhalb von 90 Minuten um maximal 1,5 Grad Celsius sinken.

► Zuerst zwei Tücher in lauwarmes Wasser tauchen, auswringen und um die Waden schlagen. Dann die Tücher mit trockenen Handtüchern umwickeln. Nach 30 Minuten sollten die Wickel erneuert werden. Meist ist das Fieber nach drei Wickeldurchgängen auf den Normalwert gesunken.

Zwiebelsäckchen gegen Ohrenschmerzen Zwiebeln enthalten zwar ätherische Öle und Stoffe, die wie ein Antibiotikum wirken sollen. Allerdings weiß niemand wirklich, warum Zwiebelsäckchen bei Ohrenschmerzen wirken. Bessern sich die Beschwerden mit dem Zwiebelsäckchen nicht zügig, ist es deshalb definitiv Zeit für einen Arztbesuch: Ohrenschmerzen können Anzeichen für eine komplizierte Entzündung im Mittelohr sein.

► Zwei Zwiebeln kleinhacken, in ein Geschirrtuch packen, mit einer Wärmflasche auf Körpertemperatur bringen, auf das schmerzende Ohr legen und unter einem Schal wirken lassen.

Fußbad bei Erkältung Ein Fußbad in steigender Temperatur regt an, ohne den Kreislauf zu sehr zu belasten. Dabei wird erst die Durchblutung der Beine verbessert und dann als ‹Reflex› auch die Durchblutung der oberen Atemwege. Die Schleimhäute in Mund und Rachen können sich dadurch besser gegen das Eindringen von Erkältungsviren verteidigen.

Nicht ganz körperwarmes Wasser (etwa 34° C) kurz über Knöchelhöhe in eine Wanne einlaufen lassen und Fichtennadelöl dazugeben. Im Zeitraum von 20 Minuten so lange heißes Wasser hinzugeben, bis die Temperatur etwa 40 Grad beträgt. Dann Füße abtrocknen und warme Strümpfe anziehen.

Hühnersuppe zur Stärkung Einige Inhaltsstoffe der Hühnersuppe sollen Entzündungen der oberen Atemwege hemmen können. Eine heiße Suppe lässt zudem die Körpertemperatur steigen und lindert Gliederschmerzen. Allerdings soll nur selbst gekochte Hühnersuppe wirklich helfen, bei Fertigprodukten soll die Wirkung wesentlich schwächer ausfallen.

► Ein normales Suppenhuhn mit Lauch, Sellerie, Karotten, Petersilie, Lorbeerblättern und Wacholderbeeren in einer Gemüsebrühe erhitzen und eineinhalb Stunden köcheln lassen. Nudeln dazu kochen, mit klein geschnittenem Hühnerfleisch in der Suppe servieren.

ⓘ **Kann auch helfen – muss aber nicht**

► *Honig* Kann gegen Lippenherpes die Dauer der juckenden Bläschen abkürzen. Mit einer Kompresse auftragen. Eindeutig belegt ist die Wirksamkeit von Honig gegen Herpes allerdings nicht.

► *Kräutertee* Ist keine Wunderwaffe gegen Erkältungen, sorgt aber für eine wohltuende Wärme im Bauch und liefert dem Körper Flüssigkeit, die er bei einer Erkältung dringend braucht.

► *Lindenblüten- und Holunderblütentee* Gelten als ‹Fiebertees›. Zwei Teelöffel Blüten mit kochendem Wasser übergießen und zehn Minuten ziehen lassen. Vor dem Einschlafen trinken. Warm anziehen und gut zudecken!

► *Heiße Milch mit Honig* Wird Honig mit heißer Milch übergossen, zerstört das seine wichtigen Inhaltsstoffe. Damit geht auch die gesundheitsfördernde Wirkung verloren. Wer unbedingt Honig probieren will: Besser wären ein paar Teelöffel pur, die man langsam in Mund und Rachen zergehen lässt.

► *Heiße Zitrone* Auch Vitamin C ist hitzeempfindlich. Eine ‹Heiße Zitrone› verliert durch den heißen Wasseraufguss ihre Vitamine, bevor sie im Magen gelandet ist. Die Wärme und die Flüssigkeit tun trotzdem gut.

► *Warmes Bier* Ein Glas davon soll Schnupfen lindern und macht schläfrig – beides ist bei einer Erkältung gut. Für Kinder und Menschen mit Alkoholproblemen ist Bier aber ungeeignet. Das Bier sollte auch nicht über 40 Grad erhitzt werden, sonst verflüchtigen sich die ‹Wirkstoffe›.

ℹ️ Heilen mit Salz

▶ *Salzkompressen bei Kopfschmerzen*   Tauchen Sie ein Tuch in eine 5-prozentige Salzlösung (ein Teelöffel Kochsalz in 100 ml kaltem Wasser auflösen), wringen Sie es aus und legen Sie es breitflächig auf Stirn und Schläfen. Erneuern Sie die Kompresse alle fünf Minuten. Bei starken Kopfschmerzen können Sie auch in den Nacken eine Kompresse legen. Gönnen Sie sich Ruhe und legen Sie sich hin, solange die Kompresse wirkt.

▶ *Salzdampf gegen Husten*   Machen Sie zwei Liter Wasser so warm, dass es dampft. Lösen Sie dann drei bis vier Esslöffel Kochsalz darin auf. Legen Sie anschließend ein Handtuch über Ihren Kopf und atmen Sie den salzigen Dampf zehn Minuten lang tief ein. Wiederholen Sie die Prozedur dreimal am Tag. Bei hartnäckigem Husten können Sie die Salzmenge im Wasser noch um zwei Esslöffel erhöhen.

▶ *Salzspülung bei Schnupfen*   Rühren Sie einen Teelöffel Kochsalz auf einen ½ Liter körperwarmes Wasser an. Spülen Sie dann mit Hilfe einer Nasendusche (ab 3 Euro in der Apotheke) morgens und abends vor dem Schlafengehen beide Nasenlöcher. Ein Kochsalz-Nasenspray aus der Apotheke hält die Nase auch zwischendurch frei und wirkt dabei oft besser als jedes herkömmliche Nasenspray. Wichtig: Das Spray stets in der Hosentasche aufbewahren, damit es die Körpertemperatur hält und die Schleimhäute nicht reizt.

▶ *Gurgeln bei Halsweh und Heiserkeit*   Lösen Sie einen Teelöffel Kochsalz in einem Glas mit lauwarmen Wasser auf. Gurgeln Sie mindestens drei Mal am Tag für zwei Minuten mit der Kochsalzlösung. Ein trockener Schal nach dem Gurgeln für ein paar Stunden um den Hals getragen, kann zusätzlich helfen.

▶ *Salz gegen Schuppen*   Verteilen Sie mit einem Salzstreuer aus der Küche etwas Salz im trockenen Haar und massieren Sie es in die Kopfhaut ein. Das Salz löst die Schuppen, die anschließend bei der Haarwäsche leichter herausgespült werden können.

Natürliche ‹Heilmittel› für die Schönheit

Pflegemittel müssen nicht teuer oder aus industrieller Chemie hergestellt sein. Aus Kräutern, Obst, Gemüse und anderen Naturprodukten lassen sich schon mit überschaubarem Aufwand selbst Pflegemittel herstellen. Aufpassen sollte man trotzdem: Allergische Reaktionen auf die Naturprodukte sind nicht ausgeschlossen. Hier kommen ein paar Vorschläge zum Ausprobieren:

▶ *Augenfältchen* Die zarte Haut rings um die Augen braucht vorsichtige Pflege: Zur Vorbeugung von Augenfältchen abends einen Eßlöffel Avocado- oder Mandelöl auf die Haut rund um die Augen auftragen und etwa 20 Minuten einwirken lassen. Oder einen Eßlöffel Mandelöl mit einem Eßlöffel Karottensaft mischen, um die Augen herum verteilen und nach rund 15 Minuten abtupfen. Oder Weizenkeimöl dünn um die Augen herum verteilen und über Nacht einziehen lassen. Aber nicht wischen oder reiben, sondern Pflegemittel immer nur ‹eintupfen›.

▶ *Lippen* Die Haut der Lippen hat nur wenige Talg- und keine Schweißdrüsen. Besonders in kalter Luft werden Lippen daher leicht spröde und rissig. Die Vorbeugung: Einmal am Tag Quark auf die Lippen streichen und 30 Minuten einwirken lassen. Öfter mal die Lippen mit Honig bestreichen. Aufgesprungene Lippen mit einer Creme aus Beinwellwurzeln und Schmalz einreiben. Dazu die Wurzel und das Schmalz kurz erhitzen, einen Tag ziehen lassen und nach nochmaligem Erhitzen durchfiltern.

▶ *Zähne* Beim Zähneputzen kommt es nicht nur auf die Zahnpasta an: Immer vom Zahnfleisch weg in Richtung Zahnkrone putzen. Statt Zahnpasta könnte man auch mal Kochsalz benutzen und Zähne und Zahnfleisch öfter mit einem frischen Salbeiblatt einreiben. Eine Gelbfärbung der Zähne durch Nikotin soll sich verhindern lassen, wenn die Zähne alle drei Tage mit einem Stückchen Zitrone abgerieben werden. Noch ein Tipp: Als Mundwasser eine Tasse abgekochtes Wasser mit einem Teelöffel 32-prozentigem Alkohol und je einem Tropfen Fenchel-, Pfefferminz- und Thymianöl mixen. Täglich frische Petersilie kauen hält den Atem frisch.

► *Hals und Dekolleté* Auch die Haut im Halsbereich ist sehr empfindlich. Zur Pflege morgens abwechselnd warme und kalte feuchte Wickel jeweils ein bis zwei Minuten um den Hals legen; das ganze drei Mal wiederholen. Oder einen Wickel in Weizenkeimöl oder erwärmtem Erdnußöl tränken und über Nacht mit einem Tuch warmhalten. Oder ein Stück frische Gurke pürieren, um den Hals auftragen, mit Tüchern umwickeln und eine Stunde einwirken lassen.

► *Fingernägel* Im Alltag werden die Fingernägel leicht spröde, rissig und brechen ab. Verwenden Sie nach Möglichkeit keinen acetonhaltigen Nagellack-Entferner. Benutzen Sie außerdem eine hochwertige Nagelfeile mit ovaler Form und feilen Sie immer nur zur Nagelspitze hin. Schneiden Sie außerdem niemals die Nagelhaut ab. Mischen Sie stattdessen durch Erwärmen Avocadoöl, Mandelöl und Rizinusöl im Verhältnis 1:2:1 und reiben Sie regelmäßig Nägel und Fingerspitzen damit ein. Noch ein Tipp: Handschuhe anziehen und das Ölgemisch über Nacht wirken lassen. Oder die Fingerspitzen in warmem Olivenöl mit einem Spritzer Zitronensaft 15 Minuten lang baden.

► *Füße* Zur Pflege der Füße regelmäßig ein Fußbad mit Lavendel- und Rosmarinöl (je etwa zwei Tropfen) nehmen. Oder frischen Gurkensaft und rund 32-prozentigen Alkohol zu gleichen Teilen mischen und die Füße damit einreiben. Ab und zu eine Handvoll Salz oder einen Schuss Obstessig ins Fußbad geben. Gegen Hühneraugen einfachen Knoblauch in Scheiben auf die betroffene Stelle auflegen, umwickeln und über Nacht einwirken lassen. Das Ganze mehrere Tage hintereinander wiederholen, bis sich das Hühnerauge zu lösen beginnt.

VIII. Gut beraten vom Arzt,
Heiler und Apotheker?

In der mitunter ideologisch verwurzelten Gemeinde der selbsternannten Heiler gibt es viele kompetente und seriöse Fachleute, deren ehrliches Anliegen es ist, Patienten zu helfen. Doch auch medizinische Scharlatane geben vor, ihren Patienten nur Gutes tun zu wollen. In Wahrheit motiviert sie allerdings entweder der monetäre Profit – oder die Gelegenheit, mehr oder weniger abstruse Ideologien unter der Menschheit verbreiten zu können.

Scharlatane setzen ihre sozialen Kompetenzen für asoziale Ziele ein Für Laien sind medizinische Scharlatane nicht unbedingt leicht zu erkennen. Das gilt besonders dann, wenn sie ausgesprochen hohe soziale Kompetenzen besitzen und es deshalb perfekt verstehen, Menschen für ihre Zwecke einzunehmen oder unter psychologischen Druck zu setzen. Was diese Aspekte betrifft, fallen Parallelen zu Zuhältern und Sektenführern auf, die ebenfalls oft über ausgesprochen hohe soziale Kompetenzen verfügen – die sie allerdings ebenso skrupellos für ihre asozialen Ziele einsetzen: Menschen auszubeuten. Es ist deshalb gut zu wissen, wie sich seriöse Heiler von medizinischen Scharlatanen unterscheiden lassen.

Ein seriöser Heiler, ganz gleich, welche medizinische Richtung er vertritt, verhält sich in jedem Moment der Behandlung auch seriös. Vor allem gilt, er

► fragt seine Patienten ausführlich nach ihren Beschwerden, nach ihrem sozialen Umfeld sowie ihren Lebens- und Arbeitsbedingungen

► erkundigt sich, ob bereits ein Schulmediziner Untersuchungen durchgeführt und eine Diagnose gestellt hat

► fragt, welche Behandlungen bereits durchgeführt wurden und mit welchem Ergebnis

► erörtert seine Diagnose mit seinem Patienten und vergleicht sie mit der Diagnose des Arztes

- schlägt eine Behandlung vor und erläutert diese eingehend
- bespricht auch Alternativen zu der vorgeschlagenen Behandlung
- klärt seinen Patienten über die Möglichkeiten und Grenzen der vorgeschlagenen Untersuchungen und Behandlungen auf
- überweist seinen Patienten gegebenenfalls umgehend an einen Arzt
- erstellt einen ausführlichen Behandlungsplan
- holt die Zustimmung seines Patienten ein, bevor er vom Behandlungsplan abweicht
- nennt alle Kosten der Behandlung und bespricht, welche Anteile von der Krankenkasse oder Versicherung übernommen werden und welche nicht
- hilft seinem Patienten beim Antrag auf Kostenerstattung durch die Krankenkasse oder Versicherung.

Ein medizinischer Scharlatan dagegen vermeidet, sich Fragen oder sogar Kritik auszusetzen. Er

- findet meist sehr schnell den Grund der Beschwerden
- empfiehlt eine meist kostspielige Behandlung
- drängt seine Patienten dazu, die Behandlung sofort anzufangen
- droht mit Verschlimmerung der Erkrankung für den Fall, dass der Patient der Behandlung nicht gleich zustimmt
- lässt seinem Patienten kaum Zeit, das Pro und Kontra der Behandlung abzuwägen und Informationen von neutraler Seite einzuholen
- behauptet, seine Behandlung bessere auf jeden Fall die Beschwerden, findet aber auch Erklärungen, wenn das nicht der Fall sein sollte
- behauptet, seine Behandlung sei risikolos
- drängelt seinen Patienten, alle anderen Therapien einzustellen und weder Ärzte noch andere Heiler aufzusuchen
- erstellt keinen detaillierten Behandlungsplan
- will lieber Bargeld und stellt nur auf Nachdruck eine Quittung aus
- fordert eine Vorauszahlung für die Behandlung
- schimpft über die Schulmedizin und äußert sich negativ über anderen medizinische Methoden.

Neben den eindeutig erkennbaren seriösen Heilern und den Scharlatanen gibt es natürlich auch Grauzonen, also jene Bereiche, in denen sich die Verhaltensweisen von seriösen und unseriösen Heilern überschneiden.

Mit diesen Fragen können Sie sich schnell Gewissheit über die Absichten Ihres Heilers verschaffen:

► Auf welchem medizinischen Konzept basiert die Behandlung genau?
► Welche aussagekräftigen wissenschaftlichen Studien gibt es dazu? Und was sagen diese genau aus?
► Was unterscheidet diese Behandlung von der schulmedizinischen Behandlung?
► Welche Risiken birgt die Behandlung?
► Woran ist erkennbar, dass die Behandlung anschlägt?
► Woran ist erkennbar, dass die Behandlung nicht anschlägt?
► Wie lange soll die Behandlung durchgeführt werden, bevor sie abgebrochen wird, weil keine Wirkung erkennbar ist?
► Was ist bei einer Verschlimmerung der Erkrankung geplant?
► Lässt sich die Behandlung mit der schulmedizinischen Behandlung kombinieren?
► Was geschieht mit den schulmedizinischen Medikamenten?
► Was geschieht mit den medizinischen Dokumenten nach Abschluss der Behandlung?

Eine Möglichkeit, mit denen seriöse Heiler ihre ehrlichen Absichten zeigen, ist ein individueller und detaillierter Therapieplan. In einem solchen Therapieplan sollten stehen:

► die Ziele der Behandlung
► die einzelnen Schritte der Behandlung und ihr Zweck
► die voraussichtliche Dauer der Behandlung
► die voraussichtlichen Gesamtkosten, inklusive aller Nebenkosten
► die Berechnungsgrundlage der Kosten (vereinbarter Stundensatz, amtliche Gebührenordnung oder Ähnliches)
► die möglichen Kostenanteile der Krankenkasse oder Versicherung sowie die Höhe der Selbstbeteilung des Patienten an diesen Kosten.

❶ Streit mit einem Heiler?

Natürlich sollten Sie sich vor einer Behandlung über den Heiler erkundigen, ihn schon beim ersten Termin nach seiner Qualifikation fragen und überprüfen, ob er Mitglied eines anerkannten Verbandes ist. Trotz aller Vorsichtsmaßnahmen ist Streit mit einem Heiler naturgemäß nicht ausgeschlossen – auch mit Schulmedizinern kann man sich bekanntlich streiten und überwerfen. Können Sie sich dann nicht untereinander verständigen, haben Sie mehrere Möglichkeiten.

Vorausgesetzt, der Heiler ist als Heilpraktiker zugelassen, sollten Sie sich mit einer schriftlich verfassten Beschwerde an einen der sechs Heilpraktikerverbände in Deutschland wenden. Die Verbände unterhalten eine Gutachterstelle, die eine neutrale Prüfung der Angelegenheit vornehmen kann. Verhält sich ein offiziell zugelassener Heilpraktiker nicht korrekt, reichen die möglichen Konsequenzen von Ausschluss aus dem Berufsverband bis hin zur Anzeige bei der Staatsanwaltschaft. Ist der Heiler nicht als Heilpraktiker zugelassen, sollten Sie nicht zögern, anwaltlichen Rat einzuholen oder – je nach Lage der Dinge – die Staatsanwaltschaft benachrichtigen.

❶ Wie berechnen sich die Honorare der Heilpraktiker?

Grundsätzlich können Heilpraktikerhonorare frei verhandelt werden. Wird jedoch nichts vereinbart, gilt die Gebührenordnung für Heilpraktiker, die aus dem Jahre 1985 stammt und in der Machart der Gebührenordnung für Ärzte (GOÄ) entspricht. Beispiel: Ein Erstgespräch bei einem Heilpraktiker kostet je nach Zeitaufwand in der Regel zwischen 50 bis 100 Euro. Private Krankenversicherungen übernehmen je nach Vertrag die Kosten für einen Heilpraktiker, die gesetzlichen Kassen zahlen dagegen meist nichts.

Arzt oder Verkäufer?

Weil viele Ärzte mittlerweile alternativmedizinische Zusatzausbildungen oder zumindest gute Kenntnisse haben und damit weitaus mehr leisten können, als die Krankenkassen laut Gesetz bezahlen dürfen, bieten sie diese Leistungen als Extras an. Das macht den Arzt ein Stück weit zum Verkäufer – wobei viele Ärzte angeben, mit diesem Umstand ihre Probleme zu haben. Schließlich, so hört man schon mal mit despektierlichem Unterton, seien sie Arzt und nicht Verkäufer. Wobei an dieser Stelle erwähnt sei, dass Verkäufer einer der ältesten Berufe der Menschheit ist und natürlich nicht im Mindesten etwas Despektierliches darstellen muss. Was wiederum eine wachsende Zahl von Ärzten auch gut verstanden hat.

Nicht alle IGeL sind auch medizinisch sinnvoll   «Da sollten wir lieber mal nachschauen!» – mit diesem oder ähnlichen Formulierungen verkaufen Ärzte ihren Patienten dann sogenannte IGeL. Dabei handelt es sich aber nicht um eines der Stacheltierchen, IGeL ist eine Abkürzung für «Individuelle **G**esundheits-**L**eistungen». Womit in der Konsequenz jene ärztlichen Leistungen gemeint sind, die nicht wirklich medizinisch erforderlich sein mögen und deswegen vom Patienten aus eigener Tasche bezahlt werden müssen. Die IGeL können sowohl schulmedizinische als auch alternativmedizinische Angebote sein.

Es gibt zahlreiche IGeL, aber natürlich sind nicht alle für jeden Patienten sinnvoll. Es empfiehlt sich deshalb, eine vom Arzt vorgeschlagene IGeL zu hinterfragen. Denn alle medizinisch notwendigen Untersuchungen und Behandlungen werden von der Krankenkasse oder -versicherung bezahlt. Und was medizinisch nicht notwendig ist, muss streng genommen auch nicht sein. Da diese Regel jedoch reichlich theoretisch ist und einer Überprüfung in der Praxis selten standhält, gibt es natürlich Ausnahmen davon. IGeL können also durchaus ihre volle Berechtigung haben. Mancher Arzt wird zwar das Hinterfragen seiner IGeL-Absichten für unter seiner Würde halten und nur mürrisch antworten – ja, leider gibt es diese Kollegen immer noch –, doch die meisten IGeLnden Ärzte geben gerne Auskunft über ihre Vorstellungen, warum die eine oder andere Untersuchung oder Behandlung durchaus medizinisch sinnvoll sein kann.

Was nicht notwendig ist, können Sie sich buchstäblich sparen Der «IGeL-Katalog» umfasst von der zusätzlichen und mitunter durchaus strittigen Krebsvorsorge und reisemedizinischen Beratungen bis zu Anti-Aging-Anwendungen etliche Angebote, die gesetzliche Krankenkassen aus gesetzlichen Gründen nicht bezahlen dürfen – selbst wenn sie es ihren Versicherten zuliebe gerne wollten. Dass mittlerweile zumindest einige Krankenkassen bestimmte alternativmedizinische Leistungen dennoch bezahlen, mag man als Fortschritt werten – oder als notwendiges Marketing im Kampf um die Gunst von Versicherten.

Dennoch: Was wie eine angebrachte Ergänzung zur Kassenmedizin klingt, steht oft in der Kritik. Hinter vorgehaltener Hand unterstellt so mancher Kritiker den Ärzten, sie wollten mit IGeL nur Geld machen und dabei ihre Reputation als seriöser, auf der Basis von Wissenschaft handelnder Arzt gleich mit verscherbeln. Denn schließlich erhalte jeder Patient schon mit seiner Versichertenkarte genau die Untersuchungen und Behandlungen, die er aus streng medizinischer Sicht jeweils benötigt.

Manche IgGeL sind völlig überflüssig Auch wenn diese Diskussion sicher eine ewige sein wird, die Wahrheit ohnehin von Fall zu Fall zu beurteilen wäre und außerdem sowieso in der Mitte liegen dürfte: Eine Tatsache ist, dass ‹optimales› IGeLn auf ärztlichen Fortbildungsveranstaltungen gelehrt wird, weil es zusätzliche Einnahmequellen erschließen kann. Mit wissenschaftlich begründeter Medizin, zu der alle Ärzte in Deutschland nach ihren Standesregeln verpflichtet sind, hat das dann nicht immer etwas zu tun. «Manche IGeL sind so überflüssig wie ein Kropf, aber es gibt auch viel Sinnvolles, das Kassen heute einfach nicht mehr bezahlen», meint ein dem Autor persönlich bekannter Hausarzt. So gebe es an einer gründlichen reisemedizinischen Beratung vor einem Tropen-Urlaub oder an einem Leistungstest vor einem Marathonlauf wenig zu kritisieren. Doch bei Bioresonanz-Diagnostik und Ähnlichem höre der Spaß auf – so der Kollege.

Ebenfalls heftig umstrittene Angebote wie Aufbauspritzen können dagegen von Fall zu Fall sinnvoll sein, selbst wenn deren Nutzen nicht wissenschaftlich belegt ist. Denn wenn nur noch Medizin gemacht werden würde, deren Sinn auf knallharten Studien gründet, so argumentieren manche Ärzte, dann könnten sie ihren Aufgaben nicht mehr gerecht werden. Es komme im Umgang mit Menschen eben häufig auch auf die ärztliche Erfahrung an, und die sei zum Beispiel mit Aufbauspritzen nun mal von Fall zu Fall positiv.

Auch alternativmedizinische IGeL bergen Risiken Viele IGeL sind aber nicht nur fachlich umstritten, sondern können der Gesundheit schaden. So können im Bereich der Vorsorge unzuverlässige Methoden die Patienten wahlweise in falscher Sicherheit wiegen – oder sie unnötig in Sorge über eine schwere Erkrankung versetzen. Selbst viele Ärzte geben deshalb Patienten den Rat, übereifrige Kollegen mutig zu fragen, was genau hinter ihrem Angebot steckt. Das Problem bei IGeL scheint deshalb nicht in den Angeboten selbst, sondern in der Haltung mancher Ärzte zu ihrem Beruf zu liegen – unabhängig davon, ob es sich um alternativ- und schulmedizinische IgeL handelt.

Ärzte dürfen IGeL nicht von sich aus anbieten Dabei dürfen IGeL eigentlich laut Gebührenordnung Ärzte (GOÄ) nur auf Verlangen der Patienten erbracht werden. Oder anders gesagt: Die Patienten müssen selbst beim Arzt danach fragen, der Arzt darf sich nicht mit einem Angebot à la «Da könnte die Bio-Akupunktur helfen!» direkt an seinen Patienten wenden.

Doch das ist bloß eine schöne Theorie. Es gibt Berichte von Ärzten, die seit Jahren weitgehend unbehelligt von den Ärztekammern versuchen, ihren Patienten IGeL aufzudrängen, die eigentlich gar keine sind, weil sie als normale Kassenleistungen ohnehin von den Kassen bezahlt werden würden. Das jedoch wären dann definitiv Verstöße gegen das geltendes Recht, die geahndet werden müssten. Doch kontrolliert das offensichtlich niemand – und wo kein Kläger ist, da ist bekanntlich nun mal kein Richter.

Damit es mit IGeL weniger Probleme gibt, klären viele Alternativmediziner wie auch Schulmediziner ihre Patienten ehrlich und transparent darüber auf, dass die Kassen nicht mehr alles bezahlen können, was medizinisch sinnvoll sein könnte, und beraten sie entsprechend. Zumindest bei den Patienten scheint das nach Aussa-

236

gen von mir persönlich bekannten Ärzten gut anzukommen. Ihrer Meinung nach interessieren sich gerade ‹Kassenpatienten› sehr für IGeL.

Bestimmung von Vitaminen und Spurenelementen im Blut

Was passiert da? Nach einer Blutabnahme werden verschiedene Labortests gemacht.

Preis? Je nach Art und Anzahl der Bluttests von einigen wenigen bis zu mehreren Hundert Euro.

Sinnvoll? Nur wenn es Beschwerden gibt, die klar auf Probleme im Stoffwechsel von Vitaminen und Spurenelementen deuten – dann allerdings würde ohnehin die Kasse zahlen müssen. Ansonsten: Fällt das Ergebnis positiv aus, muss die Ursache für den jeweiligen Mangel geklärt werden – was natürlich weitere Untersuchungen nach sich ziehen kann. Und egal, was dabei herauskommt, als Therapie heißt es in vielen Fällen: Ernährung umstellen oder Vitaminpillen schlucken! Beides könnte man allerdings auch versuchsweise machen, ohne vorher für den Patienten teure Labortests in Auftrag zu geben.

IgG-Antikörpertest auf Nahrungsmittelallergie

Was passiert da? Nach einer Blutabnahme wird im Labor die Konzentration der IgG (Gammaglobulin) Antikörper bestimmt.

Preis? Etwa 300 Euro.

Sinnvoll? Nein. Nahrungsmittelallergien, die dieser Test belegen soll, sind selten – nur 2–3 Prozent der Bundesbürger leiden wirklich darunter. Viel häufiger sind aber Nahrungsmittelunverträglichkeiten, wie von Milch oder Fruchtzucker. Während bei einer Allergie das Immunsystem auf bestimmte Stoffe in der Nahrung anspringt, basiert eine Unverträglichkeit auf Webfehler im Stoffwechsel – ein entscheidender Unterschied. Die Nahrungsmittelunverträglichkeit kann durch den teuren IgG Test also nicht nur nicht festgestellt werden. Der Körper reagiert auf alle fremden Eiweiße mit der Bildung von IgG-Antikörpern, die damit eine ganz normale Immunantwort auf Lebensmittel sind. Hält sich der Patient nach dem scheinbar positiven Test an eine lange Liste mit den Nahrungsmitteln, die er nicht mehr essen sollte, kann ein Mangel an Nährstoffen entstehen.

Biochemisches Allgemeinprofil

Was passiert da? Nach einer Blutabnahme werden verschiedene Labortests durchgeführt.
Preis? Je nach Art und Aufwand der Tests bis zu mehrere hundert Euro.
Sinnvoll? Nicht ohne konkreten Krankheitsverdacht. Denn von den Hunderten heute möglicher Blut-Labortests gelten längst nicht alle als geeignet, um Krankheiten früh zu erkennen. Im Gegenteil: Viele Tests bergen ein gewisses Risiko, falsche Ergebnisse zu liefern. Das aber freut weniger den Patienten als den Arzt – Ersterer macht sich möglicherweise ohne Grund Sorgen, und Letzterer darf mit weiteren Einnahmen für weitere Tests rechnen.

Atemtest auf Helicobacter pylori

Was passiert da? Durch einen Atemtest wird festgestellt, ob sich im Magen das Bakterium Helicobacter pylori tummelt.
Preis? 13 bis 25 Euro.
Sinnvoll? Als gesichert gilt, dass Helicobacter pylori Schleimhautentzündungen, Geschwüre in Magen und Zwölffingerdarm und sogar Magenkrebs mitverursachen kann. Weil sich mit dem Test sicher feststellen lässt, ob das Bakterium im Magen siedelt, ist so manche Magenspiegelung überflüssig. Allerdings: Bei einem

konkreten Verdacht springen ohnehin die Krankenkassen ein. Ist der Test dann positiv, muss mitunter eine Gewebeprobe aus dem Magen genommen werden – und das geht nicht ohne Magenspiegelung.

Genetisches Risikoprofil für Osteoporose

Was passiert da? Nach einer Blutabnahme erfolgt ein Gentest im Labor.
Preis? 120 bis 140 Euro.
Sinnvoll? Wer wissen will, ob in seinen Genen die Neigung zu Osteoporose (Knochenschwund) schlummert, kann mit diesem Test kaum froh werden. Denn erstens bedeutet ein positives Ergebnis nicht, dass man mit Sicherheit Osteoporose bekommt. Und zweitens stellt sich dann die Frage, welche Konsequenzen das hätte. Bisher existieren nämlich nur die Tipps «viel Bewegung» und «kalziumreiche Ernährung». Ein anderes vorbeugendes Verfahren, um Osteoporose effektiv zu verhindern, gibt es nicht.

Analyse des Knochenstoffwechsels

Was passiert da? Nach einer Blutabnahme werden verschiedene Labortests durchgeführt.
Preis? Etwa 50 Euro.
Sinnvoll? Nein, denn wissenschaftlich allgemein anerkannte Normalwerte für den Knochenstoffwechsel gibt es nicht. Wie soll da also der ermittelte Wert eingeordnet werden? Sinnvoll könnte ein solcher Test deshalb höchstens bei bekannter Osteoporose sein.

Bestimmung des Arterioskleroserisikos

Was passiert da? Nach einer Blutabnahme wird in verschiedenen Labortests der Wert für die Stoffe Lipoprotein, Homocystein, Fibrinogen und andere bestimmt.
Preis? Zirka 70 Euro.
Sinnvoll? Wie bei vielen anderen IGeL-Labortests gilt auch bei diesem: Es ist nicht erwiesen, ob sich anhand der Ergebnisse das individuelle Risiko für Herzinfarkt und Schlaganfall bestimmen lässt. Und selbst wenn dies möglich wäre, stellt sich die Frage, wel-

che Konsequenzen die Ergebnisse für den Patienten hätten. Wer nicht bereit ist, trotz erhöhten Risikos für Herzinfarkt oder Schlaganfall auf das Rauchen und allzu fettes Essen zu verzichten, kann sich den Test sparen.

Immunologischer Stuhltest

Was passiert da? Stuhlprobe produzieren, Röhrchen abgeben, die Stuhlprobe wird dann im Labor speziellen Tests auf Blutspuren unterworfen.
Preis? Zirka 12 Euro.
Sinnvoll? Immunologische Tests sollen genauer sein als die herkömmlichen Stuhl-Tests mit Testbriefchen und Papp-Spateln. Nur wurde noch nicht wissenschaftlich bewiesen, dass sich damit Darmkrebs wirklich zuverlässig erkennen lässt. Wer es trotzdem probieren will, geht ein gewisses Risiko ein: Auch ein fälschlicherweise positives Ergebnis auf Blut im Stuhl würde eine Darmspiegelung nach sich ziehen, die unangenehm ist und privat um die 200 Euro kostet.

Tumorscreening

Was passiert da? Manche Tumore hinterlassen im Blut biochemische Hinweise auf ihre Existenz, die Tumormarker genannt werden. Nach einer Blutabnahme wird mit Labortests nach diesen Markern gefahndet.
Preis? Bis zu mehrere hundert Euro.
Sinnvoll? Tumormarker werden meist bestimmt, um bei einer Krebserkrankung den Erfolg einer Therapie zu überwachen. Als Methode zur Früherkennung von Krebs sind die Marker umstritten, und das aus gutem Grund: Nicht jeder erhöhte Marker-Wert bedeutet automatisch eine Krebserkrankung – aber man mache das mal den meist ängstlichen Betroffenen glaubhaft.

ⓘ   Checkliste: Fragen an Ihren IGeL-Arzt

► Welche genauen Vorteile bringt mir die Untersuchung oder Behandlung?

- ▶ Wie hoch ist die Chance, dass durch die Untersuchung die Ursache meiner Beschwerden tatsächlich entdeckt wird?
- ▶ Ist es wissenschaftlich belegt, dass sich meine Lebensqualität verbessert, wenn die Erkrankung frühzeitig entdeckt wird?
- ▶ Bedeutet ein positives Untersuchungsergebnis, dass ich krank bin?
- ▶ Welche weiteren Untersuchungen müssen gegebenenfalls durchgeführt werden?
- ▶ Angenommen, eine Erkrankung wird festgestellt: Gibt es Therapien, deren Wirksamkeit bereits nachgewiesen wurde?
- ▶ Warum kann die Untersuchung oder Behandlung nicht auf Kosten der Krankenkasse abgerechnet werden?

❶ Regeln für die IGeL-Abrechnung

Ein Arzt darf Ihnen die IGeL-Behandlung nur dann privat in Rechnung stellen, wenn er Sie vorher darüber informiert hat, dass Sie die Kosten dafür selbst tragen müssen. Idealerweise treffen Sie darüber eine schriftliche Vereinbarung, die auch diese Punkte enthält:

- ▶ jede vereinbarte Leistung mit der entsprechenden Ziffer der Gebührenordnung für Ärzte (GOÄ) und eines eventuellen Steigerungssatzes dieser Gebühren
- ▶ die voraussichtliche Honorarhöhe nach Abschluss der Behandlung
- ▶ eine Erklärung, dass die Behandlung ausdrücklich auf Ihren Wunsch erfolgt
- ▶ Ihre Bestätigung, darüber aufgeklärt worden zu sein, dass die Behandlung nicht zum Leistungsumfang der Krankenkasse gehört und Sie deshalb keinen Anspruch auf Erstattung der Kosten durch die Kasse haben.

Gut beraten in der Apotheke?

«Zu Risiken und Nebenwirkungen […] fragen Sie Ihren Arzt oder Apotheker!» Dieser Slogan ist mit ein Grund dafür, dass Apotheker in Deutschland ein hohes Ansehen genießen. Auch Apotheker selbst werben mit ihrer Qualifikation als Argument für die angeblich hohe Beratungsqualität. Mitunter kann einen die Qualität dieser Beratung, beziehungsweise die Nicht-Beratung, in der Apotheke allerdings um die Gesundheit und den Inhalt des Portemonnaies obendrein bringen. Das gilt gleichermaßen für verschreibungspflichtige wie für alternativmedizinische Arzneimittel.

Apotheken haben klar definierte Aufgaben Apotheker in Deutschland sind vom Gesetzgeber dazu ermächtigt, die Bürger dieses Landes mit den notwendigen Medikamenten zu versorgen und sie dabei auch über die Wirkungsweise, die korrekte Anwendung und die Risiken dieser Medikamente aufzuklären. So weit die Theorie.

Apotheken sind aber auch Unternehmen, die Umsatz machen müssen. Dass sie dafür mitunter gegen die Interessen der Kunden handeln, hat der Gesetzgeber jedoch nicht vorgesehen. So wie in einem mittlerweile altem, aber vielen TV-Zuschauern noch gut bekanntem Werbespot: Wütend stürmt eine Frau aus einer Apotheke. Nur mühsam können blonde Zwillingsschwestern die empörte Dame beruhigen. «Da gibt's doch was von … !» säuselnd, nehmen die Zwillinge die Kundin in ihre Mitte und bugsieren sie zurück in den Laden.

Natürlich: Die Zwillinge sind, wie die wütende Kundin, Schauspielerinnen. Nur die Geschichte hinter dem Spot ist von der Realität nicht weit entfernt. Sie zeigt, was viele Apothekenkunden und vielleicht auch Sie schon einmal erlebt haben: einseitige Beratung, hohe Preise – und oft leider keine Besserung der Beschwerden. Dass es dabei oft um vermeintlich harmlose alternativmedizinische Arzneien oder andere freiverkäufliche Medikamente geht, macht es nicht besser.

Katastrophale Testergebnisse sollten hellhörig machen
Dass ein gestärkter weißer Kittel und eine akademische Attitüde keine Garantie für Seriosität sind, hatte die Zeitschrift «Öko-Test» schon vor knapp 25 Jahren festgestellt. Die Tester hatten im Jahr 1989 über 220 Apotheken auf ihre Beratungsqualität hin überprüft. Insgesamt 33 Mal vergaben sie daraufhin die Note «ungenügend», 41 Mal «mangelhaft», 68 Mal «ausreichend» und nur 35 Mal «gut» und elf Mal «sehr gut».

Wer danach einen Aufschrei in der Branche vermutete, wurde enttäuscht. Das WDR-Magazin «Markt» im Jahr 2001, das Hamburger Magazin «Stern» 2003, die ZDF-Sendereihe «Frontal21» 2007 und während der Entstehung dieses Buches der «Stern» sowie unabhängig davon eine Journalistin von SAT.1 zusammen mit dem Autor kamen bei Stichproben zu ähnlich katastrophalen Ergebnissen. Testkunden wurden beispielsweise Antidepressiva zusammen mit einem alkoholhaltigen «Stärkungsmittel» verkauft – ohne die gebotene Warnung vor der gefährlichen Unverträglichkeit dieser Kombination. Oder es wurden einem Kunden mehrere Medikamente mit identischen Inhaltsstoffen verkauft – das allein ist schon mehr als Unsinn –, die überdosiert aber zu schweren Leberschäden führen können. Oder es kam bei einem Medikament nur die teuerste von mehreren gleichwertigen Alternativen auf den Ladentisch. Und so weiter.

Nicht besser ist vermutlich auch die Beratungsqualität bei den Online-Apotheken. Das ergab ein Test von 21 Online-Apotheken durch das Deutsche Institut für Service-Qualität (Disq) im Jahr 2013. Schlecht abgeschnitten haben viele getestete Online-Apotheken nicht nur bei der Höhe der Versandkosten, auch die Beratung war oft mangelhaft: So wurden Kundenanfragen per E-Mail oft nicht vollständig beantwortet, und Anrufer mussten lange Wartezeiten in Kauf nehmen. Zudem war die Beratung häufig oberflächlich. In mehr als der Hälfte der getesteten Fälle hätten Mitarbeiter keine gezielten Nachfragen zur gesundheitlichen Situation der Kunden gestellt.

Wehren Sie sich gegen die schwarzen Schafe unter den Apothekern Ob allen Patzern pure Verkaufsabsicht zugrunde lag oder den Apotheken lediglich Fachkräfte fehlten, blieb in den getesteten Fällen ungewiss. Tatsache ist jedoch, dass manche Apotheken offenbar nicht aus den Fehlern der Vergangenheit lernen. Allzu viel Vertrauen in eine gute Beratung in der Apotheke kann deshalb ein Spiel mit Ihrer Gesundheit sein. Und mit Ihrem Geldbeutel.

Um es aber klar zu sagen: Längst nicht alle Apotheken liefern eine miese Beratung ab und betrügen ihre Kunden. Eine Apotheke in Berlin-Mitte beispielsweise, bei der ich meine Medikamente einkaufe, macht einen tadellosen Job. Mehrmals schon habe ich in der Schlange stehend fremde Beratungsgespräche mit angehört und hätte nichts auszusetzen gehabt. Das besondere Vertrauen gegen Apotheker und ihre Mitarbeiter halte ich deshalb grundsätzlich für gerechtfertigt. Nur gegen die schwarzen Schafe in den weißen Kitteln, gegen die sollten Sie sich wehren.

ⓘ   Apotheken für Alternativmedizin

Während es kaum Apotheken gibt, die ausschließlich alternativmedizinische Arzneimittel anbieten, haben sich relativ viele Apotheken auf den Verkauf von homöopathischen Mitteln spezialisiert. Da dies oft aus persönlicher Überzeugung des Inhabers – eines Apothekers oder einer Apothekerin – passiert, wird meist eine große Auswahl an Homöopathika verschiedener Hersteller angeboten oder in der Apotheke selbst hergestellt. Mit im Angebot sind meist naturheilkundliche Medikamente und Mittel der Traditionellen Chinesischen Medizin.

Checkliste: Fragen Sie Ihren Apotheker!

Um in der Apotheke fair behandelt und gut beraten zu werden, müssen Sie aktiv handeln. Gehen Sie planmäßig vor und stellen Sie gezielte Fragen. Seien Sie dabei ruhig selbstbewusst. Gibt sich ein Apotheker ob Ihrer Anliegen pikiert oder bietet er Ihnen nur unbefriedigende Antworten an, gehen Sie in eine andere Apotheke – mit aktuell über 20 000 Apotheken in Deutschland sollte die nächste nicht weit sein.

Und das könnte die Checkliste für Ihre künftigen Apothekenbesuche sein:

► Legen Sie sich schon zu Hause fest, was Sie in der Apotheke kaufen wollen. Bitten Sie beispielsweise nicht um «irgendetwas gegen Erkältung», sondern verlangen Sie gezielt: «Ich möchte etwas gegen Gliederschmerzen, es soll aber die Magenschleimhaut nicht angreifen. Was empfehlen Sie mir?»

► Lassen Sie sich bei rezeptfreien Präparaten mehrere Alternativen vorlegen. Fragen Sie: «Bei welchem Präparat stehen Leistung, Sicherheit und Preis in einem optimalem Verhältnis?» Passen alle Medikamente gut zusammen, oder überschneiden sich die Inhaltsstoffe?

► Vergleichen Sie bei rezeptfreien Medikamenten die Angebote mehrerer Apotheken. Und erkundigen Sie sich ruhig nach einem Preisnachlass.

► Nehmen Sie eine Liste Ihrer bisherigen Medikamente mit, wenn Sie zum ersten Mal ein neues Präparat kaufen. Lassen Sie sich mögliche Wechselwirkungen Ihrer alten Medikamente mit dem neuen Medikament erläutern. Auch, wenn hinter Ihnen andere Kunden warten. Das ist allein das Problem des Apothekers, nicht Ihres.

► Akzeptieren Sie Aussagen wie «Eigentlich kann da nichts schief gehen!» nicht. Bestehen Sie im Zweifelsfall auf Klarheit: «Können Sie mit mir bitte den Beipackzettel nach Nebenwirkungen durchgehen?»

► Es gibt medizinische Gründe, warum das eine Medikament vor und das andere nach dem Essen eingenommen werden soll. Lassen Sie sich gegebenenfalls die Einnahmevorschriften genau erklären – und halten Sie sich natürlich auch daran.

► Um gesund zu werden, sind die Wirkstoffe eines Mittels und dessen Aufbereitung entscheidend. Von Originalpräparaten heißt es, sie böten hier Vorteile. Fragen Sie aber ruhig nach günstigeren Nachahmer-Präparaten. Diese «Generika» enthalten die gleichen Wirkstoffe wie die Original-Präparate. Sie werden lediglich mit anderem Namen und in anderer Verpackung angeboten, müssen aber nicht schlechter sein als das Original.

► Bitten Sie Ihren Arzt darum, kein bestimmtes Markenmedikament, sondern nur den Wirkstoff, die Dosierung und die Darreichungsform eines Arzneimittels zu verordnen. Damit ist der Apotheker verpflichtet, das preisgünstigste Medikament dieser Gruppe von Arzneimitteln auszuwählen. Sie können damit mehrere Euro pro Medikament sparen.

► Pflanzliche Arzneimittel sind nicht automatisch «sanft» und nebenwirkungsfrei. Lassen Sie sich (wie bei jedem Medikament) erläutern, was das Mittel im Körper bewirkt und welche Nebenwirkungen auftreten können. Fragen Sie, ob Sie zum Beispiel unter dem Einfluss des Medikaments Auto fahren und in der Sonne liegen dürfen.

► Fragen Sie in Ihrer Apotheke, ob man Ihnen im Notfall die Arzneimittel auch nach Hause liefert. Das ist ein guter Service am Kunden, der für Sie zusätzliche Sicherheit bedeutet.

► Wenn Sie immer wieder dieselben Präparate benötigen und keine Beratung durch den Apotheker mehr brauchen, könnte eine Internetapotheke eine Einkaufsalternative sein. Aber Achtung: Die Versandkosten können eine grundsätzliche Ersparnis wieder zunichte machen.

❶ Wer ist was in der Apotheke?

► *Apotheker* haben ein Studium der Pharmazie abgeschlossen und wurden danach zum Apotheker approbiert. Das Studium dauert rund acht Semester. Der Lehrplan enthält unter anderem Chemie, Biologie, Botanik, Giftkunde und Pharmakologie. Anschließend steht ein zwölfmonatiges Praktikum auf dem Programm, das mindestens zur Hälfte in einer Apotheke stattfinden muss. Wichtig: Nur Apotheker dürfen Apotheken leiten.

► *Pharmazeutisch technische Assistenten (PTAs)* arbeiten unter der Aufsicht eines Apothekers. Sie prüfen Arzneimittel und Wirkstoffe, stellen Rezepturen her und helfen beim Verkauf von Arzneien und anderer Apothekenware. Oft tragen PTAs den Titel «Apothekenassistent». Die Ausbildung findet an speziellen Schulen statt, auf dem Lehrplan stehen Fächer wie Biologie, Chemie, Giftstoffkunde, Fachrechnen und Gesetzeskunde.

► Als *Pharmazeut* wird in Deutschland bezeichnet, wer das Studium der Pharmazie mit dem 2. Staatsexamen abgeschlossen hat. Ein Pharmazeut unterscheidet sich von einem Apotheker, weil er keine Approbation besitzt und deshalb weder eine Apotheke leiten noch einen Apotheker in einer Apotheke vertreten darf. Pharmazeuten arbeiten beispielsweise für Arzneimittelhersteller.

► Ein *Pharmakologe* ist ein Facharzt für Pharmakologie und Toxikologie oder Facharzt für klinische Pharmakologie, der in der sogenannten experimentellen oder klinischen Pharmakologie arbeitet. Pharmakologen sind meist an Universitäten, bei Pharmaunternehmen oder in größeren Apotheken tätig.

Tod auf Rezept?

Wer die falschen Medikamente oder eine unglückliche Medikamenten-Kombination einnimmt, kann durch die Nebenwirkungen sterben. In den USA etwa sterben jedes Jahr bis zu 100 000 Menschen an den Nebenwirkungen und Wechselwirkungen von Medikamenten, darunter auch freiverkäufliche Medikamente wie ASS und Paracetamol. Erwiesen ist zudem, dass auch Naturheilmittel gefährlich sein können. Vor einigen Jahren gab es zum Beispiel Diskussionen um die lebensgefährlichen Nebenwirkungen des Erkältungsmittels Echinacea (Sonnenhüte). Auch Vitamin A zeigt giftige Wirkungen, wenn man es zu hoch dosiert. Dadurch können zum Beispiel Hauterscheinungen hervorgerufen werden. Ein Naturstoff unterliegt deshalb im Prinzip des gleichen Kriterien wie ein synthetisch hergestelltes Arzneimittel.

Vor allem ältere Menschen sind durch Arzneimittel gefährdet, denn 65-Jährige schlucken Schätzungen zufolge im Durchschnitt sechs Arzneimittel pro Tag. Genaue Zahlen für Deutschland existieren nicht. Es fehlen die Daten, zudem lässt sich Diagnose ‹Tod durch Arzneimittelnebenwirkung› zwar leicht behaupten, aber im Einzelfall schwer belegen. Nach Schätzungen von Krankenkassen und Ärzten aus den vergangenen Jahren sind es pro Jahr zwischen 20 000 und 60 000 Menschen, die in Deutschland an den Nebenwirkungen und Wechselwirkungen von Arzneimitteln sterben.

Ein aufwändiges Überwachungssystem wäre notwendig
Um diese Situation grundlegend zu ändern, wäre eine Studie zu Todesfällen durch Arzneimittel-Nebenwirkungen in Deutschland erforderlich – die allerdings aufwendig wäre. Warum? Das Risiko eines Arzneimittel-Zwischenfalls ist angesichts der Masse der täglich eingenommenen Mengen an Stoffen grundsätzlich relativ gering. Zunächst müsste deshalb ein umfangreiches Überwachungssystem aufgebaut werden, das Arzneimittel-Nebenwirkungen für ganz Deutschland über einen längeren Zeitraum erfassen kann. Das würde den Aufwand einer normalen Studie weit übersteigen. Es wäre allerdings eine öffentliche Aufgabe, ein solches System

der flächendeckenden Erfassung von Nebenwirkungen zu schaffen.

Grundsätzlich sind Ärzte in Deutschland durchaus verpflichtet, Arzneimittel-Zwischenfälle zu melden. Allerdings ist das nur die Theorie: Die jetzige Meldepflicht reicht nicht aus, weil zum Beispiel niedergelassene Ärzte mit so vielen Dingen beschäftigt sind, dass ihnen nicht viel Zeit bleibt, alle wesentlichen Nebenwirkungen als solche zu registrieren und zu melden. Außerdem fühlen sich viele Ärzte kontrolliert – sie befürchten, dass man ihnen so Fehler bei der Medikation nachweisen wollte. Das alles zusammen fördert natürlich nicht die Meldebereitschaft.

Nicht jeder berichtet dem Arzt, wenn er ein Medikament nicht verträgt Dazu kommt, dass es den Betroffenen häufig nicht bewusst ist, dass ihr Problem eine Nebenwirkung oder Wechselwirkung eines ihrer Arzneimittel sein könnte. Und sicher feststellen lässt sich eine solche Nebenwirkung meist nur nach einer umfangreichen Untersuchung. Deshalb lassen sich für Arztpraxen keine vernünftigen Schätzungen anstellen. Was Krankenhäuser betrifft, so kann man davon ausgehen, dass etwa 5 Prozent der Patienten wegen unerwünschter Nebenwirkungen eingeliefert werden. Weitere 5 Prozent bekommen dann während ihres Aufenthalts in der Klinik selbst mit dem Problem zu tun. Rund zwei Drittel der betroffenen Klinikpatienten leiden an Nebenwirkungen, die durch die Eigenschaften des Arzneimittels selbst bedingt sind. Diese Nebenwirkungen wären zu einem wesentlichen Teil vermeidbar – theoretisch.

Vielen Ärzten fehlt das Wissen und die Übersicht Allerdings gibt es in Deutschland über 50 000 offiziell zugelassene Präparate – grob geschätzt macht das über 5000 wirksame Stoffe oder Stoffgemische, von der reinen Chemikalie bis hin zu homöopathischen und anthroposophischen Stoffen. Zusätzlich lassen sich aus dem Ausland und per Internet noch alle möglichen Medikamente beziehen, die hierzulande nicht zu gelassen sind. Auch das untergräbt Anstrengungen für eine größere Arzneimittelsicherheit.

Parallel zu dieser Präparate-Flut nehmen auch die Informationen über Arzneimittel immer mehr zu. Für einen Arzt ist es schwierig und zeitaufwendig, aus der Fülle von Informationen die entscheidenden Details herauszufiltern – besonders, wenn er in einer Therapie mehrere Präparate kombiniert. Dazu kommen die freiverkäuflichen Arzneimittel, die der Patient mitunter ohne Wissen des Arztes einnimmt. Vielen Ärzte fehlt deshalb schlichtweg die Übersicht über die Medikamente ihrer Patienten samt möglicher Nebenwirkungen und Wechselwirkungen.

Deutschland steht in der Hitliste der Länder mit den meisten Medikamenten auf Platz 1 Dass es auch anders geht, zeigt die Tatsache, dass die Anzahl der Arzneistoffe in manchen Ländern geringer ist. In Finnland sind zum Beispiel etwas mehr als 4000 Präparate zugelassen. Man darf aber annehmen, dass die Finnen nicht kränker sind als Deutsche. Von der Weltgesundheitsorganisation (WHO) gibt es eine Liste mit rund 300 sogenannten Essential Drugs. Darunter sind auch Impfstoffe und Mittel gegen Krankheiten enthalten, die bei uns selten oder gar nicht vorkommen. Ein weiterer Vergleich: ein Allgemeinarzt kann 80 Prozent seiner Patienten mit rund 50 bis 100 Arzneistoffen behandeln.

Wer angesichts dieser komplexen Problematik auf die Pharmaindustrie schimpft, tut dieser Branche Recht und Unrecht zugleich. Denn allen Ärzten sind Informationen über Arzneimittel jederzeit zugänglich. Allerdings hat die Pharmaindustrie eine Art Monopol bei der Vermittlung von Informationen über Arzneimittel. Es fehlt deshalb an übergeordneten Einrichtungen, die Medikamente neutral bewerten und auch den Arzt neutral informieren. Auch das wäre eine Aufgabe des Staates, der Politik.

Die Aufgaben von Apothekern sind beschränkt Ebenso falsch wäre es, die Verantwortung für mehr Arzneimittelsicherheit einseitig bei den Apothekern zu sehen. Die Aufgabe eines Apothekers ist es, die Qualität von Arzneimitteln zu sichern und sie zum Beispiel korrekt zu lagern. Alles, was er sonst noch tun kann, ist, seinen Kunden die Nebenwirkungen zu erläutern und bei rezeptfreien Medikamenten entsprechend zu beraten. In allen anderen

Fällen muss sich ein Apotheker auf die Kompetenz des verschreibenden Arztes verlassen – nur dieser kann über die Indikation für ein Medikament entscheiden. Bei offensichtlichen Fehlern auf dem Rezept sollte ein Apotheker allerdings einschreiten.

Arzt und Patient müssen zusammenarbeiten Ärzte und Patienten müssen deshalb gemeinsam versuchen, die Gefahr von Arzneimittel-Nebenwirkungen zu minimieren. Jeder Arzt sollte es darauf absehen, mit möglichst wenigen und zudem gut untersuchten Medikamenten auszukommen. Nur dann kann er mit einzelnen Präparaten Erfahrungen sammeln und seine Kenntnisse erweitern. Das ist wichtiger, als ständig neue Medikamente anzuwenden, die vielleicht nur geringe oder sogar gar keine Verbesserungen bringen.

Für den Patienten ist es wichtig, mit dem Arzt Nutzen und Risiken der Medikation abzuwägen. Außerdem sollte er seinen Hausarzt genau darüber informieren, welche Arzneien er sonst noch einnimmt. Eine Hitliste der gefährlichsten Arzneimittel gibt es sicher nicht. Grundsätzlich riskant ist allerdings die Polypragmasie, sprich: wenn der Patient viele verschiedene Medikamente auf einmal einnimmt. Der Arzt muss dann immer wieder überlegen, welche Arzneien überhaupt erforderlich sind und ob die Dosierungen noch zweckmäßig oder schon gefährlich sind. Es befinden sich ja ohne Frage eine Reihe von umstrittenen Präparaten – insbesondere auch homöopathische – auf dem Markt. Als Betroffener fällt es naturgemäß schwer, bei einer Nebenwirkung korrekterweise den Bezug zu einem Medikament herzustellen. Man verhält sich aber immer richtig, wenn man sich im Zweifelsfall an seinen Arzt wendet.

❶ Vorsicht Pille!

Idealerweise dürfen Arzneimittel nur nach Verordnung durch einen Arzt eingenommen werden. Bei rezeptfreien Medikamenten sollten mindestens klare Krankheitszeichen vorhanden sein. Hier sind zehn häufig verwandte Medikamente aufgeführt, mit denen Sie in jedem Fall sehr vorsichtig umgehen sollten:

Medikament	Anwendung	Nebenwirkungen
Paracetamol	Fieber, Schmerzen. Wird häufig bei Grippe eingesetzt.	Pro 24 Stunden dürfen maximal vier Gramm eingenommen werden. Eine Überdosierung kann lebensgefährliche Leberschäden hervorrufen.
Nasentropfen	Schnupfen allgemein, verstopfte Nase	Ein längerer Gebrauch kann einen Medikamenten-schnupfen auslösen. Die Nase muss dann extra von den Tropfen «entwöhnt» werden.
Erkältungssaft für die Nacht	Grippe, Erkältung	Möglich sind vor allem Herzklopfen, aber auch Bewusstseinsstörungen, Erregungszustände und Schlafstörungen.
Cisaprid (Wurde bereits in vielen Ländern vom Markt genommen.)	Übelkeit, Erbrechen, Sodbrennen. Wird oft bei Reisekrankheit eingesetzt.	Auftreten können lebensbedrohliche Herz-Rhyth-musstörungen, Krampfanfälle und Störungen der Leberfunktion.
Johanniskraut	Mittel gegen leichte Depressionen, wird oft auch bei Nervosität und leichter Unruhe eingesetzt.	Johanniskraut kann über eine Beeinflussung der Leberfunktion die Wirkung gleichzeitig eingenom-mener anderer Medikamente verstärken oder stark abschwächen. Außerdem können unter Einwirkung von Sonnenlicht Hautveränderungen auftreten.
Tretionin-Salbe	Akne. Wird im Internet auch als Anti-Fal-ten-Salbe angeboten.	Möglich sind Veränderungen des Erbguts und die Förderung der Entstehung von Krebs. Aber auch starke Hautreizungen und Pigmentstörungen der Haut können auftreten.

Medikament	Anwendung	Nebenwirkungen
Acetylsalicylsäure (ASS)	Fieber, Kopfschmerzen, Entzündungen, Vorbeugung gegen Herzinfarkt und Schlaganfall. Gehört zu den am häufigsten eingesetzten Medikamenten in Deutschland.	Schäden an der Magenschleimhaut sind schon bei geringeren Einnahme-Mengen möglich. Bei längerer Einnahme kann es zu Magengeschwüren kommen.
Echinacea	Grippe, Erkältung	Lebensbedrohliche allergische Reaktionen sind in einigen Fällen vorgekommen. Hautausschlag und Juckreiz treten relativ häufig auf.
Metamizol	Starke Schmerzen, zum Beispiel nach einer Gürtelrose	Möglich sind die lebensgefährliche Abnahme weißer Blutzellen und lebensbedrohliche Schockformen.
Diclofenac	Gelenkschmerzen, Rückenschmerzen, Rheuma	Bei Injektion in den Muskel kann es zu einem lebensbedrohlichen Schock kommen. Auf der Liste der Nebenwirkungen stehen außerdem Kopfschmerzen, Magen-Darm-Störungen, Schwindel und Sehstörungen.

❶   Was Ihr Arzt Ihnen über Medikamente sagen muss

Kommt Ihr Arzt nicht von allein darauf zu sprechen, sollten Sie ihn danach fragen, ob es Alternativen zu der verschriebenen Arznei gibt. Wenn zwei Medikamente zur Verfügung stehen, die geeignet sind, aber unterschiedliche Zusammensetzungen mit unterschiedlichen Risiken aufweisen, dann müssen diese Unterschiede in groben Zügen erläutert werden. Dabei muss der Arzt alle geeigneten nicht-medikamentösen Therapien ansprechen – zum Beispiel Wadenwickel bei Fieber oder Tee bei Übelkeit. Der Arzt muss auch darüber informieren, wenn er die Medikamentendosis erhöhen will – inklusive aller Nebenwirkungen. Selbst wenn der Beipackzettel alle Risiken auflistet, muss der Arzt nach einem Urteil des Landgerichts Bochum seine Patienten über die Präparate aufklären.

IX. Adressen

Die folgenden Adressen in alphabetischer Reihenfolge sind von mir ausgesuchte Quellenvorschläge für die Vertiefung in die Themen dieses Buches. Autor und Verlag übernehmen, auch mit Blick auf Druckfehler und fachliche Fehler, keine Gewähr für die Inhalte der Quellenvorschläge. Der Abdruck der Adressen in diesem Buch bedeutet zudem nicht, dass der Autor mit den Inhalten der Quellenvorschläge einverstanden ist.

▶ ABDA – Bundesvereinigung Deutscher Apothekerverbände
Jägerstraße 49/50
10117 Berlin
Tel.: 030 40004-0
Fax: 030 40004-598
www.abda.de
▶ Ausführliche Antworten auf Fragen nach der Nützlichkeit und der Schädlichkeit sowie eine Bewertung einzelner IGeL-Leistungen des Medizinischen Dienstes des Spitzenverbandes Bund der Krankenkassen e. V. (MDS): www.igel-monitor.de
▶ Berufsverband der Augenärzte Deutschlands e. V. (BVA)
Tersteegenstraße 12
40474 Düsseldorf
Tel.: 0211 43037-00
Fax: 0211 43037-20
www.augeninfo.de
▶ Bund Deutscher Heilpraktiker (BDH) e. V.
Südstraße 11
48231 Warendorf
Tel.: 02581 61550
Fax: 02581 61508
www.bdh-online.de
▶ Bundesverband Deutscher Apotheker e. V.
Borsigallee 21
60388 Frankfurt
Tel.: 069 4089450
Fax: 069 408945-10
www.apothekerverband-bvda.de
▶ Bundesverband Osteopathie e. V.
Hartstraße 8
85386 Eching

Tel.: 089 31903646
Fax: 089 31903647
www.bv-osteopathie.de
► DÄGfA – Deutsche Ärztegesellschaft für Akupunktur e. V.
Würmtalstraße 54
81375 München
Tel.: 089 71005-11
Fax: 089 71005-25
www.daegfa.de
► Deutsche Gesellschaft für Biofeedback
c/o Präsident: Dipl.-Psych Lothar Niepoth
Steinsdorfstraße 5
80538 München
Tel.: 089 3689831
Fax: 089 36006807
www.dgbfb.de
► Deutsche Gesellschaft für Ernährung e. V.
Godesberger Allee 18
53175 Bonn
Tel.: 0228 3776-600
Fax: 0228 3776-800
www.dge.de
► Deutsche Tinnitus-Liga e. V.
Postfach 210351
42353 Wuppertal
Tel.: 0202 24652-0
Fax: 0202 24652-20
www.tinnitus-liga.de
► Deutscher Teeverband e. V.
Sonninstraße 28
20097 Hamburg
Tel.: 040 236016-34
Fax: 040 236016-10
www.teeverband.de
► Eine Liste der Betriebskrankenkasse Bahn mit einer Übersicht der bundesweiten Homöopathie-Apotheken: www.bahn-bkk.de/media/media237532420.PDF
► Informationsangebot der deutschsprachigen Dermatologie – eine inhaltlich und redaktionell vom Arbeitskreis Dermatologie im Internet der Deutschen Dermatologischen Gesellschaft betreute Website: www.derma.de
► Internationale Gesellschaft für Chinesische Medizin e. V. (SMS)
Franz-Joseph-Straße 38
80801 München
Tel.: 089 388880-31
Fax: 089 337352
www.tcm.edu

- Kinder- & Jugendärzte im Netz
  Herausgeber: Berufsverband der Kinder- und Jugendärzte e. V.
  Mielenforster Straße 2
  51069 Köln
  Tel.: 0221 68909-0
  Fax: 0221 683204
  www.kinderaerzte-im-netz.de
- Krebsinformationsdienst KID
  Deutsches Krebsforschungszentrum
  Im Neuenheimer Feld 280
  69120 Heidelberg
  Tel.: 0800 4203040
  www.krebsinformationsdienst.de
- Selbsthilfegruppe Erektile Dysfunktion (Impotenz)
  Weiherweg 30A
  82194 Gröbenzell
  Tel.: 08142 597099
  Fax: 03212 1061943
  www.impotenz-selbsthilfe.de
- STIKO – Ständige Impfkommission am Robert Koch-Institut
  Nordufer 20
  13353 Berlin
  Tel.: 030 18754-0
  www.rki.de
- Übersicht der Internetadressen der Landesapothekerkammern:
  www.apothekerkammern.de